U0322532

传丹道医家之秘方
解生灵病痛于倒悬

「丹道医家张觉人先生医著」

中国炼丹术与丹药

张觉人　著
张居能　整理

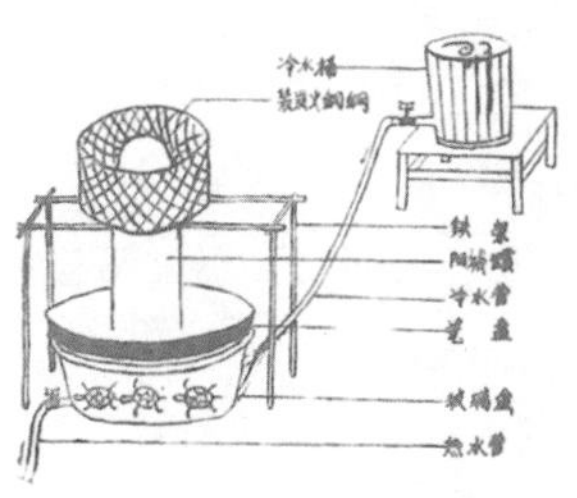

學苑出版社

图书在版编目(CIP)数据

中国炼丹术与丹药 / 张觉人著；张居能整理. —北京：学苑出版社，2009(2022.8 重印)
ISBN 978-7-5077-3222-1

Ⅰ. 中…　Ⅱ. ①张…②张…　Ⅲ. ①炼丹-研究-中国-古代②炼丹(制剂)-研究-中国-古代　Ⅳ. B992.5 R28

中国版本图书馆 CIP 数据核字(2009)第 009735 号

责任编辑：付国英
出版发行：学苑出版社
社　　址：北京市丰台区南方庄 2 号院 1 号楼
邮政编码：100079
网　　址：www.book001.com
电子信箱：xueyuanpress@163.com
电　　话：010-67603091(总编室)、010-67601101(销售部)
印 刷 厂：廊坊市都印印刷有限公司
开本尺寸：890×1240　1/32
印　　张：10.25
字　　数：193 千字
版　　次：2009 年 9 月第 1 版
印　　次：2022 年 8 月第 6 次印刷
定　　价：56.00 元

整理者的话

先父张觉人老师，早年拜四川广安倪静庵习医，倪系丹道中人，擅长烧丹炼汞，治病喜用丹药。先父亲见其用药之神验，遂亦热衷此道。几十年潜心研究，寻师访友，同道交流，亦小有心得。

先父1954年开始编撰《中国炼丹术与丹药》，耗十余年精力，1965年书稿已成。原拟指望能付梓，岂料“文革”顿起，出书之事，化成泡影。粉碎“四人帮”后，1981年初，经友人介绍，得识四川人民出版社杜英杰先生。杜氏认为原稿字数过多，建议浓缩删减。先父虑已年事已高，希望在有生之年能见书出版，遂同意此建议，并假手他人誊写。该年6月书成出版。惜乎其中错漏较多，先父即加紧伏案修订，但不幸于该年11月因患脑梗塞而病逝。

现学苑出版社拟将《中国炼丹术与丹药》完整出版。遂将先父原书手稿加以整理完整付梓。因本人于此道研究不深，书中错讹之处一定不少，尚祈读者提出，给予指正。

张居能

2008年秋于成都大学医护学院

奉題覺人兄 大著

丹經九鼎漫張皇，此是人間寶驗方。五十年來枕中秘，喜看新著發幽光。

求仙服食真荒誕，已疾延年藥彌珍。剝去僞衣存內核，醫林服務利人民。

癸卯立秋 李重人 于北京

前　言

《中国炼丹术与丹药》由张觉人先生撰著而成。张觉人（1890～1981），字梦禅，自号觉因老人。少年迭遭不幸，却勤勉好学。自13岁先后师从伯父张义泰、道人倪静庵及廖复阳等学习中医内外诸科及丹道之学。张觉人先生一生光明磊落，道德高尚，以丹医济世，活人无算，治学谨严，矢志国术，潜心著述。

自古丹道医家，师传徒受，各有隐藏，世人甚至历代诸多医家都不能窥其全貌。然先生愿意将平生所学所创无私地贡献出来，曾言“我要像蚕一样，把最后一根丝吐出来献给人民”。故张觉人先生历数十余年，广为拜师学艺，搜求诸方，将所搜集的各种抄本，结合自己长期临床经验辑成《中国炼丹术与丹药》一书。全书内容丰富翔实，对于丹药的炼制、药味组成、丹药配置方法、功用主治、用药禁忌等丹家不传之秘及家藏和所搜求的相关文献资料均一一披露，为丹道医学的一部重要著作，同时也是一部外科丹药制作与应用之专著。

本书初稿是在1954年开始写的，在1956年时作了第二次修改，曾在成都中医学院作过学术报告。1959年又作了第三次修改以作科研论文资料。1961年又作了第四次修改。1962年冬又根据专家意见全部拆散作第五次修改，五易其稿，终于有成。原拟指望能于付梓，岂料“文革”顿起，出书之事，化成泡影。1981年经由四川人民出版社予以浓缩删

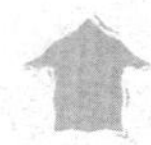

减出版，惜乎其中错漏较多，张觉人先生即加紧伏案修订，不幸于该年 11 月因患脑梗塞而病逝。

现学苑出版社拟将《中国炼丹术与丹药》完整出版。在编辑过程中得到了张居能先生的大力支持，为我们提供了大量原始资料。得以使该书完整付梓。

本书组成分上、下篇及附篇三部分。上篇总论：包括有中国炼丹术的发生与发展、中国古代炼丹家的目的、古代炼丹场合的内容一斑、古代文献中最早见的丹药记载、中国古代炼丹术的文献试探、中国炼丹术的术语、临炉前的准备工作等八个章节，把中国炼丹术的发生、发展情况和主要内容作了扼要介绍。下篇各论：分别叙述了氯化汞、硫化汞、氧化汞三个独特内型中的典型丹药，同时叙述了升丹、降丹、烧丹，对丹四个类型中的丹药方剂 140 余个，把师传、友授及各有关文献中比较实际而有意义的丹药方剂分门别类地归纳起来，并在每一类型丹药方后附以简表以资参考。附篇“编后琐言”：把以前各章未谈到或已谈见详而又必须提出再谈的一些琐碎问题均在这一篇中逐条做出交代，使读者阅读之后可以体会到丹药的制法和运用。

本书所载丹药制备等内容具有较高的文献价值，而其中丹药方剂对于今天临床仍然具有较高实用价值，本书对于我们学习中医外科及了解丹道医学具有重要意义。

但由于我们水平所限，疏漏之处，在所难免，欢迎广大读者批评指正。

学苑出版社医药编辑室

2008 年 10 月

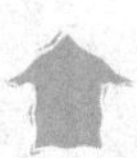

目　录

上篇　总　论

下篇　各　论

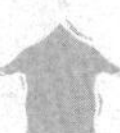

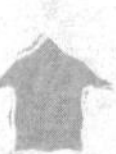

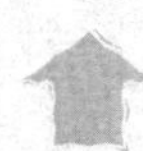

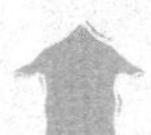

附　篇

中国炼丹术与丹药

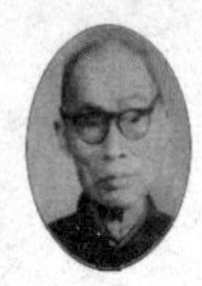

前　　言

中医外科丹药是祖国劳动人民几千年来的医疗实践结晶，是由公元前2世纪时中国道家所创始。中国早期炼丹家的目的是“点石成金”和“长生不死”。后来为了求得更实际遂逐渐脱离了道家的幻想藩篱而进入到医疗途径，故中国有不少的古代炼丹家都兼通医术，如梁代的陶弘景、晋代的葛洪、唐代的孙思邈等即是典型人物。我国人民生息繁衍现在已达到六亿五千万人口，为世界人口最发达的国家。这拿祖国医学来说是有它一定功劳和成绩的。在中华人民共和国成立以来，党中央和毛主席即重视祖国医学、贯彻中医政策，故在党的正确领导下，祖国医学的继承和发扬得到了飞跃的发展，使中医中药事业呈现出欣欣向荣的新气象，在历史上是史无前例的光辉史页。丹药是祖国外科学中不可缺少的一项重要武器，必须要与其他祖国医学一样地平衡发展，因此炼丹术也应有发扬光大的必要。

本书初稿是在1954年开始写的，在1956年时作了第二次修改，修改后曾在成都中医学院作过学术报告。1959年“大跃进”时又作了第三次修改以作科研论文资料，并在成都市劳动人民文化宫的科研展览会上一度展出。1961年时又经重庆中医学校胡光慈校长全部校阅后提出负责意见，于是又作了第四次修改。1962年冬又将第四次修改本送请成都中医学院宋鹭冰、刘跃三、余仲权、凌一揆、曾应台、冉品珍诸老师校阅后对本书的内容、文字、编排等方面提供了许多宝贵意见，因此又根据他们意见全部拆散作第五次修改，并承本校何伯埙、曾彦适、赵耘农、张文跃、冶治明、缪东初诸老师的热心帮助，使

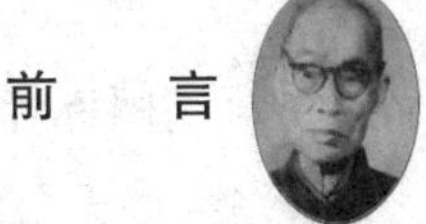

本书的编整工作得以顺利进行。春节前成都市卫生局曾一度召开“成都市卫生系统直属单位的老年中医写作计划座谈会”，发动老年中医总结自己经验，写出各人心得，在这一形势下我遂计划首先完成此稿，响应这一有意义的重大号召。

本书组成分上、中、下篇三大部分。上篇总论：包括有中国炼丹术的发生与发展、中国炼丹家的目的、中国炼丹术的术语、有关炼丹术的古代文献、古代炼丹场合的内容、古代文献中最早见的丹药记载、由道家的炼丹术逐步走向医药、临炉前的准备工作等八个章节，把中国炼丹术的发生、发展情况和主要内容作了扼要介绍。中篇各论：分别叙述了氯化汞、硫化汞、氧化汞三个独特类型中的典型丹药，同时并叙述了升丹、降丹、烧丹、对丹四个类型中的丹药方剂140余个，把师传、友授及各有关文献中比较实际而有意义的丹药方剂分门别类地归纳起来，并在每一类型丹药方后附以简表以资参考。下篇编后琐言：把以前各章未谈到或已谈欠详而又必须提出再谈的一些琐碎问题均在这一篇中不拘一格地逐条作出交代，使读者阅读之后可以体会到丹药的制法和运用。

在第五次整稿时承校党领导的大力支持，不让我讲课而给予我充分时间专门写作，使这一艰巨工作得以顺利完成，特在此致以谢意。

稿成后，卫生部中医师李重人，北京中医学院任应秋，中医研究院沈仲圭，重庆第二中医院张锡君诸同志审阅，提出不少宝贵意见。书中有关化学方面，则由湖北武昌谈涤庵化学老师指导，在此一并致以谢意。

由于我的学术水平限制，虽已稿经五易但存在的缺点还一定不少，敬希读者惠予不客气的指正以便修改。

张觉人记于成都中医学校

1965年3月

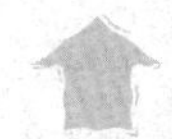

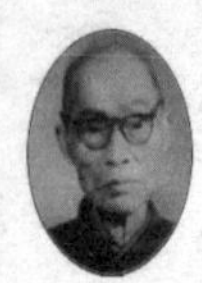

上篇　总　论

第一章　中国炼丹术的发生与发展

中国炼丹术是由很早的采矿和冶金脱胎而来的一门科学。早在原始社会后期，我国就有了冶铜术，到了殷商时代，便开始大量使用青铜器，至春秋战国时代，更出现了冶铁术和铁器的使用。劳动人民在冶炼金属的过程中积累了丰富的化学知识，创造了很多的采矿和冶金方法，同时也产生了炼丹术。封建统治者为了统治人民和享受其腐化堕落生活，就想长生不死和多财多富。当其在动植物中找不出长生不死药时，便想到了矿物。由于未经锻炼的矿物服后常常引起中毒，于是一些方士们遂把劳动人民创造的冶金术用到炼制矿物药方面来，以锻炼矿物药品，从此以后炼丹术遂脱离冶金术的范畴，而成为一种独立的专门学科。

中国早在春秋战国时代，就有了搞炼丹术的方士。司马迁在《史记》中，曾列举了一系列北方燕国宋无忌、正伯乔、充尚、羡门子高等创立方仙道的方士，说他们都懂得“仙道”、“神仙”，他们的主要目的是到“海上”、“神山”去采长生不死药，炼金尚属次要，这更说明我国早在公元前二世纪时，就有人开展了炼丹术的活动。后来，经过秦朝和两汉的方士不断努力，遂更加发展，除了到神山求仙药外，更进一步筑起炉灶来烧炼丹砂，这些事迹在《史记》及《后汉书》中都有记载。到了东汉末年时，炼丹家遂同新兴的道

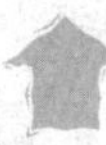

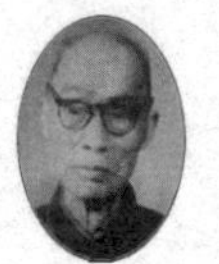

教合流，使炼丹术更有力地建立起社会基础，不但利用它来取悦于上层统治阶级，而且还有不少有志不申的知识分子也利用它来逃避现实，同时还利用它来愚弄人民。因此，炼丹术在魏、晋、南北朝、隋、唐、五代直到宋朝时，都得到相当的重视和发展。可是，炼丹的方法又是怎样呢？却找不到比较具体的记载可以说明它的内容。早期的炼丹著作，在《艺文志》和《抱朴子·内篇》中，知道有《泰壹杂子》、《黄冶》和《丹壶经》书名，而这些书除《抱朴子》外，其余却早已亡佚，因此，无从知道它的内容。在《史记》中也有秦始皇、汉武帝的求仙记载，说秦始皇不愿老死，听方士的话曾派徐市（福），胡广等率领大批童男女到东海去求长生不死药。汉武帝时，栾大、李少君等见武帝求仙心切，遂乘机建议武帝说："要得成仙第一是要祀灶神，第二是拿丹砂炼成黄金，黄金成以为饮食器则益寿，从而海中蓬莱仙者始可见，见之封禅则不死。"结果遭了失败，求仙及炼丹是古人的幻想，是不会实现的。可是一些炼丹家为了要求长生，要想有更多的财富，还是死心塌地的去烧炼，总想有一天会炼出黄金和仙丹来满足他们的欲望。不料炼出来的丹药，不但不能使人长生，却经常毒死了人，造成求生速死的悲惨结果，炼出来的黄金，也不符合社会要求而报废。李少君、栾大辈化丹砂为黄金的事未成功，也先后死去。汉武帝（前70～49）时，自称读过淮南王《枕中鸿宝苑秘书》能炼黄金的刘向，也未把黄金炼成。有的又认为黄金是物质界的精英难化难成，乃退而求其次来炼白银以遂其发财幻想，结果也是石沉大海。汉黄门侍郎程伟，根据《枕中鸿宝》方法，炼金不成，非常懊丧，不意他的妻子将余药投入水银桶中，水银却顿时变成了白银（实际上是干水银，而不是白银）。这也说明了我国在2世纪前，就有了炼丹和炼金术的流行，且已有

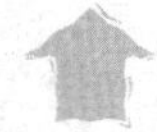

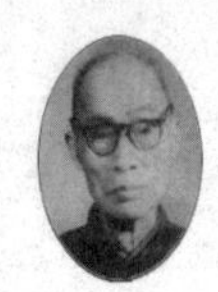

人怀疑而提出了“服药求长生，反为药所误，不如沽美酒，被服纨与素”的相反意见（古诗十九首之一）。意思是说，与其付出庞大的代价来搞这不可捉摸的荒唐事，不如把这笔浪费数字拿来吃好、穿好还实惠得多。

炼丹家虽然未能达到炼仙丹和黄金的幻想目的，却在客观上作出了对人民有利益的伟大贡献，为现代化学开辟了光明的道路。他们在实验室中运用了自然界的很多矿物，通过长时期的不断实验，明确了不少物质的性能和变化，故可利用这些天然财富为广大人民服务。又因为他们虽然没有炼成令人长生不死的仙药，却成功地炼出了为人民治疗疾病的医药，如像水银、硫黄、砒石等炼成药物，就是他们的成就。此外，还有火药及许多颜料、合金等，也是由炼丹家发现和发明的。

炼丹术原来发轫于道家，故古代搞炼丹术者多属道流，实际上也只有不事生产的有闲者，才有这种闲情逸致的活动条件。他们是以道家哲学来作为他们的炼丹理论基础，牵强附会而成立起“长生不死”的说法。当时的神仙中人也有感于神仙之说起于何时而不可考的疑问，仅知在战国时就已经很广泛地流行。燕、齐地方神仙家辈出，列国帝王且多信任。盖因其地近渤海，常有蜃气出现，而构成“海市蜃楼”的幻影，故彼辈遂借此作为他们的欺骗幌子，认为是真有“蓬莱仙境”。《拾遗记》亦说：“海中有三神山，名曰蓬莱、方丈、瀛洲……诸仙人及不死之药在焉。”得道之人为仙人，不死之药为含有道的成分，故炼丹家遂持此理由，以为炼制金丹的对象。这种炼药求仙的说法，初本属于道家的专有物，后来竟普及到民间，与道家有关的士大夫亦颇多涉猎，直到近代这种风气尚未泯灭。但炼丹术对于现代化学来说确有它的一定功绩，因炼丹家在炼丹过程中创造的浸取、蒸馏、蒸发、

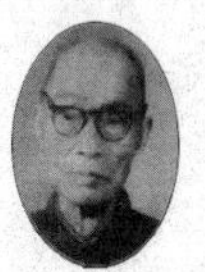

烧灼、升华、结晶、水浴、沙浴等操作法则，都给现代化学奠定了基础，建立起初步规模，做出了开路工作。故可以说，炼丹术就是现代化学的萌芽。古代的欧洲炼丹家，在搜求“哲人之石”及“不死之药”时，也发现了不少的新元素和新化合物，如马克拉发现砷，巴拉斯尔萨发现锌、锑及磷，但这些元素都早被我国炼丹家所使用，其他化合物被发现者更不知其数。此外，如铅、丹砂、水银、石灰、釉瓷、硝石、火药等，无一不是由炼丹家所发现和使用，由此得以习知物质的性能和变化。因此，古代炼丹家对现代化学所需要的基本知识上做出了很大的贡献。

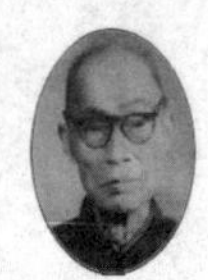

第二章　中国古代炼丹家的目的

中国古代的炼丹家和外国古代炼丹家有着不同的目的。欧洲炼丹家的目的，是在“点铁成金”，把贱金属怎样来变成贵重金属；中国炼丹家的目的，则是在“长生不死”，但其间也有不少是以“炼黄白”为目的者。因此，中国炼丹者，与欧洲炼丹者思想出发点各有不同。可是，也有个别人不是片面追求“点铁成金”或“长生不死”，而是追求“腰缠十万贯，骑鹤下扬州”的富贵仙兼而有之迷梦。当封建社会发展到一定阶段，生产力有了一定提高，统治阶级的物质享受大有增加时，那些帝王和贵族们便自然而然地产生出“长生不死”和“多财多富”的欲望。秦皇、汉武身为天子，还想长生不死，来延续他万世万代的基业，就是其中的典型例子。上有好者下必甚焉，于是有的人便应运而生，投机取巧，大搞炼丹术，为统治者服务。这在我国古代和外国古代都十分相似，也是炼丹术兴起、发展的一定规律。在我国最有名最有成就的炼丹家，要算晋朝时的葛洪。他承袭了早期的炼丹理论，结合起儒道家思想，和运用道家的势力，留下了完整的著作《抱朴子》。因此，他竟成为中国历史上的杰出人物，不仅在国内引起了人们的注意，而且在国外研究化学史的人们也非常注意他，而稽考他的生平和他的著作。有的学者认为亚拉伯第 8 世纪时的炼丹家盖伯（Geber）就是受了葛洪影响很深的人，因此，我们对葛洪的生平和他的著作都应有所了解。

葛洪，字稚川，是江苏句容人，大约生于公元 283 年，卒于 343 年左右。祖父葛系，是三国时吴国的大鸿胪，父葛

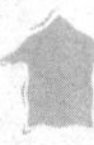

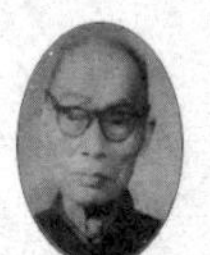

悌，在晋朝任过邵陵太守，从祖葛玄，世称葛仙翁或葛仙公，精于炼丹，曾将炼丹秘诀传授弟子郑隐（思远），后来葛洪又在郑隐处学得不少炼丹技术。他的著作甚多，据晋书记载：有《抱朴子内外篇》七十卷，《碑诔诗赋》一百卷，《移檄章表》，《笔记》三十卷，《神仙传》十卷，《隐逸传》十卷，抄五经，七史，百家之言，兵事，方技，杂短要文三十一卷。一个年近四十的人，就写出这样多的书，可谓精力特别过人了。可是这些著作的卷数虽然多，而每卷的篇页却不多，有的一卷仅有1～2页。此外，在《正统道藏》及明万历时的《续刻道藏》则又吸收了葛洪所著的《元始上真众仙史》，《抱朴子养生论》，《枕中记》，《还丹肘后诀》，《稚川真人校正术》，《太清玉杯子》，《金木万灵论》，《抱朴子神仙金勺经》，《抱朴子内篇》，《抱朴子外篇》，《抱朴子别旨》，《葛仙翁肘后备急方》等13种。这13种著作中，除《抱朴子内外篇》是可信的原来著作，其余的多令人不可信。葛仙翁是葛洪的祖父，把葛仙翁的名字冠在葛洪的肘后方上是极不合理的，而葛洪本人也不会这样的荒唐。显然是书贾为了打开书的销路而捣的鬼。其余的12种，也许是后人的伪托，《稚川真人校正术》书名尤特别表现出是伪托无疑。因葛洪自已著书也绝不会太不客气地以真人自居，且真人二字是道士死后后人的尊称，在未死前是很少有人称真人的。

《抱朴子内篇》中的金丹、仙药、黄白等三卷，都各有各的不同重点。在金丹篇中，着重研究了一般无机物的化学变化；在黄白篇中，着重研究了人造黄金和白银的各种方法；在仙药篇中，着重研究了一些植物性药物。葛洪还认识了化学反应的可逆性，他在硫化汞的研究基础上，指出“丹砂烧之成水银，积变又还成丹砂”。这就是将天然的硫化汞加热能分解出汞，将汞与硫黄作用又能生成硫化汞，这时的硫化汞

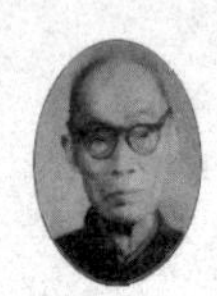

是黑色（中医称为黑砂），然后再加热则变成红色。他又说：“铅性白色而赤之以为丹。丹性赤色而白之以为铅。”这就是说：白色的铅可以变成红色的四氧化三铅，而这种红色的四氧化三铅又可转变成白色的铅。又说：“以曾青涂铁铁赤为铜。”这是将蓝铜矿或孔雀石等碱式碳酸铜物质与金属铁发生作用，铁与其中的铜离子相互置换而生成亚铁粒子和金属铜。葛洪又说：“取雄黄、雌黄烧下，其中铜铸以为器，覆之三岁醇苦酒中百日，此器皆生赤乳，长数分，或有五色琅玕。”这是说三硫化二砷与四硫化四砷两个砷的硫化物加热都能升华。所谓赤乳，就是升华的晶体。这些成就，都是符合科学的。炼丹有水炼和火炼两法，火炼占十之八、九，水炼只占十之一、二，这是水炼法。

葛洪回到南京时，因八王之乱，回乡路途不通，不能成行。当时有一位朋友要去广州做官，托他前去布置一切，殊不料这位朋友未到广州就被人杀了。葛洪因而留在南方多年。当时广东南海有一姓鲍的太守，喜欢搞神仙之术，葛洪遂拜他为师学道。鲍太守名玄，见葛洪诚朴聪明，遂将自己女儿嫁给葛洪作妻。葛洪的学仙炼丹系统，是：左慈（元放）授葛玄，葛玄授郑隐（思远），郑隐授葛洪。后来葛洪在鲍玄处又学得更多的道术，他又回到江南故乡，参加了张昌的农民起义队伍，后倒戈打败了石冰，晋朝皇帝封他做了关内侯，并做了几任中等京官。到了公元 330 年左右，葛洪听说交趾（即现今越南）产仙丹原料（大致是丹砂类物），遂请求到广西勾漏去做官，以便采取炼丹原料，得到了晋朝皇帝的许可，遂带了一家人又到南方去，到广州后受到朋友劝阻，就留在广州的罗浮山，过他的炼丹修仙生活，兼给人治病。

葛洪在医学方面的贡献也不小。他在《肘后方》中，对于预防医学、症状学、治疗学及简便治疗学、新剂型等方面，

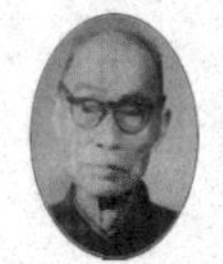

都有极深刻的体会。

《肘后方》原名《救卒方》，又名《肘后备急方》。梁代陶弘景见此书流传甚广，遂加以修订，在原书的86方基础上，加入了22方，更名为《肘后百一方》。它是千余年前葛洪流传下来的，他在原序中认为前代的一些医学著作，如《黄帝内经》，张仲景、华佗的作品等篇幅浩繁，对于一般老百姓，尤其是穷乡僻壤的老百姓是极不适用的，"有求难得"，"岂贫家野居所能立办"，基于这个出发点，通过诊病的方便，收集了各种简易治疗方法，得出了简、便、验的结果。

《肘后方》除了对症状学和治疗学说得非常透彻外，还记载了许多西欧当时还未发现出来的传染病，如肺结核、天花、黄疸性肝炎、腺鼠疫、狂犬病、马鼻疽、恙虫病及寄生虫病、肺气肿等病种。在治疗学方面，也有极丰富的经验，并且重视简便治疗技术，如捏脊、烧灼、热熨、食道异物急救、灌肠、导尿、放腹水、休克急救等。在剂型方面，则有酒剂、软膏、黑膏药（单铅膏）、蜜蜡丸、醋丸、浓缩丸、饼剂、尿道栓、种子乳剂、防疫药剂、兽用药剂等。从《肘后方》中可看出，葛洪是一位有丰富临床经验的丹道医家，他与炼丹术紧密结合在一起，故有如此的成就，这是葛洪的优点一面，但也有他的缺点一面。他最初参加了张昌的农民起义队伍，后来他倒戈打败了石冰。

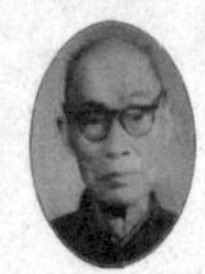

第三章　古代炼丹场合和设备一斑

古代炼丹家的炼丹场合、设备，大致有作屋、立坛、安炉、置鼎、研磨、升华、泥法等环节。曹元宇先生对这方面曾作过比较详尽的介绍，故我在这里只描写出简略要点，以示其大意。

一、作屋

作屋是炼丹设备中的初步工序。炼丹家所说的“屋”，就是现代搞化学实验的实验室。在炼丹时有许多条件，都要一一遵守，才不会产生差错。炼丹时最忌讳的是烦嚣、污秽，所以，炼丹场所必须清静无人。这在《抱朴子·金丹篇》及《黄帝九鼎神丹歌诀》都有极详细的说明。杭州的葛岭，广东的罗浮，四川彭县的葛仙山、丹景山，合川的铜梁洞（唐闾丘道士炼丹处）等处，都有古代的炼丹遗址，并且都一直保留到现在。

二、立坛

炼丹家炼丹时，是要用坛的，炉则安在坛上，所以坛也是炼丹时不可缺少的一项措施。坛的构造也有一定法度。在《大洞炼真宝经九还金丹要诀》及《感气十六转金丹》、《丹房须知》、《葛仙翁火龙经》等书上，都有不同程度的记载，从那些描述情况看来，很可能是实有其事的，只是迷信部分太多。

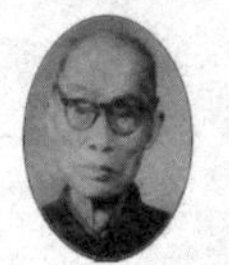

三、安炉

炉是承纳鼎的工具，也就是灶。有的书上，有时称做丹灶或丹炉。《丹房须知》说：“鼎若无炉如人之无宅何以安居。”可见这是重要炼丹工具之一。在《金丹大要》、《太清石壁记》、《黄帝九转神丹经诀》、《稚川真人校正术》、《金华冲碧龙虎丹经》、《感气十六转金丹》等书上，都有详细的记载，并且都各附有简略图形。

四、置鼎

鼎和匮都是一种东西。有的书上称鼎，有的书上则称匮。以现代化学的术语来说，鼎、匮都是反应室。炼丹时所用的材料都不一致，金、银、铜、铁、瓷都可用作鼎的材料。在《玉洞大神丹砂要诀》、《金华冲碧龙虎丹经秘旨》、《金丹大要》、《九转灵砂大丹》、《庚道集》、《铅汞甲庚至宝集成》等书中，都有很细致的图和说明。

五、蒸馏

炼丹术中的蒸馏器，是专门用来蒸馏水银的干馏器。或者由 $HgS + O_2 \rightarrow Hg + SO_2$，或者由 $2HgO \rightarrow 2Hg + O_2$ 等反应以取水银。在《玉洞大神丹砂要诀》、《太上卫灵神化九转丹砂法》、《金华冲碧龙虎丹经要旨》、《修炼大丹要旨》、胡广《丹药秘诀》、宋应星《天工开物》、《丹房须知》等书上，都载有这种工具和炼法。

六、研磨

研磨在炼丹术中有两个作用：一个是使药物细碎，俾将来混合时每颗粒子多些接触机会，而易起化学变化；另一个

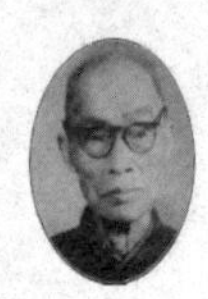

作用是在研磨中就使药物得到化合，如硫及水银的研磨，而成青砂头（即粗制硫化汞），就是这个道理。炼灵砂，就是先制成青砂头，然后再用升华法，把青砂头变成红色的硫化汞。这一措施是每一炼丹工作者都熟悉的事。在《证类本草》、《丹房须知》等书中，叙述的方法都很详细。

七、升华

升华一名飞或飞升，是炼丹工作者都熟知的一种方法。凡能因热而升华或飞散的方法，炼丹家都把它叫做不伏。绝大多数的丹，都是用升华炼成的。在前面所说的许多鼎、匮中，都带有升华的作用。《太清石壁记》中的太乙硫黄丹、太乙雄黄丹、太乙小还丹等例子，就是升华法的示范。

八、泥法

泥法有两种用途：一种是涂泥于接合处，使其不泄气；另一种是热的绝缘体或使温度不急骤。如太乙小还丹中的黄土纸筋泥，便可两用。又如轻粉法的灶灰盐水泥，粉霜法的盐土泥，都是用来接缝的。除这种作用外，有时泥也参加化学反应。

泥中最负盛名的，是六一泥。这在《抱朴子内篇》中就有了记载，是用戎盐、卤碱、矾石、牡蛎、赤石脂、滑石、胡粉等物配成的，以六加一故名六一，但它也有很多不同的制法。

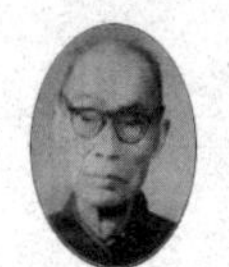

第四章　古代文献中最早见的丹药记载

《周礼[①]天官冢宰篇》疡医论说："疡医掌肿疡、溃疡、金疡、折疡之祝药劀杀之剂[②]，凡疗疡以五毒攻之……凡有疡者受其药焉。"汉末（126～200）时郑康成注说："止病曰疗，攻，治也，'五毒'，五药之有毒者，今医人有五毒之药，作之黄堥，石胆、丹砂、雌黄、礜石、慈石其中烧之，三日三夜其烟上著，用鸡羽扫之以注创，恶肉败骨尽出。"他所说的黄堥，是炼丹时所用的陶瓷罐，因此罐是用黄土做的，故叫黄堥（即现在所用的阳城罐）。《集韵注》说："与瓦器同。"《辞源》注说："同牟、瓦器也。"《证类本草》雄黄条注："黄堥，若今市中所货有盖瓦盒（罐古时也叫做合），近世合丹药犹用黄泥瓦鬲，亦名黄堥，事出于古也。"从各家解说看来，都一致承认黄堥是烧炼丹药的丹罐。石髓是石胆（硫酸铜）。丹砂是硫化汞。礜石是砒黄铁矿。慈石是四氧化三铁。雄黄是硫化砷，这是一个具有腐蚀作用的丹药。从"恶肉败骨则尽出"的说明看来，是类似今天的白降丹（氯化高汞）的一种丹药，只是它的制度是升而不是降的不同。其烟上著，就是升华的结晶，因其加热操作达三昼夜之久，

---

① 《周礼》是书名，相传为周公居摄以后所作，拟周室的官制，但书成而未付诸实施。选作时是在公元前一千一百年，注释人郑玄是东汉时高密人，字康成，生于汉顺帝永建二年（127），殁于汉献帝建安五年（200）。根据近代专家考证，《周礼》一书乃战国（前770～221）时人所作，即使此说成立，那么中国医药史上使用化学制剂也有1000多年的历史。

② 劀音刮。刮去恶肉，除去脓血也。杀是以腐蚀剂杀去恶肉（已坏死的组织），这是以手术同药物的混合处理。祝药即现代外用敷药。

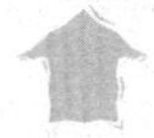

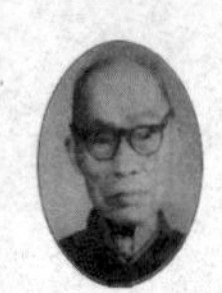

故砒已大部散失，但还是残留一部分，故有“恶肉败骨则尽出”的腐蚀作用。其反应式如下：

$$CuSO_4 \longrightarrow CuO + SO_3 \uparrow \qquad SO_3 \rightleftharpoons SO_2 + O$$

$$HgS + SO_3 + 3O \longrightarrow HgSO_4 + SO_2$$

$$\hookrightarrow HgO + SO_2 \uparrow$$

或 $HgS + 3O \longrightarrow HgO + SO_2 \uparrow$

当16及17世纪时，普鲁士人学习了阿亚拉伯人的经验，在北屋（Northhouse）用硫酸低铁，经蒸馏而得含有 SO_3 的硫酸，故当时称此物为北屋酸。

$$4FeSO_4 + O_2 + 2H_2O \longrightarrow 4FeSO_4(OH)$$

$$4FeSO_4(OH) \longrightarrow 2Fe_2O_3 + 2H_2SO_4SO_3$$

郑玄记载的为硫酸铜，基本上是同一道理。这一升华产物，是含有砷化合物的氧化汞，此氧化汞即类似后世一般中医外科红升丹。但红升丹的配方中，一般都是不用砒的，砒只可加入白降丹配方中，故五毒之药又酷似现今的白降丹。欧洲在13世纪时（1235～1315），始由Lully开始记载了氧化汞（新药中则叫做黄降汞或黄汞氧）的制炼法，同我国郑康成时代对比起来要晚1000多年。

汞剂利尿，是由我国晋宋南朝时（420～489）的胡洽所发明。胡洽居士，他所著的《百病方》记载了水银丸利尿，治大腹水肿，利小便。方是姚同、苧藜、椒目各一升，芒硝六两，水银十两，水煮水银三日三夜，乃以合捣六万杵，自相合丸，服如大豆丸，日三服，日增一丸，至十丸更从一起。先煮水银三日三夜，是减轻水银毒性，要捣六万杵，是要求粒子细，接触面大。方中姚同不知是何物？但起主要作用的是水银，其他药物都是次要。欧洲是1924年时才制出利尿剂撒利汞（Mersalyl）。撒利汞，比胡洽居士水银丸要晚1300多年，故历史上汞剂利尿作用最早的是我国五世纪时的胡洽，

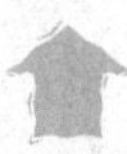

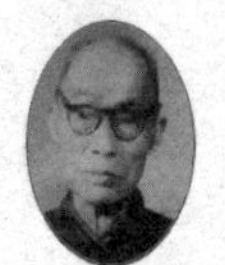

这是我们的光荣。

用汞金充填牙齿，也是以我国为最早。远在公元 659 年时，唐代《新本草》中，即有了记载。方是“以白锡合银及水银合成之，亦堪补牙齿缺落。又当凝硬如银，合炼有法。”在公元1518～1593 年的李时珍《本草纲目》中，也有了记载，并云今方士家有银脆，恐即此物。远在 1300 年前，我国即应用银锡配制的汞合金修复病牙，说明了我国不仅化学和冶金学很发达，同时还证明当时的牙科修复学方面也有了相当的成就。欧洲是在 1819 年英国的 Bell 和 1926 年德国的 N · Taveall氏才开始使用这一方法，而且合制法还很原始，对比起来时间比我国晚得多。

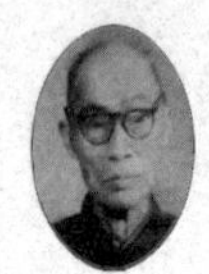

第五章　中国古代炼丹术文献试探

一、见于道藏中的炼丹文献

我国早期的道教，是利用符箓消灾，药物治病，诵经纳福等方式来团结群众的。因此，使道家的炼丹术与社会发生了密切关系。

后来经过了3到5世纪晋朝的衍变，道教以外的炼丹术士遂逐渐减少了，于是炼丹术遂成了道士的专有物。即使有少数人搞炼丹术的，也是从道士手中学来的。因此，有关炼丹术的记录，绝大部分都保留在道家的著作中。《道藏》是最庞大的一部道教巨著。有关“神仙”、“方术”的著作，最早则见于《汉书艺文志》，后来晋代葛洪《抱朴子内篇》及南北朝时（479～536）阮孝绪《七录》中也记载有不少的道家书名，可是那些书都早就散失无存了，故无从知道它的内容。

到八世纪的唐朝开元时（713～741），遂由皇帝命令，在各名山道观搜集各种道书，编成《三洞琼纲》，计书3700多卷，给后来的《道藏》打下了有利基础。从唐朝开元到明朝正统（1436～1449）的700多年中，《道藏》经过多次变化，有时因为战争损失，有时又因重新编印，并且又渗入了不少唐宋以来的一些作品，元朝时又曾大量焚毁过道书和印板，所有道书在这阶段中几乎损毁无遗。现时保留在国内各大图书馆中的《道藏》，是明朝正统九年（1444）的重刊本，更加上万历三十五年（1607）的增补，内容就更加充实了。在1924～1926年上海涵芬楼曾影印了北京白云观的明板《正统

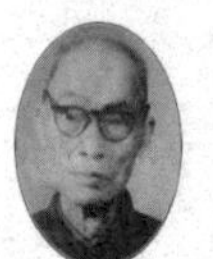

道藏》，国内各大图书馆现在所藏有的《道藏》，就是这一影印本，计书1476种，5485卷，分装成1120册。它比唐代的《道藏》多了1700余卷，算是一部卷帙相当多的大丛书。翁独健氏曾专替这部丛书编写了一本《道藏子目引得》，计有分类、经名、撰人、史传四个部分的索引，由当时的燕京大学出版部刊出，是一部极合实用的工具书。惜乎这部书的印数不多，因此，传播不广。

此外，在清代末年，成都二仙庵也翻刻了一部《道藏辑要》，是由当时的阎笙阶方丈及井研贺龙骧监督核刻的。这部书是从《正统道藏》中选辑出来的一部分书，也采入了未收入《道藏》的114种书，计分角氐房星尾箕……等28函。这副书板现尚存于二仙庵中。

全部《道藏》在形式上是分成三洞、四辅七大类的。所谓三洞，就是洞真部、洞玄部、洞神部；所谓四辅，就是太玄、太平、太清、正一等四部，每一部分包括的书数目多少不一，关于炼丹术方面的约一百余种。因为《道藏》的分类法不够严谨，所以对这些炼丹著作安排得异常分散。例如，《抱朴子内篇》是编在所谓太清部的，而洞神、洞玄、洞真三部分中的众术类是有关炼丹的书，洞神部众术类关于炼丹术的书尤其多，故在洞神部众术类中提出几种有关炼丹书来加以介绍，借以说明我国炼丹术的大概情况。

二、洞神部众术类中的几种书

洞神部众术类包括有73种书，分订成22册。这73种书的内容，有很大的差别。就字数多少来说：少的只有千多字，而多的则有五、六万字，如《九转灵砂大丹》，就有六万多字。就内容来说，有些是很空洞的理论，如《许真君石函记》；也有大谈其“丑鬼”的，如《太清金液神丹经》；有的

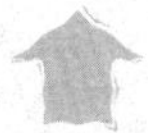

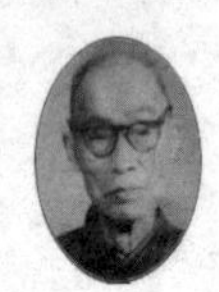

是讲种芝草的方法，如《白云仙人灵草歌》；有些是画有很多符箓的，如《黄帝九转神丹经诀》之类。这些书对实际操作方法的关系极微，也可说是没有实用价值。其中有两种书，一种叫《雁门公子妙解录》，一种叫《玄解录》，书名尽管不同，而内容却几乎是完全一样。而《道藏》的编辑者，却把前者放在599册，把后者放在591册，编辑和重复的情形于此可见一斑。这73种书中，有些是后人所伪托，而不是真有其人，例如《蓬莱西灶还丹秘诀》题为汉黄玄钟撰，可是其中多是歌咏草药的五言诗和七言绝句诗。这些诗的体裁是唐朝中期（公元7~9世纪）时才盛行的，可见这书不是汉代的产物。

此外，如张道陵、魏伯阳、葛洪等的著作，大都是后人所假托。其他还有些人名，如太极真人、太白山人等，也难查考出他的真姓名和写作年代来。根据这73种书的材料和文体风格方面来推敲，可以看出绝大部分都是元、明两代人的作品。现提出其中比较实际而有意义的11种书来加以分析，有的并从书中引出一些原文来说明它的大体内容。

（一）《太清石壁记》

这大致是宋代的书，作者楚泽先生不知是何许人？《新唐书艺文志》说是“乾元剑州司马，佚名”。查乾元是唐肃宗年号（758~760）。这书中的小标题有好多地方都用有“造丹”字样，这在别的书中是不多见的。现引出其中的造水银霜法如下：

“水银一斤，盐二斤，朴硝四两，太阴玄精六两，敦煌矾石一斤（绿矾亦得）。先将锡置铛中猛火消成水，别温水银，即令入锡中搅之，泻于地上，少时即凝白如银，即以盐二斤和锡，捣之令碎，以马尾罗重罗令净，即以玄精末及矾石末和之，布置一依四神，唯以朴硝末覆上，用文多武少火七日

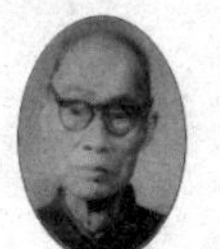

夜，其霜如芙蓉生上，甚可爱，取得霜更研。”

这里所说的内容，水银霜是氯化亚汞，即西药中的甘汞（Hg_2Cl_2）；朴硝是硫酸钠，太阴玄精是氯化镁（$MgCl_2$），敦煌矾石和绿矾石大致是指的硫酸钾铝和硫酸亚铁。水银、食盐和硫酸盐加热，是能产生出氯化亚汞的。因此，我们认为，造水银霜法是制备氯化亚汞，并且也可以看出，炼丹者已经知道了制备汞锡合金。布置一依四神是指放在容器内就像制四神丹那样的操作法，唯处方中未见有锡，更不知用量多少，这或许是有所遗漏。

水银霜是氯化高汞而不是亚汞。这一方法制炼出来的品物是亚汞而不是高汞，故须把霜字改为粉字，方符事实。

（二）《丹房须知》

这书的字数极少，前言中有吴悮述及隆兴癸未中元日书字样，隆兴是南宋绍兴年号，癸未是隆兴元年（公元1163年），因此，可以断定是宋代的书。书中说的全是关于炼丹的注意事项，有择友、择地、丹室、丹井、取水、造炭、合香、择铅、用火、开炉、服食等21项，尤其重视所谓禁忌，并且绘有许多图样。这使我们可以从这部书中看出当时的术士们是怎样筑坛、造炉来进行炼丹操作的。现摘出其中坛式一段文字如下，由此可以窥测出书的大体内容。

“炉下有坛，坛高三层，各分八面而有八门……南面去坛一尺埋生朱一斤，线五寸，酢拌之；北面埋石灰一斤，东面埋生铁一斤，西面埋白银一斤，上去药鼎三尺，垂古镜一面，布廿八宿，五星灯前用纯剑一口，炉前添不食井水一盆，七日一添，用桃木板各一片，上安香炉……安心守炉，致祈祷之词……云。”

这里描写的古代炼丹房所布置法，可能是实有其事的。在今天看来，这种布置方法不但十分幼稚，而且十分愚昧得

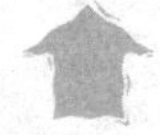

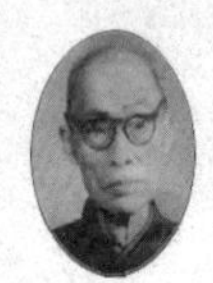

可笑。可是经过了他们这样搞法后，却丰富了我们后来者的不少化学知识。

（三）《石药尔雅》

这是一册非常薄的小书，不仅收入了《道藏》，而且还收入了《别下斋丛书》及《笠泽丛书》、《丛书集成》等书。前有唐元和丙戌年（806）成都梅彪序言，序中有“……今附六家之口诀，众石之异名，像《尔雅》词句，凡六篇列为一卷，令疑迷者寻之稍易，习此者用之不难，兼诸丹所有别名，奇方异术之号，有法可营出者，条列于前，无名难作之流，具名于后”等字样。

从这段序言中，可以看出其中的大概内容来。这本书对于我们阅读炼丹书籍时有很大的帮助，因为它给我们解释了很多药物的异名。炼丹术士每每把他们的记载文字故意搞得很神秘，几乎每人对于他所用的药物都各有一套秘密隐名，使第二者看不出它的真实内容来。本书作者把这类隐僻名词作了一番发掘整理工作，详细介绍，使读者阅读丹书更多方便。书末并有朱彝尊、陈鳣、吴骞志等跋各一篇。

（四）《金石簿五九数诀》

此书不知何人所作，其中有“近唐麟德甲子岁（664）有中人婆罗门支法林负梵甲来此翻译”的一段话。由此可以推断，它是唐人作品（七世纪中期），书中主要是讲述炼丹原料的产地，附带提到一些鉴别真假的方法。开始便说：“夫学道者欲求丹宝先须认识金石，定其形质，知其美恶。”所述产地很多提到波斯、安南、乌长国等处地名，前面又有“中人……”字样，可能这书的写作地点不是中国或者是由外文翻译成中文的。书中还有这样一段：“不灰木出波斯国，是银石之根，形如烂木，久烧无变，烧而无灰，色青似木，能制水银，余所出者不堪使用，波斯者为上。”不灰木是现在的石

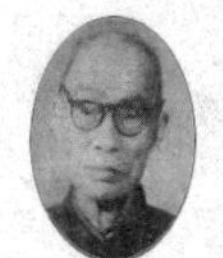

棉，书说能制水银理颇费解，但不知为什么定要用波斯的石棉，说不定那时我国尚未发现石棉这一品物也未可知。

（五）《感气十六转金丹》

这是一本很简略的书，主要是说如何炼出药物来“点铁成金”，前后要炼16转。转是指的次数，如九转灵砂、七转灵丹。附有鼎炉图。无撰述人名，大致是唐或宋代的作品，书中有十四转紫河车法：“将丹砂四两研细，入雄黄四两，更入生汞四两，研细状如桃花粉，投入砂盆内用酢调赤石脂固封，入炉坐铁三足子上，卯酉顶火各四两，养六十日足，取出来看其药成紫河车，用一挖耳许，可干汞一两，其色转黄色。”

这段记载如用现代化学理论来解释，大致是这样的：朱砂（HgS）、雄黄（As_2S_2）和水银经过加热之后，可能生成固体状态的溶液，因为颜色是红褐色，所以叫做紫河车。酢调赤石脂（氧化铁）是做沙合封口用的，并不参加反应，卯酉顶火各四两是说每日上午和下午七点钟时各添木炭四两，使炉子继续不断地缓缓燃烧，所得的红色固体物加入小量水银中，即可使水银变成黄色的固体溶液。这种解释自然是近于猜想，不够正确，可是也只能作这样的解释。程伟妻在一桶水银中，投入少许药物，水银即变成白银，可能就是紫河车。

（六）《修炼大丹要旨》

此书无作者姓名，书中所说的“要诀”，都不易使人看得懂。例如，说“先用死粉贴身，次用死朱贴身，又用伏火飞卤贴身，此三贴身非人世所有……切宜秘之。”这些话的确令人费解。因书提到“吕仙所赐”，吕仙当然是指的吕岩。吕岩是唐朝时人，所以推断它是唐或者宋代的作品。书中可注意的是，药物的分量太小，不似《抱朴子内篇》的原料动

辄是数十斤或水银百斤之多。用这样多的原料，在当时的生产能力上，是不够实际的。百斤水银是否可以一次购得，是有问题的（这一太多、一太少的用量配方，也可以说是一是试验的用量，一是投入生产的用量）。唐代的书如《太清石壁记》还是以两为单位，如白银二百两，石膏四十八两等，这部书却是用两或两以下的单位，从其中神雪四皓丹的原料看来，就可以看出所用原料之小。

附：神雪四皓丹方法

“粉霜二两，水晶砒一两，硼砂二钱，硇砂一钱，乳香三钱，焰硝一钱。右六件擀细拌和之，用银末四两拌入水火鼎内，以八斤火足秤……炉开其药飞在鼎口四向，其色黑，可收之。”配料的粉霜是 $HgCl_2$，水晶砒是 As_4O_6，硼砂是 $Na_2B_4O_7$，硇砂是 NH_4Cl，焰硝是 KNO_3，乳香是植物香料。这些物质和银粉加热后起些什么变化，却令人难于理解，大致这些飞在鼎口的东西是 HgCl 和 NH_4Cl 的结晶，因为乳香炭化了，所以把无机物结晶炼成了黑色，除了这样解释外，却找不出更合理的说明。可注意的是，所用药量如此的小，故可断定作者是实际操作过的，且是丹室实验量，而不是正式生产量。

（七）《金华冲碧丹经秘旨》

书题白玉蟾授。序言中有“时宝庆改元乙酉……孟煦盟”字样。宝庆是南宋理宗年号，元年是乙酉 1225 年，说明了这本书就是孟煦盟在那一年时写成的。书中对于炼丹所需工具叙述特别详细，如柘榴罐、水海等，都是符合科学原理的，是一部比较成熟的炼丹作品。炼丹家对此书颇为重视，行内又称此书为《龙虎丹经》、《金华冲碧龙虎丹经秘旨》。

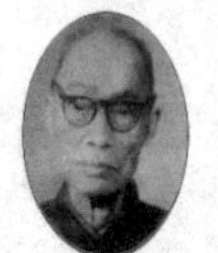

（八）《诸家神品丹法》

无作者姓名，在二卷中虽有“玄真子孟要甫述”字样，但只是指一部分，不能代表全体。顾名思义，这书是选了许多家的炼丹法而编成的一部丹书。从内容方面来看因为收集的材料相当多，故编写的年代是不会太早，很可能是宋代后期的作品，现录出其制庚粉法，以示一斑。

化庚粉法：“用上好庚（指黄金）十两，汞五十两，贮于瓷罐内常用火温暖，将庚烧全赤投汞中，以柳篦子搅化庚尽，用盐花三斤与金泥同研细入大锆中匀平，上用盆子勘盖，盐泥固济周围令密，慢火煅之令汞……飞尽为度，次用前水淘盐味尽，将度庚粉放盘内，日曝乾后细研”。这里先用水银与黄金做成合金，再加上食盐，然后将水银蒸发掉，食盐再溶解掉，所留下的就是粉末状黄金。这一方法，他们一定摸索过很长的时间和经多次实验，才告成功的。

按：现今制取三氯化金或金氯氢酸（$AuCl_3$ 或 $HAuCl_4$）是用王水溶解黄金而制得的，其他各物不能溶解黄金，其反应式如下：

$$\underbrace{3HCl + HNO_3}_{\text{王水}} = 2H_2O + \underbrace{NOCl}_{\text{氯化亚硝基质}} + \underbrace{2Cl}_{\text{新生氯}}$$

$$\underset{\text{金}}{Au} + \underset{\text{新生氯}}{3Cl} = \underset{\text{三氯化金}}{AuCl_3}$$

$$AuCl_3 + HCl = \underset{\text{金氯氢酸}}{HAuCl_4}$$

（九）《铅汞甲庚至宝集成》

这也是采集多种炼丹著作而成的一部炼丹书，内容颇杂，有的部分是空谈理论，有的部分是介绍方法。第一卷起首有涌泉匮法丹序，序的末尾题有赵耐庵书字样；第二卷中间又有一段末尾题有“大唐元和三年清虚子撰”字样。唐元和三

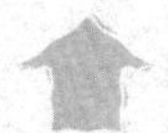

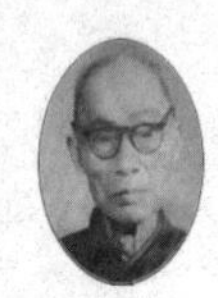

年是公元 808 年，这书的笔调不像是 9 世纪时的作品，可能这第二卷中的一段是抄自唐朝时的作品。书中记载的许多药物，关于动植物方面的特别多，如甘草、天葵子、五倍子、杨柳胶、地黄、羊角、乌贼骨、猬皮脂等。中间有一段大致是制得不纯粹的硫酸铅，特摘录如下以供研讨：

造丹法："凡造丹用铅一斤，硫二两，硝一两，先熔成汁下酢点之，滚沸时下硫一小块，续下硝少许，沸定再点酢，依前下少许硝、黄，沸尽黄亦尽，炒为末成黄丹胡粉。"

在造丹法中，有铅、硫、火硝和酢，故断定它的生成物中，可能有 PbS、$PbSO_4$（PbS 氧化而成）。但文内说："炒为末成黄丹胡粉。"故断定它的主要成分是 PbO，或许也杂有酢酸铅，因为有点酢之故。

$$Pb + 2CH_3COOH = Pb(CH_3CO_2)_2 + H_2$$

$$PbO + 2CH_3COOH = Pb(CH_3CO_2)_2 + H_2O$$

硫化钾则由于 $2KNO_3 + S = K_2S + 2NO_2 + O_2$，也可能含有微量硫酸钾 $2KNO_3 + S = K_2SO_4 + 2NO$，这都是根据药物反应而推测出来的，唯其中火硝的分量不多，不可能生成以上许多东西，必须有生成物化验得出结论才可靠，仅凭推理不行。

（十）《真元妙道要略》

这是一本字数极少的书，虽题为郑思远撰，但很明显是后人伪托。郑思远是三国时人，那时是公元 3 世纪，比葛洪的年代还要早，且是葛洪的老师。因书中有些名称是唐代才开始有的，如水火鼎，在唐代以前，丹书中都没有记载过，故断定这部书的写作年代或许是八世纪左右。书中对于炼丹方法无多取处。其中有一段批评性文字，尚可供参考，故转录如次：

"有以硫黄、雌黄和硝石并蜜烧之，焰起有烧而及屋者。"书中提到这一情形，著者认为这乃是"迷错为道之人

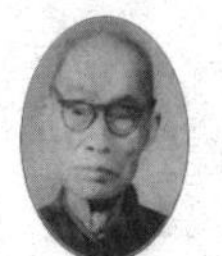

不可能炼出丹来。”我们从化学观点上来看，可以认为，这就是发明火药的先驱工作，因这里很显然指的是爆炸燃烧事件，蜜见了高热是会燃烧而变成炭，硫黄、硝石中加以炭末，岂不就是“黑色火药”了吗？因此，可以断定火药的发明者是炼丹术士。

（十一）《庚道集》

这是《道藏》中记载各种炼丹方法最详细的一部好书。全书分为九卷，文字在六万言以上，没有作者名氏和年月，是纂辑前人资料而成的一部丹书。在一卷八页上转录的《金丹大要宝诀》中，有崔昉及绍兴甲子……蒙轩居士书的字样。绍兴是南宋高宗年号，甲子是绍兴十四年（1144），因此，可以看出，它是南宋末期或元、明时代的作品。书中转录的炼丹方法，虽然也和其他讲炼丹的书一样难于理解，但一般说来，比其他丹书要详细得多，今摘录其中一段以概其余。

砒匮养丹法：“砒石，用明净者半斤碎作小块，如豆粒大尤好，以二两作一包，白纸包入粗布袋内，依时采夏枯草阴干烧灰，沸汤淋浓汁，瓷罐悬胎煮，频添汁，五、六日布袋渐轻，汁渐浓，火上试之有烟乃以药煮入汁内，煮至七、八日药已在汁内，如些小不下是石脚也，不必尽，却将药汁别入一罐徐徐煮之，待干作一块黑褐色乃伏也，慢焙十分干，无湿气方入鼎封固下灰池，顶火一两半，离半寸养三日，渐加二两养三七日，取看合子不损动，至三十五日开看灰白色，土如水湿成矣。烧看作汁如有烟未断块以铁匙乳碎，入好合封再养一月又开看，如黄色渐干不湿，火上烧之作汁无烟者全死也。如未真死依前法封养一月，其药色白光泽，火烧不作汁如石乃真死也。碎如米粒作匮用。”

这段文字不易全部了解，从大体上看来，炼丹者是在搞下列反应：

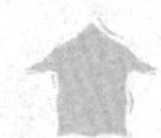

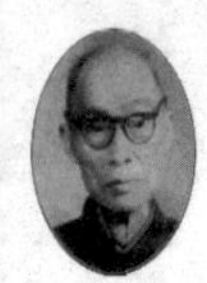

$$As_4O_6 + 6K_2CO_3 \longrightarrow 4K_3AsO_3 + 6CO_2$$

砒　　草灰

因为亚砒酸钾可以有 $K_2As_4O_7$、$K_2As_2O_4$ 或 $KAsO_2$ 等形式的盐存在，久烧之后，可以分解出 As_4O_6 而成为 K_3AsO_3 式的含砷量最低盐。这里所谓烧了发烟，想必就是指的分解出三氧化砷。我们把这一段和上面其他书上所引的几段来做一对比，就可看出《庚道集》的方法，是比较具体的，从叙述情形来看，作者是有实践工夫的。

三、未收入道藏的炼丹书

关于炼丹术的书籍，除了上面选述的 11 种外，还有很多种，现在把未收入《道藏》而比较突出的炼丹书，再提要地介绍一些出来，使从这些方面来看我国历代搞炼丹术的人是有多少，和有关炼丹术的文献是多么丰富。

（一）《金谷歌》

这是仅有千字左右的一本小书，题名为太上著，一开始就有这样一段歌诀："炼丹诀，炼丹诀，无限天机从此泄。达人悟此寿延长，愚人不省还夭折，此诀相传有万年，余今料得徒饶舌，我哀丹士空高慢，不肯低头谁肯说。"此后接连都是歌，歌下的注解也是以歌注歌，词多隐晦难解。太上是何时人，此歌文辞体裁与太上时代的文辞体裁判若霄壤，很显然是一册伪托书。从开始的歌诀词意看来，搞炼丹工作的人是如何保守，如何自珍，但书中也还透露了一些可供参考之处，也与内丹工法息息相通。

（二）《明镜匣》

这本书仅有短短的三百余字，也是题名太上著，内容都是五言诗。这两本所谓太上著作，从内容看来，都是明或清人所托，书中也同是空谈理论，而无实际内容。

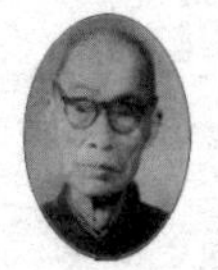

（三）《金药秘诀》

不著撰人，篇首有宋张伯端（紫阳）五百余言的序文一篇，故断定是宋或以前的作品。内容分采金定水、求真踵息、神室变化、坛炉鼎灶、水火化育、浮黎清浊、接气生神、点化分胎、十月丹成、金鼎通玄、妙香普济、服食登真等十二章。题为葛玄注释，是外丹谈理之作，也与内丹工法息息相通。

（四）《火莲经》

书题西汉淮南王作，仅五百余言，是四言体，为外丹作品。

（五）《金火直指》

无作者姓名，内载制铅、制硫，制砂、制汞、造金铅先天祖匮起手要诀，造金砂祖匮要法、造二圭先天要法，养砂诞子要法，池鼎要法、制天硫法、采硫、采汞、返粉要法等项目。所述操作方法比较易解，是采金著作中的一本好书。

（六）《金匮藏书》

书题东华真君著，而传于钟离，纯阳者。前列金、木、水、火、土五论，继述万法归宗十章，每章各有注解，末述天元、地元、人元秘旨，是一册比较令人满意的炼金著作，唯著作人肯定是伪托。

（七）《黄白镜》

书为明代万历戊戌年（1598）京口梦觉道人李文炳撰，池州府华阳子王清正注释，是专谈黄白著作。唯文辞晦涩，令人难解。

（八）《天台咫尺》

无著者姓氏，内载炼铅、炼汞、作肉……等论文十条，尚有可资参考处。

（九）《秋日中天》

无作者姓名，内载论文十条，七言绝句诗十六首，语多

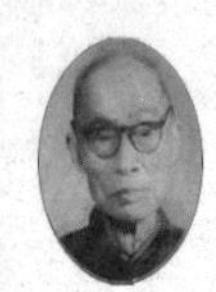

隐涩，可资参考处不多。

（十）《观华集》

为彭真人作，但不知彭为何人，内载九子九转丹等诗歌若干首，并有注释，文笔流利，词句显明，比较令人易懂，是炼金作品。

（十一）《三元大丹秘范真旨》

无作者姓名，内载地元九地法式、天元九鼎式，九鼎炼精化气真诀，太极炉细论，九鼎神室细论，混元炉细论，太极圣元起手，太和矿元起手等项目。其太极细论说："上乾炉圆形，下坤炉方形，各高一尺八寸，共三十六寸，高炉中间作灶，周围只空一尺，管中要安隔火盆，纵横一尺，管安盆顶，盆合池上，池加足上听用，楼塔九层相接，楼圆塔方，上楼横九寸，高三尺，上下有口，柄各一尺，塔高三寸，横六寸，上下有口，柄各一寸，故曰子母口也，水盆纵横五寸，水瓶贮水一斤，诀曰，盆架顶，瓶悬盆上定滴一日，不多亦不少，其妙在孔之大小，悬挂梁上。"这是他们临炉时的炉鼎装置法，述说的细致，是一册炼金的良好参考读物。

（十二）《坎离秘传》

无撰述人姓名，书中重点在炼砂铅，其次序是第一炼铅、第二烹砂、第三是采金、第四造硫、第五传金、第六进火、第七干汞、第八哺乳、第九分胎、第十过关、第十一返粉、第十二抱砂、第十三脱汞、第十四脱砂。除此之外，又有制砒、制硫、升砂及九转等法。它是一本炼金著作，唯文词比较含混，读之不甚了解，故局外人颇难得其究竟。

（十三）《龙虎金丹》

标明许旌阳著，仅短短数百言，只谈理而未说法，后半部分是洪炉秘宝九转龙虎金丹，首段配合起首，中段九转方法，末段养硫、养砒、养硇、养胆矾、……死汞等法，比较

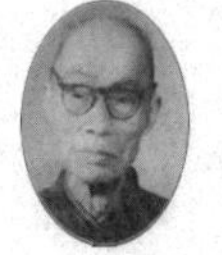

实际，是专谈炼银的作品。

（十四）《青霞子词》

无作者名，青霞子或即书的作者（按：青霞子乃隋人，姓舒，名元朗，居罗浮之青霞谷，修习导引之术，因号青霞子）。书中全属词调，计有黄莺儿九首，傍妆台三首，驻云飞十二首，棉搭絮三首，驻马听三首，西江月三首。除西江月注释有法外，余皆谈理，全部内容是讲外丹，词调颇雅。

（十五）《玄机丹髓》

无撰人名，内载制砂匮法、制硫匮法、制朱砂法、抢口煅法、作母砂法、还丹法、抽汞法、伏硫法、伏硝法、伏砒法和封固泥法、入缸养法、炼丹火候法、母饱子肥法、造炉法等实际操作法二十八则，都是作者脚踏实地的炼金法则，是比较好的一部炼金文献。

（十六）《梦醒歌》

西湖髯髭道人赤文子著，唐昌仙舟李保乾批，篇首系约五百字的一首梦醒歌，除述炼金主要关键外，并涉及到李氏寻师访友时被骗情形，余则专谈理论。

（十七）《琴火重光》

书为明福建陈竹泉撰，是专谈外丹的一部专著，为黄白术中的一种，专讲地元。书首有清雍正六年玉峰山人阳春子叙言一篇，书早已失传。民国二十六年（1937）时，高观如君在北平旧书肆中无意获一抄本，在序、跋两篇之后，有玉峰山人印和阳春子印各二枚，色泽鲜艳，知其为玉峰山人亲手校订之本。高氏得此书后，遂寄赠上海翼化堂主人张君竹铭。张君以为书系硕果仅存珍本，恐其年久失传，遂请陈樱宁先生校改错讹，并填补缺落，于民国二十七年时，由翼化堂书局用高级纸张印行，并由陈先生补充读者须知六条于书首。陈先生对于地元丹法有深刻研究，故对此书非常珍视，

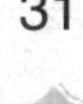

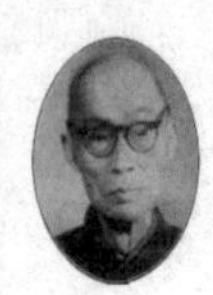

书中有铅汞赋，咏铅银砂汞，咏坎离震兑，金火条目，西江月，黄莺儿，新水令等词调数十首，内容专谈理论，可供个中人参考。门外人阅读起来殊感隔膜，陈氏外丹著作共有四种，除本书外，尚有《黄白直指》、《铅汞奥旨》、《竹泉集》等三种。除《竹泉集》外，余二种亦失传。陈先生原藏有二书抄录本，不幸因兵燹遗失，唯九十九期扬善半月刊的“外丹黄白术各家叙、跋”栏中有成化丁丑夏（陈樱宁先生查考，明宪宗成化年间无丁丑，若作丁酉年亦不合，盖丁酉乃成化十三年，竹泉翁作此序时当在《铅汞奥旨》序以前，考《铅汞奥旨》一书，本是继《黄白直指》而作，以补其未尽之意，奥旨既成于成化六年之庚寅，则直指序或许是作于成化三年之丁亥较为近似），陈自得的《黄白直指序》及兴化汪好真的《黄白直指跋》，毗陵董守一的《黄白直指跋》，陈自得的《铅汞奥旨序》各一篇，书既失传，陈先生恐其考古者欲求此四篇序、跋亦不可得，故将此序、跋四篇附于书的末端以便保留。

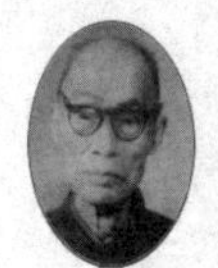

第六章　古代道家炼丹术与医药合流

前面已谈过不少中国炼丹术的发生与发展情况，现在结合到医药上来谈谈祖国医药上的丹药炼制和用途，并具体说明祖国外科丹药的特性。

炼丹术是我国道家从两三千年漫长时间递嬗下来的一种特殊技能，不仅医药上的丹药是由它衍变下来，而且还是现代化学的先导（这是搞化学史的人老早就承认了的）。因此，我们在研究丹药时，对于古代搞炼丹工作的杰出人物及其炼丹过程和使用工具等，都必须有一系统了解，知道它是怎样发生及如何进展的，也必须如此，才不致犯“数典忘祖”之嫌。葛洪说：“治金丹术者宜兼通医术。”故历代的炼丹家大都兼通医术（民间也有“医道通仙道”的说法）。如东晋时的葛洪撰有《玉函方》百卷，《救卒方》三卷（见《抱朴子杂应篇》）。梁代陶弘景撰有《神农本草经注》七卷，《肘后百一方》三卷，《效验施用药方》五卷（见《华阳陶隐居内传》）。唐代孙思邈撰有《千金方》三十卷，《千金翼方》三十卷，《千金髓方》二十卷，《神枕方》一卷，《医家要妙》五卷（见《新唐书艺文志》）。在《道藏》中，也收有《孙真人备急金丹方》九十三卷，另《目录》一卷（见林亿《校正金史》卷一百三十一）。

古时的丹，都是由炉火锻炼出来的无机化学物，可是后来却有了不计其数由动植物等配合成的锭剂、散剂、丸剂等成品药物，也把它称做了丹。例如天王补心丹、孔圣枕中丹、飞龙夺命丹、太乙玉枢丹、紫雪丹、经进地仙丹等。这样一来，就不免使真正丹药有了鱼目之嫌，且这类丹剂拿内容来

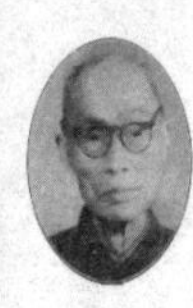

说，与由炉火锻炼出来的丹剂，根本上也是毫不相涉的。日本冈西为人氏曾从满洲医科大学中国医药研究室所藏有的一千六百多种中国医书中，汇出丹药方名2405个列为一表，名为《丹方研究》。这二千多个丹药方剂，除了极少数是由炉火炼成丹药外，其余99%的都是合成的丹剂。这些合成丹剂名称，在唐代以前的医药文献上，是很难见到的，直到宋朝的《圣济总录》及《和剂局方》等方剂书中，才开始有了记载。因此，可以看出，合成丹剂的丹药名称，是在宋朝时才开始有的。

在世界医政史中，中国有一特殊史页，即宋徽宗时创立的“太平惠民和剂药局”。此项医政不但世界各国罕有先例，即在我国虽有继起者，而其制度的完密，也仅有赵宋一朝。盖在宋以前既未有其例，元、明以来也未发扬光大，清则竟至中绝而寂焉无闻。这项医政是适应当时环境需要而产生的，和剂局的前身是宋熙宁九年（公元1076年）创置的“卖药所”。当时因创置了药局，故有《太平惠民和剂局方》一书行世。而世界之药局则创始于18世纪英伦，其晚于我国已500年，这是我们堪以自豪的一件光荣创举。

《太平惠民和剂局方》的方剂来源，是由当时的封建皇帝命令派人四处向民间广泛收集来的验方、秘方，故有不少成方都能解决疑难大症问题。如至宝丹、紫雪丹等，至今尚广泛地在民间沿用。书中丹药方剂，有不少都是出于道家者流，如南岳魏夫人的“震灵丹”、丹阳慈济大师的“经进地仙丹”、“玉华白丹”等，都是从《道藏》中得来的。从这些材料上看来，可以说明宋代医方中的丹剂来源，绝大多数是由丹道家所掌握的特殊资料所传。但到宋朝以后，遂逐渐衰落下来。它的部分有治疗作用的内容，则被转入到各有关方书中，因此，得以保留下来未被湮没。又因为人们对于炼丹

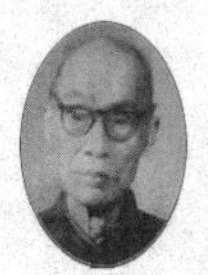

术具有深刻的印象和信仰，所以把民间的许多验方和秘方都命名为“丹”，如像前面所说的2400个丹剂名称，都是依据这种情况而产生出来的。这些丹剂，与古代由炉火中锻炼出来的丹剂，从根本上是有所不同的。宋代的方剂，多重用砒、汞、金、银、铅等金石品物，而且所用剂量还特别大，因此很易引起中毒，这自然是受了炼丹术影响而得来的后果。故宋代以后的医家，都反对这种冒险性的配伍用药法则。反对最力者，则为元代的朱丹溪，他所写的一本《局方发挥》，就是针对《太平惠民和剂局方》的一个书评。他认为《太平惠民和剂局方》对人民的健康来说是弊多利少。因此，在金、元以后的方剂中，砒、汞等有毒药品，就逐渐地减少起来。虽然还有以朱砂、雄黄等物作丸衣的，可是用量却微乎其微，几乎不起治疗作用，且与宋时的大量采用砒、汞化合物作配料的情况有了根本上的不同。

两晋、南北朝（265～617），是炼丹术最活跃的一个时期。葛洪就是这时期中的代表人物。在这时期中的时代背景和炼丹者的中心思想，是“点石成金”和“长生不死”。这一幻想虽然未得实现，但在当时却曾迷惑过不少的群众。不过脱离实际的幻想行为，是经不起长期考验的。故在这以后的人，对炼丹术遂逐步由怀疑而转为不信任。经元、明、清诸先进者之一攻再击后，直到现在基本上已告绝迹。丹药虽然不宜于内服（也有少数丹药是可以内服的，如三打灵药配成的中九丸及混元丹等），但对外科疮疡方面却有着它的不朽之绩。中医外科方药中，丹药实占有相当大的比重（谚语有“红升白降是外科家当”，可见丹药在中医外科上的重要性），故截至目前为止，任何中医外科文献中，都少不了有丹药的一个重要部分，而它也确能发挥出它的优越性来，因此，我们应很好地加以继承和发扬。

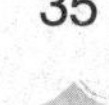

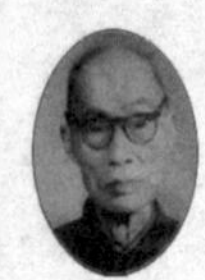

第七章　中国炼丹术的术语

中国炼丹术中的术语，不但很多，而且还很复杂。初学者阅读这类书籍时，大都感到格格不入。这些术语，有的固然有意义，有的则是故排迷阵，有意捣鬼创造出来的隐语。现在笔者把所知道的一些常见术语介绍出来，使读者能够正确认识它的本来面目。

一、飞

飞就是升华，是把药物放入釜上的一种干馏方法，又有一种把药物放入乳钵中，加入清水同研，研后倾出上层清液，另器贮存，候其澄清后，取其沉淀物的，则叫做水飞，如飞朱砂，飞滑石、飞雄黄等。

二、抽

抽字意义，与蒸馏同，道书中常有“抽铅添汞”等的字样，就是指由铅矿中抽出铅来，由汞矿中抽出汞来的方法。例如，《炼丹秘诀》中的“抽汞法”：“朱砂不计多少，入砂锅中以炭屑填平锅口，剪蛎壳板如锅大密钻小窍盖之，却将空砂锅一个与前锅二口相合，铁丝固济（包括有用铁丝缠和用盐泥固济二法），地下掘一穴安埋空锅，锻炼之后候冷取出，大概银朱一两只有真汞三钱。”

三、伏

伏字的意义，颇不易解释，大致不外乎两个方面：一个是指的产品：例如，伏也，就是说已经得到产品了（即降伏

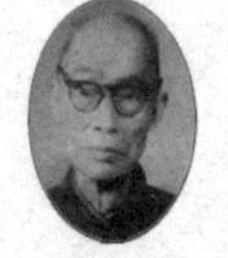

的意思）；一个是指的制伏：例如，伏砒霜、伏硫黄、伏硝石、伏铅、伏汞等（不固定性的东西，经过加工处理后，得到了固定）。又在液体物加热时，也有伏的称谓，如一伏时或几伏时等。

四、死

死指的是固定作用。例如，铅或硫加入水银中，水银就马上变成了不动的死物，而不是本来的面貌了。换句话说，就是原物死了（与制伏有同一意义）。在医药上，有很多用水银或铅同时并用的方剂都是先把汞、硫或铅结成砂子，然后再同他药研和，必须如此，水银、硫黄、铅等，才能同其他药得到亲和，也才可能研成粉末。

五、制

制是指的能升华或蒸发的物质，加上别的物质发生化学变化，而成为另一物质。例如，水银同硫黄的制硫法，或水银同铅的制铅法，就是如此。与死有着同样的含义。

六、点

点是指加小量的药物，能使较大量的物质发生变化，换句话说是有接触的意义。民间做豆腐时，在一大锅豆浆中，加入少许的盐卤（俗名胆水，成块未溶解的，称为胆巴，即氯化镁）或石膏（硫酸钙），豆浆中的蛋白马上就得到凝固，而变成了豆腐，称为点豆腐，就是点的作用。又如在已经熔化了的红铜液中，加入少量的砒，红铜马上就变成了类似银质的白铜，也是点的作用。

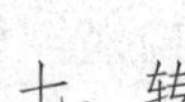

七、转

转是指变化或操作的次数，变化了几次或操作了几次，就叫几转。例如《外科十三方》中的三打灵药，因它反复升华了三次，就叫做三转。九转灵砂是反复烧炼了九次，就叫做九转。

八、打

打也和升一样，有不少的丹药书和不少的炼丹者，都把升丹叫做打火。如像升三次的，叫做打三火；升九次的，叫做打九火。与上面的转同样。

九、关

关是指将反应物封闭在一起，埋在地下，不加热，使它慢慢起化学变化的一种方法。

十、养

养是把所做的东西加以微热，经过相当时间后，使所做的东西慢慢发生化学变化的一种方法。

十一、煮

在有水的情况下加热，称为煮，这是尽人皆知的寻常操作。

十二、炼

炼有广狭两义：广义指全部人为的变化；狭义指干燥物质加热后，使它起化学变化反应的一种方法。

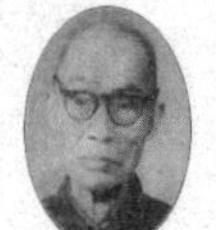

十三、炙

炙是指加热煎炙。

十四、安

安是装备炼丹工具的过程，即是安炉立鼎，与现代安装电灯、安装车间机器等工作同一意义。

十五、研

研是将药物研碎成末的方法。

十六、浇

浇是将熔成流体的东西倾倒出来，使其徐徐冷却，成为固体物件的一种方法；又一作用是用液体物质淋浇的方法。例如，用水银同硫黄结砂锅中，如有火焰发生时，随即浇以醋，使其火焰熄灭。

十七、化开

化开有两重意义：一种是把固体变成液体状态，即把物体用高热熔融；一种是用水把物体溶解成为液体。

十八、固济

固济也叫做封闭，是把反应器严密地封闭起来，使内容物质不致在加热时由缝隙走失。例如，升炼丹药时，罐口封闭不严，罐中水银在加热时即可由缝隙飞出走失，致减少丹药的生产量，或者竟至全部走失尽净，无丹可收。

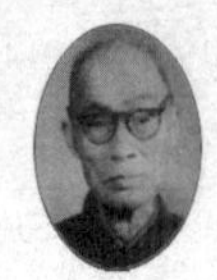

十九、六一泥

六一泥是用来封闭反应器的泥状物，因它是由七种药物配成的，以六加一（是取天一生水，地六成之的意义）为七，故名六一泥。这七种物质在各种有关文献中的记载颇不一致，在《太清丹经要诀》中的配合法，是矾石、戎盐、卤碱、礜石四物等分烧之，至24日时复将左顾牡蛎、赤石脂、滑石等三物加入共成七物。而《黄帝九鼎神丹经》中的六一泥法，在制度上又小有不同，其法是“以矾石、戎盐、卤碱、礜石等物先烧20日，再取东海左顾牡蛎、赤石脂（未见说滑石）等分，多少自在，合捣万杵，细罗下调百日苦酒令如泥乃可，用黄土瓯裹令厚三分，可至五分，曝之于日，燥极乃用。”并说：“以六与一合为七，至人秘之故云六一。”其实六一泥的主要作用，不外乎是固济丹炉使不泄气而已，只消一种盐泥，即可解决问题，故大可不必如此费事，这是道士们故排迷阵的不老实行为。

二十、盐泥

盐泥也是用来封固罐口的，作用与六一泥同，但较六一泥为简便，故现今一般炼丹家皆乐于采用。盐泥就是用盐水把黄泥调成糊状封固罐口的一种东西。因用盐水调成的泥有越烧越硬而不开裂的优越性，因此，炼丹家就利用它的这一优点来做固济材料。赤石脂较黄泥的质地细腻，故以赤石脂调盐水作封口泥尤为合拍，不过在丹成拆泥时要多吃力些，因其黏附力强不易拆除也。

二十一、罐子泥

有的丹药书上，常有以盐水调罐子泥固济罐口的记载，

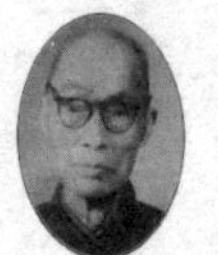

就是指用盐水同做罐子的泥作封口料。因为做罐子的泥是用沙石经过一次加工处理的，质地细腻而均匀，封口后可耐高热而不裂口，故为个别炼丹家所乐用。

二十二、蚓蝼土戎盐

蚓蝼土戎盐也是用来封固罐口的一种固济材料。其法就是以蚓蝼土（俗名蚯蚓粪，夏季雨后，各处都有此土出现，取其分子细腻不易裂口），同盐水调成糊状体，来固济罐口，使不泄气。换句话说蚓蝼土戎盐就是一种比较细腻的盐泥。

二十三、平底火

平底火又名底火，是指用罐升丹时，将炭架在罐底下烧的火力，升丹开始的火，都是底火。

二十四、转角火

转角火又叫做半罐火、中火，是指火焰超出罐中药面处。升丹在二炷香时，一般都是用的中火，就是炉下火焰到达丹罐中部的火，这是指罐升法而言。如用锅升法，则是以火力强弱为准。

二十五、齐药火

齐药火又叫做顶火，是指火焰到达罐中药面处的火力，又有将烧炽了的炭堆在丹罐顶上烧的火力，也叫做顶火。降丹都是用的顶火。也有人把升丹称顶火，把降丹称底火的。

二十六、丹釜

丹釜是炼丹时用的锅釜。“黄帝九转神丹”所用的土釜云：“令可容八、九升，大者一斗。”“琅玕玉华丹”说：“则

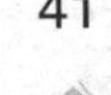

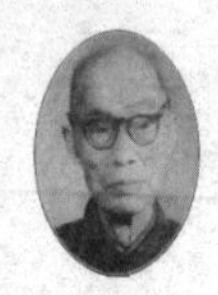

取耐烧土釜容三斗者，白赤无所在，唯令堪火不坼破者耳。”他如八景四蕊五株降生丹也是用釜。从这些方面看来，我们体会到古时烧丹一般多用土制罐釜。这类罐釜是由耐烧黏土制成，黄土、白土不拘，总以见高热不破裂者为原则。

二十七、阳城罐

阳城罐是河北阳城地方生产的一种陶质丹罐，因阳城丹罐有受高热而不裂的优点，故历来的炼丹家都乐于使用此罐炼丹药。

二十八、百眼炉

烧炼丹药，常有用百眼炉者，就是以砖石包围丹罐周围，砌成多孔的一种炉灶装置。其组成如城墙垛状，目的是使炉子周围有较多的通风的孔以保持丹罐中的温度，促使升华的一种措施。

二十九、八卦炉

八卦炉是在炉子的周围照《周易》八卦卦爻样式开洞制成八卦，每一卦爻合计之则有 36 个孔眼。这样一来，在炼丹时，就可以加强通风力量，且保持温度平衡。其作用与百眼炉同。

三十、玄黄

玄黄是炼丹家用来涂护丹釜的一种东西。《黄帝九鼎神丹经诀》中的做法是：“取水银十斤，铅二十斤，内（古纳字）铁器中，猛火其下，铅与水银吐其精华，华紫色，以铁匙接取，名曰玄黄。”

按：Hg_2O 的颜色玄，PbO 的颜色黄，故所谓的“玄黄”，

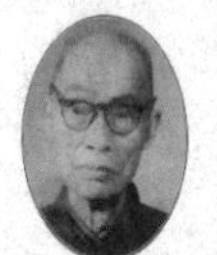

即是 Hg_2O、PbO 的化合物。《太微灵书紫文琅玕华丹神真上经》说："黄丹者铅丹也。"陶隐居说："铅丹即今熬铅所做黄丹也，唯仙经涂丹釜用。"从这些文献看来，也可不用水银，而单用铅炼成 PbO 而使用之。

三十一、擦盏

用丹罐炼升药时，有擦盏一法，因为用丹罐升丹时，要用铁盏盖于罐口，以收集升华物，铁盏须使其长期不温，才便丹药结晶。因此，在烧炼过程中，要经常不断用冷水擦盏。有人说："升药要擦盏，降药不擦盏。"这话未免太笼统，因为擦盏一法是用子罐子升丹时，如用丹锅、丹碗时，则根本不用擦盏，且也无盏可擦。

三十二、水银升天

在开始烧炼丹药时，如火力太大，水银蒸汽来不及与硝矾作用，就升于碗上，这就叫做水银升天。

三十三、水银吊底

在烧炼丹药药物下锅时，最好不使水银接触锅底，否则水银就不能全部得到升华，这就叫做水银吊底。

三十四、水银走炉

即水银从封口缝隙逃出。

三十五、淘沙

即用过若干次的河沙，用来再升华一次。

三十六、烧胎

药物入锅后，把它烧成固体。

三十七、坠胎

是降丹胎烧得太过火，在烧炼时坠下的意思。

三十八、流胎

是降丹胎烧得太嫩，在烧炼时，药物成为液体流下，又叫做流产。

三十九、走丹

在炼丹时，口封得不好，就会泄气。这种泄气就叫做走丹，又叫走炉。

四十、焊底

又叫做结胎，就是将药堆于锅的中心，用文火加热，使药中水分缓缓排除的一种方法。

四十一、封

封是将反应物质长期静置或埋于地下。

四十二、酿

酿是将物质长期静置在潮湿或含碳酸气的空气中。

四十三、清

清是用冷水从容器外部降温以及过滤再结晶等。

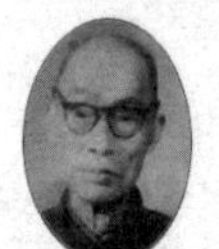

四十四、抽

抽即是蒸馏。

四十五、华池

华池就是盛有浓醋的溶解槽，有时用缸盆等代替。

四十六、伏火

炼丹术中有一种变化药料方法，叫做伏火法。就是拿某种药或某几种药，特别是金石药，用一定的火候烧到一定的程度。药经过伏火后，就失去了原来的性能，因而功用也就不同于原来的药物了。如唐代孙思邈《丹经》中的硫黄伏火法、《真元妙道要略》中的伏硝石法、清虚子《铅汞甲庚至宝集成》中的伏火矾法等，都是伏火的作用。

四十七、合子

合子即丹罐。《圣济总录》把丹罐一律称为合子。

四十八、燕客

燕客是丹客的别名，就是专搞炉火的炉火家，亦即炼丹术士。他们自己人之间，也有称为要火者。

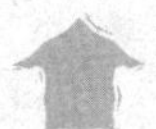

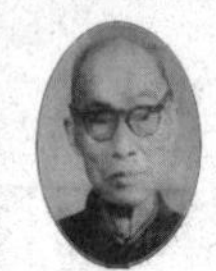

第八章　临炉前的准备工作

第一节　临炉须知

炼丹者必须具有的常识：

一、封口

炼丹的主要环节是封口，要是口封得不好，就会在炼制过程中走丹（就是泄气）。如走了丹，就会减低产量，甚至无丹可收。封口的材料，古时采用的很多，已在前面泥法条谈过。我的习惯做法是使用盐泥，其法是将黄土（赤石脂更好）捣细筛过，用时加食盐水（食盐不拘多少，大致十分之二即可，再多一点也行），调和使成糊状，即可使用。用盐泥封口有一特殊优点，就是越烧越硬，不会开裂、走丹。

二、固底

用罐炼丹时，必须先来一个固底工作，才符合需要。其法可打一铁箍兜住罐底，上至半罐，用两环钩上，上加以横梁，梁尾以铁丝向下缠绕，再以小钉燃上，务紧为度，然后丝上涂泥，泥亦可用盐泥，涂约一指厚，阴干待用。如干后发现裂缝时，应用毛笔蘸泥涂补之，务使毫无缝隙，方可临炉。

三、辨水银与汞

一般人向来都认为水银即是汞，而古时炼丹家所用的汞

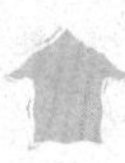

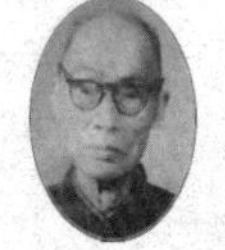

却与一般水银不同。他们以从朱砂抽出的，才称为汞（一名朱里汞），从水银矿提出的，则不称为汞，而称为水银。凡烧炼丹药者，皆要用汞，而不用水银。过去一般商人，常于水银中掺入铅类东西，以贱质贵取，含有杂质的水银，则炼不出理想的丹药来。故在配料时，必须加以鉴别，以色白者为佳，如色青者，即是含有杂质之证。

四、取汞法

其法以阳城罐一只，下钻一孔，另用罐一个着水，在地下掘一坑，将罐置入坑中。罐口向上与地平齐，再将另一罐口安上，接合处以盐泥固济。罐内先用稻草烧灰存性铺底，次将朱砂轻轻放于灰上，然后封固擦盏，至半炷香时，去水，以炭炙其下，共用三炷香，俱用文火，火约半罐为佳，水银即流入下罐。

五、辨硫

硫黄有倭硫、土硫之分。丹药所用者，以倭硫为佳。倭硫产于日本，市上不易买得；土硫性烈有损丹质，在不得已时才采用，但有死硫一法，不可采用生硫，以免损失药效，这是过去一般炼丹者的说法，不可尽信。

六、打法

打法是升、降丹药法的别称。丹药方剂虽多，而打法则不出升、降两条道路。但升、降方法，却有多种多样，有过桥打法、有两罐并立中有桥梁通气打法、两罐横放串打法、一罐之中先升后降或先降后升打法、一罐之中同时升降打法、一罐之中隔作三、四层打法、在罐中盛水使丹落在水中打法。从这些打法方面可以看出，祖国医学中的炼

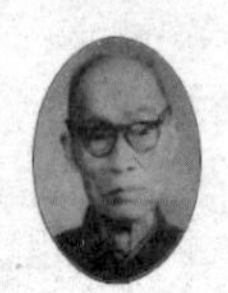

丹方法是多么丰富。

七、火候

火候是炼制丹药技术中的主要部分，要是掌握不好火候，就不可能得到好的收获。因此，炼制丹药，就必须以掌握好火候为其唯一原则。常见老于此道的炼丹前辈，在炼丹时稍一疏忽大意，便会遭受到不应有的失败。民间有“熬糖煮酒，绷不得老手”的谚语，必须“实践，认识，再实践，再认识”，才符合这一要求。炼丹的用火方法不一，有俱用文火到底者，有用文中之武，武中之文到底者，有用半罐火者，有用蒙头内外俱红火者。这些不同方法正是他们各人的不同经验，同时也体会到中医炼丹方法的不拘一格，但有一个原则千万不可违背，就是炼丹的火力必须是先文后武，不可一开始就用大火。如果开头火力太大，则水银来不及与硝、矾起作用，就提前升上碗底，造成水银升天的不良后果（就是丹药中出现游离的水银珠，这种有水银珠的丹药放久之后，又会聚积成一大团水银，降低丹药质量或成废品）。有时也会从碗口缝隙中漏出，减少丹的产量。在文火半个钟头后，固济物已凝结牢固，就可以把火力逐渐加大，使剩余的水银全部得到蒸发。这是必须遵守的规律，如违背了这一规律，就会得到不良后果。

八、颜色

升者红，降者白，是一般人都知道的大体情形。但也有升而白者、黑者、青者，这是一种配方不同的特殊情况。因颜色的红白，是以方中的原料为转移，故古人有“无盐不白，无硫不红”的说法，非常正确。

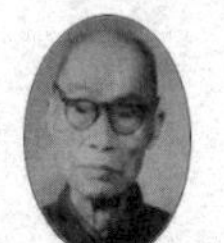

九、产量

丹药的产量多少是以方中水银多少来决定的。如果方中水银是 90 克的话，则升出来的丹药应该仍是 90 克才符合标准。这 90 克丹药中，有红升和黄升两种，且分量平均。如果升出来的丹药黄升比红升多，就是火力较小；如果升出的丹药红升比黄升多，就说明是火力较大。汞的原子量是 200. 59，约为氧的 12. 5 倍，根据这个理由推测，则 90 克水银，应该升成 96 克多，可是在我几十年来的烧炼中所得到的丹药都是不到 90 克，这说明了除丹底中可能还有少量水银残留外，其他的碗口缝隙也会有少量的水银蒸汽逸出，而扩散到护碗的河沙中。因此，用了若干年的老河沙，还可用来再炼一次，可以多多少少得到部分丹药，这在炼丹的术语中，叫做淘沙。

十、毒气

炼丹时所产生的黄色气体，是氧气和二氧化氮，也可能有少量的水银蒸汽，后二者对人体是有害的。经常炼制丹药的工人，牙齿、头发都易脱落，手指青黑，眼睛散光，喉头常感干燥。特别是牙齿，一般都脱落得太早。这些都充分说明了是水银的中毒现象。因此，长期搞炼丹工作的工人都需要营养，多吃荤食（特别是应当多吃蛋白类），水果，新鲜蔬菜等物，以增强身体抵抗力，预防中毒。四川专搞轻粉、银朱等的店铺，称为丹粉作坊。在旧社会里，笔者有一亲戚在重庆的一家丹粉作坊做工，时间达十年之久，因为营养不良，年才 30 余岁，满口牙齿竟脱落十分之八，后来因全身关节疼痛，不治而亡，这种关节疼痛也可能是水银中毒的结果。

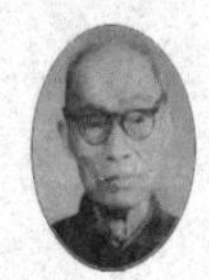

第二节　临炉前的准备工作

丹药的种类虽多，但都是从三仙丹基础上发展起来的。因为无论任何丹药处方，都离不开水银、火硝、白矾三种东西。其中以红升、白降两丹的使用最为广泛，故只消把这两个一升一降的炼制方法弄清楚，则其他许多的升降丹药炼法，都可大体得到解决。但必须指出：并不是说许多的升降丹药炼法，都是千篇一律照此办理，而是说丹药虽多，其炼制方法的大体情形，总是不会越出这一范畴的，只是某些地方有小的不同而已。故本书特把这两个升降方法提出来作为典型范例，其他有显著不同炼法的丹药方剂，亦破例叙述，以省读者查考之烦。

在未着手炼制前，当事先熟悉操作步骤、重要环节和应用工具等问题，免致临时手忙足乱，心中无数，造成损失。炼丹技术各有师承，各有体会，步调颇不一致，这里所介绍的，是笔者若干年中的习用方法。

一、应当准备的工具

（一）火炉

火炉是炼丹重要工具之一，铁、陶、泥质均可。如能再来一次加工制作，则更合理想。其法是以一般火炉为基础，然后再在炉子里外搪上一层黄泥，内部的较外部为厚，泥中当混合部分头发、食盐，以免干后开裂，炉膛上小下大，炉口直径和炉膛深度以六市寸为合格，炉口须平而不用垛，以便锅底能与炉口密切按合，但全不通气又会削弱炉中火力，故当在炉口左右各开一道缺口以便通气；在火门上方，再开一道直通炉膛的长方形活门，门可抽出放进（如现在的蜂窝

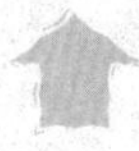

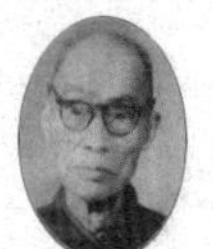

炉门），以调节火力，像这样的火炉，更易掌握火候，炼丹家则把这种炉子叫做丹炉，有的也叫做丹灶。在古代炼丹家所用的丹炉，尚有各式各样的不同，如百眼炉、八卦炉、偃月炉、菊花炉、既济炉、未济炉等，医用丹炉则就此已足，不用标新立异故炫神奇。

（二）铁锅

铁锅一口，以生铁铸成者为合用，熟铁锅则极易烧坏。作为升丹用的铁锅，以口径一尺五寸到一尺八寸的为合适，左右须各有一耳的，方便提携。古代炼丹家也有把锅称为鼎的，所以，古代炼丹家有安炉立鼎的术语流行。

（三）阳城罐

因为这种罐子是阳城地方产品，所以叫做阳城罐。阳城罐的耐热力比他处产的为强，不易烧破，所以，一般炼丹家都乐于使用这种罐子；把它叫做丹罐，共二只，雌雄各一，作为炼降丹时用（也可作升丹用，唯近人皆采用锅升，而不用罐升）。如无阳城罐时，也可借用各地方生产的素烧陶罐，唯使用前必须在罐的外面搪上一层盐泥，避免温度高时烧坏罐子及走丹。

（四）大瓷碗

大瓷碗一只，作为炼丹时用的丹碗，以质厚口平的为合用。早期炼丹家的传统习惯选格极严，必须选用青花大瓷碗，红花的不合用，因为红花瓷碗升不出丹来，或升出来的丹少而不好。现在，有不少人已打破迷信成规，不如此苛求了，不管是青花碗，或是红花碗，只要质地较厚，碗口平匀，都一样可以炼出理想的丹药来，且炼出来的丹药毫不逊色于青花碗升炼的。

（五）棉纸捻

若干条，是由楮皮纸捻成的纸条，用以填塞碗口处的缝

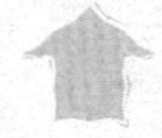

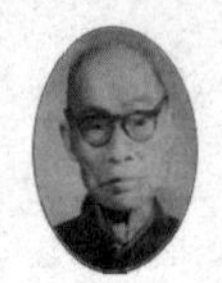

隙。此外，当再备几条不捻的纸条，作掩盖纸捻用。

（六）河沙

河沙约五公斤，作掩护丹碗用，要筛细的净河沙，并须稍带湿润。

（七）木炭

木炭约五公斤（宽备窄用），作燃料用。升丹用泡木炭，以其有焰，可测火力大小；降丹用坚木炭（即青杠木烧成的炭，敲之锵然有声者），以其耐燃，并可固定火力。但老于此道工夫熟练者，也可用煤火烧炼。

（八）火钳

火钳一把，作拈炭用。

（九）扇子

扇子一把，作扇火用。

（十）小刀

小刀一柄，作起丹用，以体长而有弹性者（如西人进餐用刀）为合用。如无亦可以一般的修脚刀代替。

（十一）砖石

砖石一块，作压丹碗用，铁秤砣更好。

（十二）煅石膏粉

煅石膏粉约 250 克，作固济碗口缝隙用，须密闭保存，勿使沾潮失效。

（十三）盐泥

盐泥酌备，作涂护丹罐接合处，填补裂缝用。

（十四）毛笔

毛笔一支，作填补裂缝用。

（十五）铁丝瓢

铁丝瓢一把，作盛炭火用。

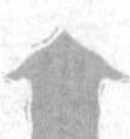

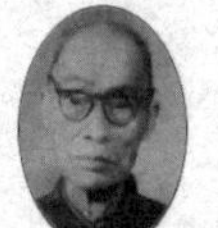

（十六）小扫帚

小扫帚一把，作扫丹锅泥沙用。

（十七）小戥秤

小戥秤一杆，作称药用。

（十八）乳臼

乳臼一套，作研药用。

（十九）玻璃瓶

有色大口小玻璃瓶数只，作收贮丹药用，过去一般专用小瓷瓶。

（二十）小棕刷

小棕刷一柄，作扫取丹药用。

二、应当准备的原料

水银、火硝、白矾、皂矾、食盐、朱砂、雄黄、硼砂、白砒（这是红升、白降两丹药的应备原料），应备这些原料的多少，按需要来决定。皂矾、白矾、火硝等物含水较多，故古人有在事前预将硝矾炒干的措施（说硝要炒燥，矾要煅枯），但现在多不采用这种措施了，因为在烧胎时，即已解决了脱水的问题，因此不必多此一举了。

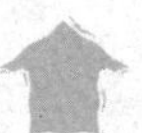

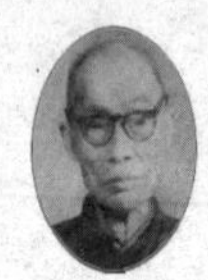

下篇　各　论

第一章　三个独特类型的丹药方剂

丹药中有三个最突出的类型就是氯化汞、硫化汞和氧化汞，现把这三类典型方剂首先分别加以记述，然后再及其他。

（甲）属于氯化汞方面的丹药方剂

氯化汞的发现史：氯化汞包括“轻粉”与“粉霜”两种，轻粉质轻，粉霜质重。从文献上看来粉霜的发现史是要早于轻粉，在早期的炼丹书中虽未找出此物来，但在唐朝王焘的《外台秘要》中却有了它的记载，且引用的是《崔氏方》。《崔氏方》是西晋武帝泰始至愍帝建兴（265～316）时的作品，因此知道我国远在西晋以前就有了氯化汞（HgCl）的制造。

（一）轻粉 Hg_2Cl_2

“轻粉”又名“水银粉”，在提炼水银时升于炉盖上的附着物即是水银粉。它的作用《开宝本草》谓“味辛凉、无毒、畏磁石、石黄、通大肠、转小儿疳并瘰疬、杀疮疥癣虫、止酒皶、风疮燥痒”，并有如下的一些别名：

①水银蜡：《事物异名》水银粉一名水银蜡。

②水银粉：《本草纲目》释名条中有此名。

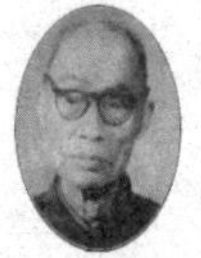

③水　粉:《药性要略》“水银粉又名水粉”。

④水银灰:《开宝本草》“水银粉俗名水银灰”。

⑤汞　粉:《开宝本草》“水银粉又名汞粉”。

⑥银　粉:《药品小名》“轻粉者银粉也”。

⑦腻　粉:《本草纲目》释名条中有此名。

⑧峭　粉:《开宝本草》谓“水银粉亦名峭粉”。

⑨真轻粉:《外科正宗》有此名。

⑩毛轻粉:是指轻粉的次品。

⑪濒　粉:《苏颂本草》谓“其炉上灰亦名濒粉”。

(二) 粉霜 $HgCl_2$

“粉霜”又名“白降丹”。李时珍说:“以汞粉转升成霜故名粉霜。”葛洪《抱朴子》中即有此名,其他在《外台秘要》中也有粉霜的升炼法,且也有以下的一些异名:

①水银霜:《崔氏方》有水银霜炼法。

②五色粉霜:《霉疮秘录》有“五色粉霜升炼法”。

③白　雪:《抱朴子》说“白雪,粉霜也”。

④水云根:《石药尔雅》“粉霜,越楚名水云根”。

⑤白虎脑:《石药尔雅》“粉霜又名白虎脑”。

⑥赤帝体血:见《石药尔雅》。

⑦吴沙汞金:见《石药尔雅》。

⑧金　　液:见《石药尔雅》。

⑨金银虎:见《石药尔雅》。

⑩白灵砂:《和汉三才》“粉霜一名白灵砂”。

“轻粉”、“粉霜”同为氯化汞,这两种药在原料和形态上都极为相似,因为由升华得来的氯化汞质轻,故名轻粉。同红升丹对比来的则名白降丹,唯近代中医外科专用的白降丹处方已有不同,这两种丹药名称在历代有关文献上都经常有些混淆。关于“轻粉”,后唐马缟《中华古今注》上

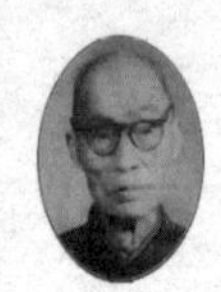

说“秦穆公女弄玉，有德容，感仙人肖史为烧水银成霜予涂（亦名飞云丹），传于肖史曲终一同上升。”李石《续博物志》说“肖史与秦穆公炼飞云丹，第一转弄玉涂之，今之女银腻粉也。”李时珍则认为这是轻粉之始。清（1877?）郑文焯《医故》也说“肖史与秦穆公炼飞云丹，第一转即轻粉。”查肖史与秦穆公都是公元前六世纪春秋战国时人，那时肯定说是已有了水银，但尚无炼丹术。

再从汉、晋各朝文献来看也不能证实那时就能炼制轻粉，《唐新本草》也未见有此物。因此推想“轻粉”一物大致是在南北朝或唐初的炼丹家首先发明创制出来的。可惜这一时代的炼丹书籍都已散失无存，无从找出它的操作线索来。较早见的文献只唐朝（659~682）时的《千金翼方》第五卷中载有“飞水银霜法”。它的方法是“水银一斤，朴硝（含水硫酸钠）八两，大醋半升，黄矾（硫酸高铁）十两，锡二十两，玄精（氯化镁）六两，盐花三斤：右七味先炼锡讫，又温水银令热乃投锡中，又捣玄精等和合，以醋拌之令湿，以盐花一斤藉底，乃铺盐令平，以朴硝盖上讫以盆盖合，以盐泥泥缝隙干之，微火三日，武火四日，凡七日，去火一日开之，扫取极需细心，勿令须臾间懈慢。”这方中的锡是用来先同水银制成合金，加热后再徐徐放出汞，用醋以搅拌原料是取其湿而匀，参加反应的是水银、硫酸盐及氯化钠、氯化镁的用量虽少但氯化作用则较强，其反应式如下：

$$6Hg + Fe_2(SO_4)_3 + 6NaCl + 3O \longrightarrow$$
$$3Hg_2Cl_2 + 3Na_2SO_4 + Fe_2O_3$$

这一制法比较合理，显然是经过一段时间摸索后得来的成果，是唐代的常用药物，并且还以它作化妆品，可证实它的质量不低。其中腐蚀性最强的“粉霜”含量也甚少，

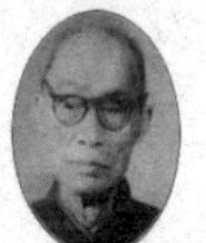

这个处方后来经过不断的使用研究又有所改进，如宋朝的炼丹书《庚道集》（1144）第六卷的造轻粉法是“汞一两，白矾三钱许，食盐三钱许。”很接近理论原料的需要量（唯此处的“粉霜”二字不够妥当）。自此以后我国的制造“轻粉”方法基本上已经成熟，并已固定起来。现代常用的轻粉处方是“水银七两，食盐三两，明矾五两。”照这一处方升炼出来的轻粉，测定 Hg_2Cl_2 的含量是99.6%以上，符合药典的规定标准。王季良氏（见《科学》七卷五期）在1920年时曾根据《本草纲目》上的制轻粉法（水银一两，白矾二两，食盐一两）试制一料轻粉察其反应，结果也很满意，其反应式为：

$$6Hg + 2KAl(SO_4)_2 + 6NaCl + 3O \longrightarrow K_2SO_4 + 3Na_2SO_4 + Al_2O_3 + 3Hg_2Cl_2$$

《本草品汇精要》对于水银粉的制法也有详细记载。它说“凡作粉先要作曲，其作曲之法以皂矾一斤，盐减半，二味入铁锅内以慢火炒之，仍以铁方铲搅不住手，炒干成曲如柳青色，其升粉法先置一平台，高三尺余，径二尺，不拘砖垍，以荆柴炭一斤碎之如核桃大，拢于台上燃炽，每升粉一次用水银一两二钱，曲二两二钱，纳石臼内以石杵砂不见水银星珠为度，却入白矾粗末二钱，三味搅匀，平摊铁鏊中心，厚约三分许，用鹅翎遍插小孔，将承浆瓦盆覆之，缝以盐泥固济勿令太实，实则难启，置鏊于积火上，候微热以手蘸水轻抹其缝及盆，复用砖疏立鏊下周护火气，待火尽盆温揭之，勿令手重，重则振落，其粉凝于盆底，状若雪花而莹洁，以翎羽扫之瓷瓶收贮，其盆鏊浊渣入后料再升，此法目经修炼，详不过此。”

这段记载有药剂的用量，有加热的温度（文火、武火），有反应的时间等等条件的叙述，且有“目经修炼，详

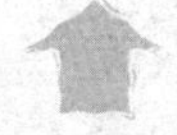

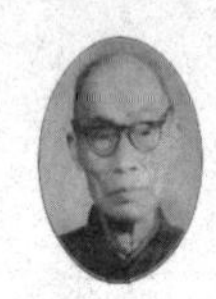

不过此”的眼见说明，因此相信它一定是亲眼看到操作过程的，所以才叙说得如此有声有色。唯炼丹工作重在实践，仅“目经修炼”而未“手经修炼”尚不能尽量体会出其间的优、缺点来这一操作法可用两个连续反应式来说明它的过程：

(1) $2Hg + 2FeSO_4 \longrightarrow Hg_2SO_4 + 2Fe_2O_3 + 3SO_2$
（绿矾）

(2) $Hg_2SO_4 + 2NaCl \longrightarrow Na_2SO_4 + Hg_2Cl_2$（升华）

上面已经说过了氯化低汞，现在来谈谈氯化高汞，古代常用氯化较强的原料来做升华实验。从文献上看来“粉霜”的发现史要早于“轻粉”。在早期的炼丹著作中都找不出此物，直到唐朝王焘《外台秘要》三十二卷中始发现了《崔氏方》（公元 265 ~316 年）的制造水银霜法。它的方法是：“水银，石硫黄，伏龙肝各十两研细，盐泥一两，右四味以水银别铛熬，石硫黄碎如豆并别铛中熬之，良久水银当热，石硫黄销成水，即并入一铛中和之，宜急倾并，若不急则两物即不相入（这是水银、硫黄结砂的方法，如不急则结合得不彻底，而有某方面过多或过少不均现象），并讫下火急搅不得停手，若停手则水银即别在一边，石硫黄如灰死亦别在一边，搅之良久硫黄成灰不见水银（是结砂已经完成的表现），即与伏龙肝合搅令调，并合盐末搅之令相得，别取盐末罗于铛中令遍底，厚一分许，乃罗硫黄，伏龙肝，盐末等于铛中如覆蒸饼，勿令全遍底。罗讫乃更罗盐末覆之，亦厚一分许，即以盆覆铛。以灰、盐合土做泥涂其缝、勿令干裂（即是干后不生裂缝），裂即涂之，唯令勿泄炭火气，飞之一伏时开之，用火先缓后急（即指先文后武火），开讫以老鸡羽扫取，皆在盆上，凡一转后即分为四分，以一分和成霜研之令匀，又加二两盐末准前法飞之讫弃其土，

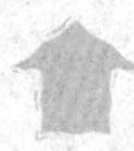

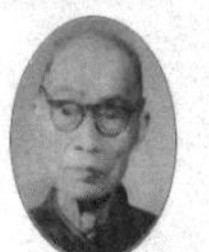

又以一分土和飞之，四分凡得四转，及初飞五转，每一转均弃其土，五转而土尽矣。若须多转要用新土依前法飞之，如此七转而可用之。”这一方法经研究后则与《千金翼方》的“水银霜”不同。从制备“轻粉”的长期实践中证明，硫化汞与氯化钠（食盐）也不易置换而得“粉霜”，伏龙肝一物是经过长期煅烧的黏土，很可能作为生成硫肝的催化剂。欧洲早期的制硫酸法也曾用过一种土壤来做催化剂（接触剂），其反应式如下：

$$HgS + 2O \longrightarrow Hg + SO_2$$

$$SO_2 + O \xrightarrow{\text{伏龙肝}} SO_3$$

$$Hg + SO_3 + O \longrightarrow HgSO_4$$

$$HgSO_4 + 2NaCl \longrightarrow HgCl_2 + Na_2SO_4$$

这一方法确有制得“粉霜”的可能，但催化剂是不易处理的，如选择不当即不可能制得“粉霜”，而且操作过程也很复杂，因此尚须待改进。《庚道集》是宋绍兴甲子年（公元1144年）蒙轩居士作品，其中的“升粉霜法”则比较接近实际。它的方法是“水银一两，食盐一两，明矾二两，火硝六钱”。

$$Hg + NaCl + Al_2(SO_4)_3 + 2KNO_3 \longrightarrow$$
$$Na_2SO_4 + K_2SO_4 + Al_2O_3 + SO_3\uparrow + 2NO_2\uparrow + HgCl_2$$

这一方法的特点是处方中使用了硝酸钾，氧化作用强，生成“粉霜”的反应较完全，而且原料用量少，操作方法简便，都比崔氏法为进步。我国制造“粉霜”的经验在12世纪时并不能说是已经成熟，从名称经常混淆这一点已充分说明尚不能鉴别出“轻粉”和“粉霜”。医药家的化学知识虽然说比炼丹家差，但医师们却必须要知道药物的毒性问题，所以在明代以前的医书中用“粉霜”远不如用“轻粉”的来得多，他们在外科临床时把“粉霜”同“轻粉”

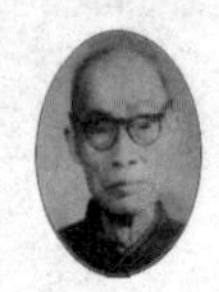

常给以显著区别的名称。如《外科正宗》及《疡医大全》则称之为“白降丹”，《外科十三方》则称之为“锅烈”，现代医药界则称“升汞”为“白降丹”，而处方亦与《庚道集》基本符合。但有时也加入少量的雄黄、硼砂，唯不能参加到主要作用中去，硼砂是助熔剂可以加速反应，不过一般的炼丹家多不加入这两种原料。在化学史上谈到“氯化高汞”历史时都说是始于8世纪时的亚拉伯炼金家Geber（公元702～765年），如此说来Geber的方法则比我国的《崔氏方》要晚400多年。它的“氯化高汞”制法是由下列原料经过升华而成的：

“水银一磅，硫酸二磅，明矾一磅，食盐一磅半，硝石0.25磅。”这一方法在欧洲应用了相当长的时间，直到1793年时才由Hildebrandt报告可用下列处方经升华而得“氯化高汞”。

“水银三分，食盐二分，煅制铁矾四分，硝石四分”。

$$Hg + 2NaCl + 2KNO_3 + Fe_2O(SO_4)_2 \longrightarrow Na_2SO_4 + K_2SO_4 + Fe_2O_3 + HgCl_2 + 2NO_2 \uparrow$$

因为这个处方的效果比Geber法好，故将其地位取而代之。在欧洲则称之为老荷兰法，把老荷兰法来与《庚道集》做一对比则根本也是相同的，但也有一点区别，就是它以煅制铁矾来代替明矾。荷兰人在学习这一方法后为什么会有此改变？原因是欧洲在17～18世纪时是用蒸馏法煅制铁矾来制作硫酸，此物较明矾易得而价廉，故有此改变。我国古代对于“轻粉”及“粉霜”两物在初期制用时经常混淆统称之为“水银霜”或“粉霜”，但“粉霜”的毒性要比“轻粉”强得多。宋代以前因服食金丹药物致死或中毒的悲剧经常发生，而且包括许多帝王和大臣在内。这些不幸的悲惨事当与“粉霜”有关，因此“轻粉”与“粉霜”的鉴别遂成了炼丹家及医药家必须解决的问题。宋朝炼丹书《太清石壁记》首先就

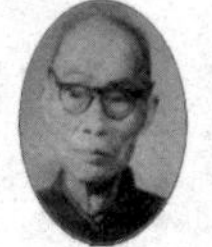

体会到这两物是有区别的，因此它作出了如下的划分：

（1）造水银粉法

水银一斤，食盐二斤，朴硝四两，太阴玄精六两，敦煌矾石（或绛矾），经升华后而得“轻粉”。

（2）造粉霜法又名朱砂霜

朱砂二斤，绛矾一两半，黄矾一两及伏龙肝，食盐，朴硝，硇砂等，经升华后而得“粉霜”，但其中的制粉霜法把握不太大。将两物区分得更清楚的是元代炼丹书《灵砂大丹要诀》，它的方法是：

①制轻粉法

是以水银，皂矾，食盐经升华而成“轻粉”。

②制粉霜法

是以水银，皂矾，火硝，食盐，信石经升华而得“粉霜”。

从宋朝起，我国炼丹目标即逐渐朝着医药方面转移，故而此时朝中炼丹家的化学工作是和医药家治疗工作联系在一起的。如宋朝《苏沈良方》中的“妙香丸”即有了“粉霜”一钱，“腻粉”三钱的记载。元齐德之《外科精义》中的“寸金丹”中也有轻粉一钱，腻粉三钱的记载。这说明了我国在12世纪以前就已经把“轻粉”和“粉霜”在化学及医药上分别开来。我国制炼这两种“氯化汞”的区别点是在有无硝石，有硝石者则得“粉霜”，无硝石者则得“轻粉”，不过“粉霜”的质量是不太纯的。

《本草品汇精要》所引用的“粉霜”制法较明以前的各家方法都进步。其法是“用焰硝，食盐，白矾，皂矾各一斤，入铁锅内炒熔成汁，急以铁铲频搅结成黄色砂子谓之粗曲，内石臼中以铁杵研令极细谓之细曲，入水银一斤研令不见微星为度是谓汞曲，分成四份，先以阳城罐长五、六寸者用细

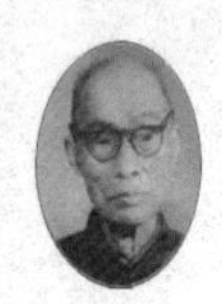

炭灰一斤，入盐六两，水和得所，留罐口二分许，周匝固济，晒干，内汞曲一份于内，上用铁灯盏深一、二寸者盖之，下用铁绊，上用铁线将灯盏与绊缠束极紧，外用盐十两，白炭灰十六两，水和为泥，捣作饼子烧通红，待冷研为细末水调得所。用小竹竿高三、四寸，周围离罐二寸，用砖数块围成炉，煤用四斤，炭用二斤，火候之法先文后武，煤炭陆续旋添，上勿近盏，待盏热时徐徐添极热水（或许是添极冷水之误），止可九分满，水少即添，常令水足。仍以盏边滚为度，如药盏通滚为火大，火大则罐必裂，慢慢滚起为火小，火小则粉不升，水上火下欲其相济，别点长香以三炷为则，到二炷香尽时，火方断断近盏与盖相平，至三炷香完即便去火，莫动其罐，待罐极冷时共研细末，通入一罐如前法再升一遍，其色渐白，再研为细末如前法再升一遍，其霜坚白，状如寒水石，一般方药用也”。

照这一方法制炼出来的“粉霜”，成色颇合理想，因此一直沿用到现在。

现在的“氯化高汞”（白降丹）制法在《医宗金鉴》等外科书上都有显明记载，仅配伍方面稍有差异，其处方是：水银四两，食盐二两五，明矾二两五，火硝一两五，皂矾一两五，硼砂五钱，朱砂五分，雄黄五分。照这一方法炼出来的“白降丹”是长柱形结晶体，方中的硼砂是助熔剂，雄黄则有的处方不用，其主要反应是：

$$Hg + 2NaCl + 2KNO_2 + Al_2(SO_4) \longrightarrow$$

$$Na_2SO_4 + K_2SO_4 + Al_2O_3HgCl_2 + SO_3 \uparrow + 2NO_2 \uparrow$$

这一方法的特点是方中用了硝酸钾，氧化作用强，生成的 $HgCl_2$ 反应也比较完全，这是比较过去的《崔氏方》等有了进步的地方。

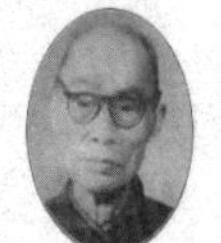

（三）凌晓五氏白降丹

方剂组成：水银、火硝、白矾、皂矾各九钱。

操作过程：右共研至不见水银星珠为度，盛于新大倾银罐内以微火熔化，火急则水银走炉，须用烰炭为妙，熬至罐上无白烟起时再以竹木枝拨之，以无药屑拨起为度，则药结于罐底谓之“药胎”。胎成用大木盆一个盛水，水内置净铁火盆一个，以水盆内水及铁盆之半腰为率，然后将结就之胎连罐覆于铁盆居中，以盐卤和黄土封固罐口，勿令泄气，泄气即“走炉”（也叫走丹），再用净灰铺于铁盆内，灰及罐腰，将灰按平，不可摇动药罐恐伤封口。铺灰毕取烧红栗炭攒围罐底，用扇微扇炼一炷香谓之文火，再略重扇谓之武火，炭随少随添，勿令间断而见罐底，再炼一炷香即行退火。待次日盆炭冷定用帚扫去盆灰，并将封口土去尽，开看盆内白霜即谓之“丹”，用瓷瓶收贮待用，愈陈愈妙。罐内原胎（一名丹底）掺癣疮神效，若胎结不老，罐覆盆内一遇火炼胎即落盆，便无丹可降（亦即走炉）。一法用铁丝扎作三脚小架放于炉内撑住“丹胎”即可预防不坠，此法最为稳妥，可以采用（这是预防坠胎的一种措施）。

此丹作用：如遇痈疽发背等毒用一厘许以津调点疮顶，上以膏药贴之，次日毒根尽拔于疮顶上而结成黑肉一块，三、四日间即行脱离，然后再用升药收功。

亦可将丹用蒸糕少许，以水稍润，共和极匀后做成细条晒干收贮，名为“锭子”。凡疮成管时即约量管之深浅插入锭子，上盖膏药，次日挤脓，如此一二次后管即化脓，管尽再上升药数次即可收敛。此丹比升丹功速十倍，但性最烈，点毒甚痛，可用生半夏对掺，再加冰片少许（即夏冰对配丹、藉半夏力量以减轻疼痛，笔者曾以西药中的奴弗

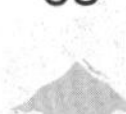

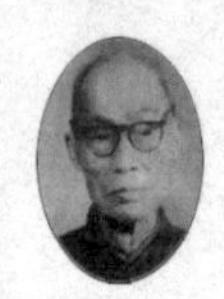

卡因代替半夏，麻醉力量更强）即可减低疼痛。一方加辰砂二钱，雄黄二钱，硼砂三钱，水银一两，余四药各用一两五钱。

（四）凌氏大白降丹

方剂组成：水银一两，青盐二两，皂矾二两，火硝二两五钱，硇砂三钱，雄黄三钱，辰砂三钱，白砒五分，明矾二两。

操作过程：右共研匀放阳城罐内微火煨干后，如前法降三炷香，待冷后取药备用。凡肿毒未成脓者用醋调，点患处头上，看毒大小。如桐子大泡起毒即消散，若脓已成不肯穿者，亦用此丹将膏药贴头上半日即穿，可以代刀。

（五）凌氏小白降丹

方剂组成：水银、火硝、生矾各五分，食盐二分。

操作过程：右共研细末入倾银罐内，放炭火上微火煎滚，滚至边上起焦黄色，后至药面俱焦黄色为度，将罐离火候冷。再用圆正擂盆一个（里面俱细者），将银罐连药轻轻倒合在擂盆内，罐口与擂盆缝间须用棉纸条塞，水润湿，加盐泥封固，然后将擂盆坐于大水盆中，罐底先加文火用扇扇之，先文后武火煅至五炷线香为度，退去炭火候冷。先扫去罐口外盐泥，然后开罐取降于擂盆底内之药。药色以洁白如雪者为上，若青黄黑色则不可用，或以银簪脚与磨亮刀头略沾微唾蘸药在上即刻起锈者为佳。用时以新鲜棉花蘸药敲些许于膏药上，比升药更要少些，贴后两杯热茶时即发痛，半日即止。毒重者每日一换膏药，毒轻者贴两三日亦不妨，若贴大肿毒，上膏时可先放些麝香、阿魏，然后上此丹贴之。若要做咬头膏药、代针丸等，可将面糊以竹片拌和做成细条，切作芝麻粒大小放膏药中心对肿头贴之。此丹不可沾在指头上，沾则疼痛退皮，以陈久者少

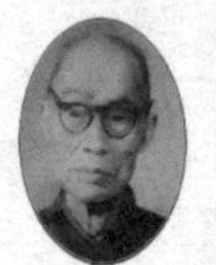

痛，性和缓，却要多用些。如第一次降完药色不白者可将罐内之药刮尽，此药无所用处，只将降于擂盆底内之药与四味一并研和，重新再入银罐照前法降之。此丹若一次降不如法，不妨再次三次速降，即降至十数次亦不妨。三次之后计算已有水银五钱在内矣，每次只将银罐刮尽，或另换新罐，每次只消用水银，白矾，火硝各五分，食盐二分，直降到好为止。初起煎时须要火候如法，若火候不及则罐胎尚嫩，水银尚活，倒合转来非连胎坠入盆内即活水银先流入擂盆底中，若火候太过结胎过老，非水银先已飞去即有降不下之痛，总以结胎不老不嫩为度。用烰炭火最得法，凡疮毒已穿破用水炼降药法，将新炼出之丹用元色缎五寸，将降药筛于缎上卷起，以麻线捆扎极紧，放瓦铫内清水煮约一伏时内换水三次，将缎先取出挂风处阴干，然后打开以鸡翎扫下收贮瓷瓶备用，如此处理后之丹药用之并不痛楚（这是溶去丹中残余酸类的一项措施）。

一降：水银六钱，朱砂二钱，雄黄二钱，硼砂二钱，甘草水煮硝一两，绿豆煮白砒一钱，青盐三钱，食盐一两，明矾一两。

右各研末，用阳城罐装药在内，以火熔化结硬（此结硬二字当特别留意，即是火候老嫩标准），再将新茶杯合在罐口上，四围泥固，用铜勺一个，边上画后天八卦图，内放水六、七分，将茶杯放在水内，阳城罐底朝上，四面以瓦合好，上放硬炭，文武火炼三炷香为度，去火候冷，开看茶杯内药有七、八钱重，刮下研末，同二降再炼。

二降：水银一钱，朱砂一钱，雄黄一钱五分，硼砂二钱五分，火硝一两二钱，明矾二两，皂矾二两，食盐二钱。

右同前炼过药共和为末，同前炼法炼之，炼完再同后炼。

三降：硼砂三钱，青黛四钱，白砒一钱五分，水银六钱，

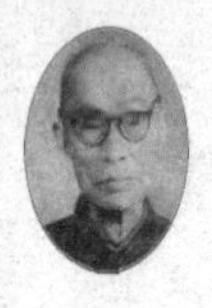

明矾六钱。

右同前炼过丹药共研极细，照前丹炼三降灵丹，俱已炼成其色雪白，勿见铁器，研细加冰片五厘，蟾酥五钱，共研极细收贮，勿令泄气。凡遇痔瘘、疬块，将成药线插在毒内，治一切肿毒及发背、痈疽、瘰疬、痔瘘等毒，以去腐生新，立刻见效。

按：此丹升炼制度与三打灵药同出一辙，仅是一升一降的差别。

（六）白降丹的使用法

白降丹是一种强腐蚀丹药，专供局部应用（在疔疮走黄时亦可内服1～2分），为杀菌、去腐、消肿、拔疔良药，有以下的三种不同剂型：

（1）纯品：即将研细丹药直接掺于疮面，并不配入任何一药，掺丹之后再用膏药盖上，亦可用油调涂，一般多用于化脓成熟而不穿溃时，用以代替开刀、咬头，也适用于疔疮及较小的上皮病。

（2）稀释品：根据疮口组织坏死情况配成九一或八二丹（即一成丹药配合九成石膏）撒布疮口（如以一成丹药配合九成朱砂者则名九成丹）。顾世澄谓：“痈疽初起坚硬未成脓者用水调一、二厘涂于疮顶，不贴膏药，少顷即起一泡，挑破出水自消，已成而内脓急胀，按之随手起者是脓已成熟，用水调一、二厘点正顶上以膏贴之，一伏时大脓自泄，不假刀针”。

（3）药线：是以三成丹药配合七成黏合料（黏合料以黄米饭或糯米粉均可）制成的一种药捻，举凡各种瘘管及伤口过小溃疡之引流不畅或深部溃疡之有坏死组织者皆适用之，用时量管孔深浅大小酌量插入用之。

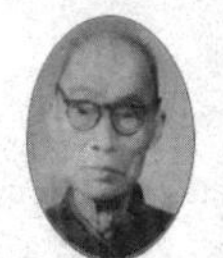

（七）白降丹的适应范围

（1）阴疽根脚走散、疮头小陷者即用丹七、八厘或分许（多少量疮大小），水调扫于疮头坚硬处，次日即转红活便是佳兆。

（2）如疮毒内脓已成久不穿溃者，只要出一小头即可点药，如恐头出过大有碍治疗者可用棉纸一块，量疮大小剪一小孔以水润湿贴上，然后再调丹药点纸孔内，点好后揭去棉纸以膏贴之，则所破之头即不致过大。若疮小药大则令疼痛而伤及胃口，波及良肉，不可不慎。

（3）鼻息、耳挺者点之自落，点痣亦然。

（4）杨梅毒疮，将初现之疮用丹点三、五个则毒俱由此拔出。

（5）痔瘘疬块等症，将药线插在疮内，管块即化，其他一切肿毒、发背、痈疽等症，如法用之皆能腐去新生，立刻见效。

（6）凡痈疽用红升丹提脓后兼用珍珠散者每见升提过甚，疮口四边起埂，或有新肉高凸者最为误事，远不如以陈白降丹少许配合珍珠散为佳。如此用法不但疮口四边平坦而不留余毒，此乃外科用丹秘诀，不可不知。

（7）凡初生婴儿及妇女头面因皮肉娇嫩皆不宜妄用，如用之不善，则每致漫肿，故必须审慎使用。

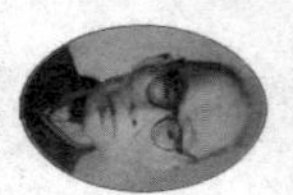

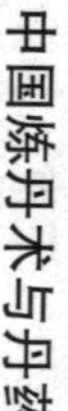

附表　各家白降丹配伍对照表

药物＼剂量＼书名	医宗金鉴	疡医大全	亚拙医鉴	外科图说	方外奇方	种福堂方	外科正宗	仙拈集	方外奇方	师授方一	师授方二	师授方三	师授方四	抄本方一	抄本方二	抄本方三	抄本方四	抄本方五	抄本方六	王氏医存	续命集	外科真诠	湖海秘录
水银	一两	二两五钱	一两	一两	九钱	五分	一两四钱	一两	二两	一两	一两	二两	五钱	一两	二两	一两五钱	一两	一两	一两	一两	一两	五钱	二两
火硝	两五	二两五钱	一两	一两	九钱	五分	一两四钱	钱半	二两五钱	一两	一两	一两五钱	二两	一两	一两五钱	二两	一两	一两五钱	一两	二两	二两	六钱	二两
白矾	两五	二两五钱	一两	一两	九钱	五分	一两	钱半	二两	一两	一两	一两五钱	二两	一两	一两五钱	八钱	一两	一两五钱	一两	三两	二两	七钱	二两
青矾	两五	二两五钱	一两		九钱		一两七钱	钱半	二两	二钱	六钱	一两五钱		六钱	一两五钱	六钱		一两五钱		一两	二两		
食盐	两五	二两五钱	一两		九钱	二分	三钱	钱半	二两	二两	三钱	二钱	二两	三钱	三钱	五钱		一两五钱		青盐一两		三钱	
朱砂	二钱	三钱					五钱三分	二钱		二分			二钱			五钱		五钱					

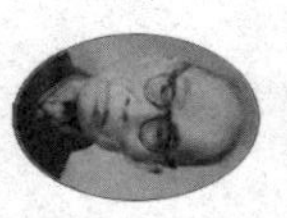

辰砂								一钱	三钱				二钱				二钱		二钱				
黑铅				二钱																	一两	二钱五分	
胆矾				四钱															五钱				
雄黄	二钱	三钱		五钱			二钱三分	二钱	三钱	二钱		二钱	一钱五分		三钱	五钱		五钱		三钱		一钱	
硇砂				七钱					三钱														五钱
白砒							二钱		五钱		一钱			一钱	五钱		五钱	五钱	五钱	五钱	五钱		五钱
硼砂	五钱	五钱					四钱	五钱		二钱		五钱			五钱	五钱	五钱		五钱	三钱		一钱	
红娘																	五钱	五钱					
斑蝥																		五钱	五钱				
阳起石																				一两			
银朱													二钱										
红砒																							五钱

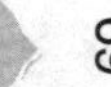

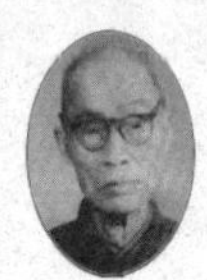

（乙）属于硫化汞方面的丹药方剂

属于硫化汞方面的丹药方剂很多，而以“灵砂”、“黑砂”、“银朱”三物为最典型，故特将此三物提出介绍。

（一）升灵砂法

灵砂一物初见于宋朝唐慎微《证类本草》，谓其效用与丹砂相等，更早则《名医别录》及《外台秘要》亦有引述。《胡广丹药秘诀》升灵砂法是“用新锅安逍遥炉上，蜜开锅底，文火下烧，入硫黄二两，俟熔化后投水银半斤，以铁箸急搅作青砂头，如有烟起则喷醋解之，待汞不见星取出研细盛入水火鼎内，盐泥固济，下以自然火升之，干水十六盏为度，取出如束针状纹者成矣”。

《庚辛玉丹》说：“灵砂者至神之物也，系硫、汞制而成形谓为丹基，本天地造化之功，窃阴阳不测之妙，可以变化五行，炼成九还，其未升鼎者谓之‘青金砂头’，已升鼎者乃曰‘灵砂’。有三，以一伏时周天火而成者谓之‘金鼎灵砂’，以九度抽添周天火而成者谓之‘九转灵砂’，以地数三十日炼成者谓之‘医家老火灵砂’，并宜桑灰淋醋煮沸过用乃良”。

李时珍说：“硫黄者阳精也，水银者阴精也，以之相配夫妇之道，纯阴纯阳二体合璧，能夺造化之妙，而升降阴阳，既济水火，为扶危救急之神丹，但不可久服尔”。

倪师静庵所授方法则是“以水银十斤，净硫黄六十两，先将硫黄用铁锅熔化，次下水银以铁铲拌炒，另备好醋一碗，拌炒至火焰一冒时急以醋喷之，不使太烧过，以成砂为度，用青杠炭架于四围炼之，外备醋调滑石糊或盐泥一碗，如见缝口走丹时即以毛笔蘸糊补之，火候足时取出研

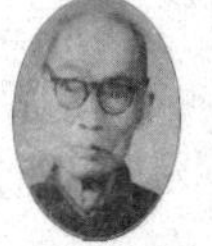

末，每两灵砂配以净硫二钱五分，再炼两转后取出研末，三转时每两灵砂配合硫黄一钱六分，四转时照上配硫黄六十两，五转时配硫黄与三次同，六转时配硫黄与三转同，九转时可照数类推，炼丹之地最好是鸡犬不闻，人迹罕到方可兴工，否则恐防走丹。”这种顾忌是封建社会中的迷信思想作祟，其实只要能掌握好火候，则不管任何地方、任何时候都可以操作的。用时以江米糊为丸，枣汤送服，最能镇坠，灵效非常，并有如下 30 条使用方法。这些用法是古人与疾病做斗争的临床用药心得，因此把它全部引录下来以供参考。

1. 吐血不止，衄血不止者以人参、白茅根汤下。
2. 九窍出血，大脉细数者以人参、大枣汤下。
3. 冷气心痛者以五灵脂、石菖蒲、生姜汤下。
4. 大人小儿伏热吐泻者以煨姜汤下。
5. 疝气偏坠，木肾肿痛者以小茴香汤下。
6. 虚劳喘嗽者以生姜、乌梅汤下。
7. 腰腹满痛者以莪术汤下。
8. 疟疾不已者以桃柳枝汤下。
9. 夜间盗汗，小便频数者以煅牡蛎、益智仁汤下。
10. 白浊遗精者以白茯神汤下。
11. 诸般脚气疼痛者以木瓜汤下。
12. 中风痰厥，面青不省人事者以广木香磨水灌之。
13. 走注风，遍身冷痛者以白酒或凤仙花根酒下。
14. 诸般气滞者以陈皮、生姜汤下。
15. 妇人血气疼痛者以玄胡索、五灵脂、酒醋各半煎汤下。
16. 小儿惊吐者以生姜汤下。
17. 小儿慢惊，沉困，胃虚，神脱者以人参、丁香汤下。

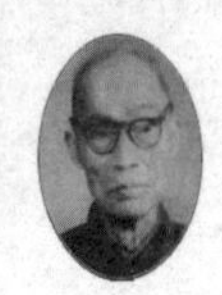

18. 周身痼冷，骨节麻痹者以桂枝、麻黄、人参、大枣汤下。

19. 回食，脾病反胃者以丁香、胡椒、半夏、生姜汤下。

20. 吐逆霍乱者以半夏、藿香、煨姜汤下。

21. 诸般胃痛、嘈气，吐蛔者以榧子肉、雷丸、煨姜汤下。

22. 妇人血气不和，以无胎孕者以人参、大枣汤下。

23. 男子肾虚精冷，不能久战，见花即谢，久无子嗣，或心肾不交，阳虚关格者，早晚每服用北五味子三十粒同灵砂三十粒，阴阳水吞下，或人参、大枣汤下。

24. 阴阳失守，提不能升，咽不能下，心怯胆悸，虚烦气短者以人参、大枣汤下。

25. 女人劳咳吐痰，终年白带，两脚肿痛不能行立者，以人参、鹿角霜、炙粟壳汤下。

26. 腹中痞块癥瘕，奔豚疼痛者以吴萸、小茴、瓦楞子汤下。

27. 眼目昏暗，多泪不收及瞳仁淡白绿色，或阳虚阴竭，白膜遮睛，或孤阳上壅，暴发肿痛，血筋赤翳，胬肉攀睛者以牛膝根、谷精草汤下。

28. 目中胬翳者将灵砂用开水浸一夜以水频频点眼。

29. 癫狂痴呆者以石菖蒲汤下。

30. 年久疮疡疥癣有虫毒者涂之即愈。

《证类本草》并说："灵砂气味甘、温、无毒，主治五脏病，愈二十种阴虚，三十种风疾，凡虚损痨瘵，八瘕七癥，吐血尿血，梦遗精滑，久痢久疟，死厥霍乱，目中障翳，大小便闭，酒病成龟，日久疝气，臌胀，女人子宫虚寒，久无子息，赤白带下，小儿急慢惊风及一切疑难大症，无不神效。"可见灵砂一物在临床治疗上是有其一定评

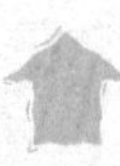

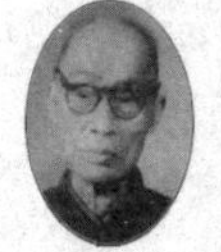

价的。

（二）师成子九转灵砂法

朱砂八两，倭硫一两五钱，先将醋煮朱砂一、二时辰，取起以倭硫末炒砂，频频添硫入炒，以砂黑为度，入罐封固，擦盏三文两武，约水十二盏为度（如锅中起火则以醋喷之），研末入罐，仍以前打罐中药底研末盖面，封固打火五香，如此打击直至五转俱是一样，至六转时以醋煮砂，不用硫炒，入罐仍以渣盖面，不用大罐只用小罐，上约空三指，封固仍打三香，上用棉花浸水放盏上，冷取药看有无汞珠，如有珠仍用硫炒，其醋煮则转转如是，至七转时先从上打半炷香慢慢退火，不可见风，从下再打五炷香，看罐口有无气味，如无竟不用棉花浸水，候冷取药再煮再打，照前七次降打七炷香为度，九转九炷香，三文四武，取药空罐收贮封固。每用毫厘入口立能化痰，凡丸散中均可量入，神效。其他方法皆用水银，此法则用朱砂是其不同处。

（三）黑砂

黑砂即黑色硫化汞，《万国药方》谓“灵砂又名‘黑砂’，是硫黄、水银研结成的一种黑色药散。”但这只可说是一种粗制硫化汞，也就是一种灵砂坯子，不能把它叫做“灵砂”。

又《鸡峰普济方》中的“二气丹”也是此物。它的制法是以水银，硫黄等分慢火结砂而成。用时以糊为丸如豆大、丁香汤下。这也是一种“黑砂”。

（四）太乙小还丹

这是《太清石壁记》中的一个方剂，也是一种银朱制法。其法是以水银一斤，石硫黄五两，先将石硫黄研末，后用白色厚纸承之，就炭火炙硫黄熔滴水中，弃去前纸，如此三遍炼之，称五两，又取新瓷瓶可二升以下，内外通

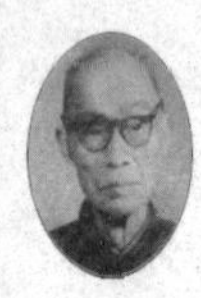

解生灵病痛于倒悬

有釉者，以黄土细筛和石灰，纸筋相为泥泥瓶子外，可厚三分许曝干，又取一新瓷盏子令与瓶子相当，内有通釉者，还以前泥泥盏外亦厚三分许，暴干为瓶盖，又令铁床子锅脚与瓶子底相当，坐瓶子于床上，又作风炉高于瓶子五寸许，四面各去瓶子五寸，砖瓦和泥作炉，下开四风门，待干用之，先以水银下瓶子中微火温之令暖，又取一铛子熔硫黄令如水，倾水银瓶子中搅之少时待冷，水银便如碎锡，可以为块，遂以前盏盖之，还以前泥密密固济，下炉子中即以微火四边炙之令固济处干，炉断加火，初文后武，瓶上火色紫焰出时声动，其火令心虚，稍稍添炭，如此百日渐渐退火寒之，开看其丹并着瓶子四边及上盖，其丹状如石榴子，紫黑色，水中研泛之取细者，色过光明砂，红赤非常。这是一种银朱制法，西人尝赞中国银朱甚佳，是中国人对于此物制法有着极远的传承历史，故能获得如此优越的成果。

（五）本草品汇精要升灵砂法

《本草品汇精要》中也有灵砂炼法记载，且甚详。此书的编成本来较《本草纲目》要早 90 年，是明弘治十八年（公元 1505 年）完稿的，殊稿成时适值孝宗皇帝死去，致稿存库内未得刊行，因此李时珍未得寓目。其法是“用涪陵平土水银四两，入铁锅内以硫黄末徐徐投下，慢火炒作青砂头，候冷研细入阳城罐内，上坐铁盏，将铁线缠作数匝，钉纽之，弹线声清亮为紧，以赤石脂入盐密封其缝，仍用盐泥和豚毛通令固济，厚一大指许，日干之，借以铁架为砖作炉，外以文火自下煅至罐底约红寸余，以香炉一炷复用武火渐加至罐口，候香尽至二炷为度，铁盖贮水，浅则益之，乃既济之义也，候冷取出，其砂升凝盖底如束针纹者成矣。”其制炼过程可用下列化学反应来解释：

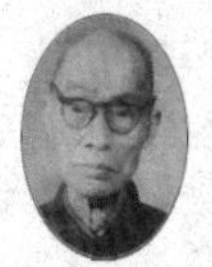

$$Hg + S \xrightarrow{\text{加热}} HgS\text{（黑色）}$$

$$HgS \xrightarrow{\text{升华}} HgS\text{ 青砂头（红色结晶）}$$

由此可见明朝的本草比起以前的本草来，在无机化学知识方面已经有了提高，到了《本草纲目》时化学知识就更见增多，且把本草中的无机药物作了化学性的合理归类。

（六）银　朱

银朱，因其颜色鲜艳故又名“猩红”（俗名心红）。《胡演丹药秘诀》中的升法是“用石亭脂二斤在新锅中熔化，次下水银一斤炒作青砂头，至不见水银星珠时研末罐盛，石板盖住，铁丝绊定，盐泥固济，大火煅之，待冷取出，贴罐者为银朱，贴口者为丹砂。”昔人谓水银出于丹砂，熔化复还为水银者即指此物。

附　新法银朱炼制法

晚近新法银朱制法是以水银 30 份与硫黄华 11.5 份精密研和（如添 1% 的硫化铵少许研和则色泽即可更见鲜艳）后再和以 40 份的苛性钠液（7.5∶40），以 45℃ 的温度蒸发之以补充其蒸散去的水分，经数小时的温度至呈鲜赤色时投入冷水中，采集于滤纸上以水涤之，恐其有硫酸残留故再加硫肝液以去之。次以热水洗涤之，再用微温以干燥之即成。这是湿式的银朱制法，尚有升华的干式制法，因其操作比较繁杂故不介绍。

（丙）属于氧化汞方面的丹药方剂

属于氧化汞方面的丹药方剂数颇不少，如“三仙丹”、

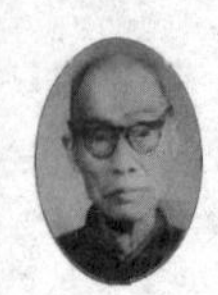

“红升丹”及其他方面的许多升丹多为氧化汞丹剂，其次如现代医学中的“黄降汞”、“红降汞”也属于氧化汞，仅是利用湿法炼成的不同。拿成分来说，与中国旧式的升华法制仅是方法上的一点差别，品质固不两样，故也把它归入到氧化汞方剂一起以资对比。此处仅举出“三仙丹”和“红升丹”两个例子。

（一）三仙丹疡科纲要

此丹亦名“小红升丹”，一切溃疡皆可通用，拔毒提脓极有效验，凡寻常疮疡得此已足。但湿症的有水无脓及顽症的恶腐不脱，或起肛口，或黑腐黏韧、久溃败疡等症则别有应用丹药，非此可愈。凡溃疡近口处，近目处都不可用，其他乳头、脐中、阴囊下疳等症亦不可用。

方剂组成：水银一两，火硝一两，白矾一两。

操作过程：先将硝、矾研细入锅按平，中作凹形坐入水银，拣一平口浅圆瓷碗覆之，须口与锅密切无丝毫缝隙，以棉纸作线条浸盐水于碗口周围一一扎实，试上炉小火烘之，听碗中微有声息时知硝、矾已经自熔，看碗口无黄紫色飞出方不走炉（即走丹）。如见碗口出烟则是水银外泄，当速用棉纸糊之，以塞其隙，乃用黄沙盖在碗上，全碗没在沙中，但须留出碗底，放上棉花一小块，上加大铁一块压之，乃加炭一炉，令火徐徐增大（一炉炭约二十两），一炉炭尽再加满一炉猛火炼之，两炉炭尽乃探视碗底棉花，如已焦黑成炭是即火候已足之证，乃移下铁锅放置地下冷定（最好是隔一宿），开看碗中满黏鲜红一片而锅上只有白色药底者最为佳候。碗中药面上一层轻浮如粉，先用鸡翎扫下别贮。此药性薄，只有轻症可用。扫尽浮药则碗上更有粘连一层，以刀刮取厚者成片，此药力量最足，可治大毒重症，入乳臼中研之极细乃可使用，药色以鲜红如朱，

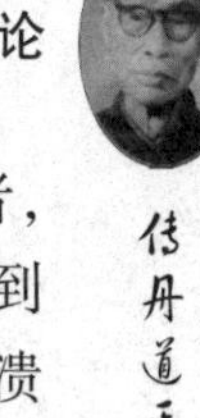

明艳如赤霞者最为火候得中，若不及则色黄，且有淡黄者，即市肆之所谓“黄升药”，力量最薄，不可用，且火候未到则汞性未化，多受空气则星星可见仍是水银，以之掺入溃烂之处为祸实甚。若火候太过则其色焦紫，或如酱色，亦不可用。间有满碗如晕，一圈鲜红，一圈深黄，一圈深紫，圈圈异色者则是炉火之作用，古人所谓“药炉中自有神妙不测之理”，确是不可多见者，实在功效亦同。如偶遇之可各色扫开分别贮之以资博物。总之颜色以鲜红明艳为第一，亦偶有晦滞者是为坏药。若上火时有烟腾出者则其汞已走，碗中可以一毫不存，不可不慎。炭要预先拣取有声如铜者方可合用，劣炭不可用。火候不佳，药力不及，功用必有不逮。市肆中有炼成者，尝试用之病者皆嫌作痛，而自制者则不痛此必有故。俗谓“陈久者不痛，新炼者则痛”殊不尽然。颐常以新陈之丹试用亦未作痛，但研必极细，用时只以新棉花蘸此丹末轻轻弹之于薄贴，只见薄薄深黄色已足，如多用之则大痛矣。炼丹时炉中所余白色炉底亦可研细加入疥疮药中用之，杀虫止痒作用极佳，但枯矾收湿止痒重用则痛，宜少少用之。

张山雷初学外科于黄精朱阆仙，朱是当时有名外科专家，故张学得不少专长，亦曾名震一时。此丹操作方法在封固丹碗缝隙时先上炉试以小火烘之以探测固济是否严密，一步工夫颇有意义。因若不先作此步试探工作则加热时发生走炉出烟现象时即来不及填补缝隙而造成损失，此外分别收丹，分别使用一节也值得模仿。这是张氏升炼丹药的独到处，值得继承、学习。

刘文采、冯祖良同志曾在 1957 年 11 月份的《中药通报》上发表过一篇《轻粉、红粉制造经验》文章，其“红粉”即“三仙丹”，适合于大量生产，操作方法也颇实际。处方是

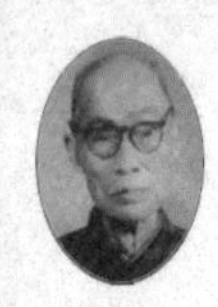

“水银十三两、白矾九两五钱、火硝七两五钱”，详文可按原稿，此处不拟转引。

（二）红升丹笔者习用方

各家的“红升丹”处方和炼法都各有不同，这自然是各人的经验和体会不同而出现的差别。下面是笔者的习用方剂和炼法：

方剂组成：水银一两，火硝二两，白矾二两，青矾二两，朱砂五钱，雄黄一两。

操作过程：

①将硝、矾二物先放锅中就火炒干，俟水分排尽时取起研细备用，这一步骤正符合“硝要炒燥，矾要煅枯”的要求。

②将硝、矾同其他各药混合再研，至不见水银星珠时堆于锅中，面积不宜超过碗口。

③将锅轻轻端至炉上用火“烧胎”，锅中药即熔化，烧至药无活动现象时为止（如在炒硝、矾时再将皂矾同时炒干此时也就可以省去“烧胎”这步工程，但也可不炒硝、矾而把全部药物来一次总的“烧胎”，结果也是一样）。

④将丹碗就火烤热，并用生姜片趁热在碗的内外遍擦一过，免致在高热时碗裂走丹，但这是指未经用过的新碗而言，如是经过多次使用的旧碗也就不必多此一举了。

⑤将丹碗覆于锅中药上，并以棉纸捻塞紧碗口周围缝隙，随即以煅石膏末加水调成糊状涂于碗口周围，但须留出碗底，再以白大米数十粒放于碗底以便测验火候，同时再压上砖石或秤锤固定丹碗，这一措施是预防在烧炼过程中气体冲开丹碗泄气走丹。

⑥炉中先烧文火，燃香一炷（各地香有长短粗细的不同，笔者用香在一炷香燃完大致是 40 分钟），俟一炷香完时即改

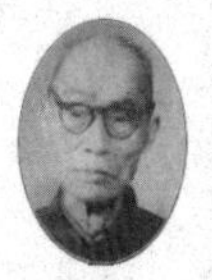

用武火，至二炷香完时，中即不加炭，再燃第三炷香，三炷香完时即轻轻揭去碗底砖石或秤锤，察看米的颜色是否已变焦黑，如米已经变成焦黑即为火候适度之证，如未焦黑则可再延长一些时间烧炼，总以米变焦黑为率。

⑦火候到时即将锅轻轻端至地下平放待冷（如不急于需用时也可听其锅在炉上慢慢自冷）。

⑧锅冷之后即可除去河沙、石膏、纸灰等物，手势宜轻，切勿触动丹碗使丹坠落下来，然后轻轻揭开丹碗，即见有鲜艳的红、黄色丹药升在碗上，用刀刮下。衡之每两水银约可收获丹药八钱左右，锅底药渣名为“丹底”，可作皮肤疥癣外搽药，止痒极佳。笔者尝兑成十分之二的油膏，用治顽癣效力非常之好，因其有腐蚀性故忌涂在好肉上。如时间火候掌握得好则“红升”、“黄升”可各得其半，而且分量也比较多，要是时间过长时则全部黑色而成废品，如时间不够则必黄多红少，甚至全部淡黄，或者夹有小粒闪烁状水银星珠，这两种丹药都不合用。要是火势均匀而又没有风吹丹碗，则丹药在碗中都有其一定的地位，就是“红升”在碗的边缘部分，“黄升”在碗的中央部分，界限十分显著而整齐，这是最理想的丹药。

⑨收丹时可将红黄两种丹药分别刮下收贮，红者名“红升丹”，黄者名“黄升丹”，同是一样原料且是同出一锅，而红升却比黄升的分量要重得多，故红多黄少的一料药收获量比较多，黄多红少的一料药收获量都比较少。火候掌握得好的可得水银量 80% ~90% 的收获量，但再高也不会达到 100%。要是在升炼时有了泄气（走丹）情况时那就止有 40% ~50% 或者更少，有时不幸而把丹烧成绿色、黑绿色、蓝色或烟煤样者都是坏丹，不能供作药用，只有报废。

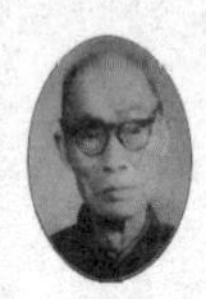

1. 红升丹的化学原理

“红升丹”是利用各种无机药物经过高温加热而成的一种化学制剂。当其在加热过程中药与药之间产生一系列的化学变化，而生成氧化汞和氧化铅（有的红升丹处方中有铅的成分）等新的化合物。在升炼过程中的高温情况下，汞和铅为火硝的硝酸基以及硝燃烧后而产生出的氧气，及容器中所含空气中的氧气所氧化而生成氧化汞 HgO 等化合物。这些药物经加热后极易发生升华作用而冷凝为霜样的丹药。处方中如有铅时则需要在极高的温度下才能上升而成为四氧化三铅 Pb_3O_4（$2PbO + PbO_2$），钾盐也微有升华的性能，故分析“红升丹”时常有少量的钾盐存在。铁则不能氧化（分析红升丹时发生有小量的铁或许与此物有关），在较低温度中所炼成的丹药则为“黄升丹”。按照实际情况来说，黄升药是要比红升药先升上丹碗，且地位是在碗的中央部分，因此时水银、火硝、白矾等原料药已经温热而发生化学变化，产生出氧化汞和硝酸汞 HgO、$HgNO_3(NO_3)_2$ 等新的化合物。此等化合物极易升华而上升至碗内而凝结，但铅钾等化合物因燃烧热度尚未过高因此未曾升华，所以“黄升”和“红升”的化学成分虽同样含有大量的氧化汞，而二者的含量多寡却不尽同。

1918 年，俞风宾氏曾把红升丹带到美国海立逊化验室进行分析，证实其成分系纯粹的氧化汞，其含汞量为 92.12%，比重 11，分子量 216.61，分子式为 HgO。

2. 红升丹的药理

“红升丹”是由水银、火硝、白矾、青矾、朱砂、雄黄等金石药经过高温升华而成的一种丹药。有的处方中也加有铅和食盐的成分，这些药物在加热中起了些什么化学作用现在尚不能具体说明，只好先从每一单味药上来找寻它的治病

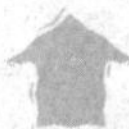

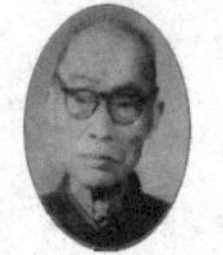

功能，然后再综合起来看它的整体作用。

水银：水银是从汞矿中提炼出来的流动性金属元素，味辛，气寒而有毒，具杀虫功能，对疮疡、梅毒等有杀灭毒菌之功，并能吸收渗出物以退局部炎症，故对于疮疡、梅毒及各种皮肤疥癣等症有特殊疗效。黄宫绣《本草求真》也说“阳城罐水银同皂矾打火升炼变化则为升降灵药，药之飞腾灵变（指升华的化学变化）无有过是，故以之杀诸虫疥疮也”。

白矾：白矾为无色透明八面形的大结晶块，味甘酸而涩，加热脱水后即成为疏松色白的枯矾，功能燥湿、止痒、杀虫、止血、解毒、蚀恶，有与蛋白质结合形成蛋白化合物的性能。故其浓厚液有轻微的腐蚀性，稀薄液有收敛作用，能治脱肛、阴挺、白带、足汗、狐臭。李珣《海药本草》谓“多入烧炼丹灶家用”。化学组成为 $K_2SO_4Al_2(SO_4)_3 \cdot 2Al_2 \cdot 6H_2O$。

青矾：青矾又名皂矾，系绿色结晶体，味酸涩，有燥湿、杀虫、解毒、去腐、升清、降浊、化痰，除热之功，与白矾同而逊于白矾。日本学者则认为其是消毒作用极强的铁剂，亦为止血、腐蚀药。化学成分为硫酸亚铁（$FeSO_4 \cdot 7H_2O$），现代医学则用作肠寄生虫药及贫血的补血药。

火硝：为冰柱状结晶，味微辛苦，性寒、无毒，功能清热、解毒、破积、散坚、消瘰疬、通五淋，内服作清凉利尿药，外用作消炎药。丹药升炼中作氧化剂，化学组成为硝酸钾 KNO_3（杂有 $NaNO_3$）。

朱砂：朱砂原名丹砂，又名辰砂，为金属岩汞矿中的一种硫化物，为红色固体，化学成分为硫化汞 HgS，含汞量 86.2%，含硫量约 14%，能溶于浓硝酸而成硫化汞，味甘，微寒，无毒，内服功能安神、镇痉、安胎，故适合于心神不宁、怔忡健忘、惊恐多梦等症。外用能直接杀灭毒菌，故对

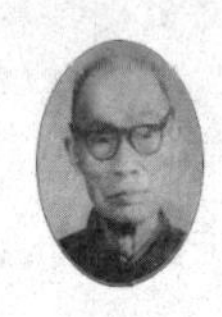

痈肿恶疮、慢性湿疹以及跌打损伤都有相当疗效，唯功能则逊于水银。

雄黄：雄黄属砷矿类斜方系红黄色不透明固体，味苦辛，微寒，有毒，化学成分为三硫化二砷 As_2S_3 及二氧化硫 SO_2，不溶于水而溶于强酸及强碱中，功能燥湿、杀虫、祛痰、解毒、行瘀，故对于鼻息、鼠瘘、痈疽、痔核、死肌、恶疮、蛇咬等症有疗效。

据现代科学证明，以上诸药经加热升炼发生各种化学作用后所得的升药，其成分已不同于原来的各种物质而为许多的化合物，如氧化汞、硝酸汞等。汞化合物中多含有毒素故能杀菌、消毒，其药理作用机制是由于汞离子能和病菌呼吸中的硫氢基结合，使之固定而失去其原有的活动力，终至病原细菌不能呼吸而趋于死亡。并且硝酸汞是可溶性盐类，加水分解而成酸性溶液，对人体组织有缓和的腐蚀功能，可使病变组织与药物接触面的蛋白质凝固坏死，逐渐与健康组织分离而后脱落。

由理想推测，“红升丹”的药理作用可能是由于硝酸等化合物的腐蚀功能使感染后的坏死组织疔、疽等的脓栓软化腐蚀而易于脱落，产生了所谓“去腐”作用，同时因汞化合物有“消毒”作用，病原微生物被杀灭后创伤中炎症逐渐消退，脓液或渗出物亦被吸收，局部组织再生而促进疮口的愈合。因此“红升丹”就自然地起到拔毒、化腐、提脓、拔疔根、去瘘管、生肌、长肉、结痂等的一系列作用。

“黄升”、“红升”本来是同胎共母之物，因此它们在临床上的治疗作用基本上也没多大差别。按照药理学来说，“红升丹”主要是因它是氧化汞，其溶解度比较小，因此它的“杀菌消毒”作用较之“腐蚀”作用强，“生肌收口”作用较黄升为大；“黄升丹”中的硝酸汞成分比较多，故其溶解度

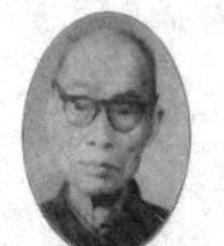

则比较大而有相当的“腐蚀”作用，因此它的“化脓”和“拔毒”的作用应较“红升丹”为良。总的说来直到今天“升药”对一切感染创伤肿疡方面的治疗还是一种极有价值的外用良药。在西药群中，直到现在也还找不出可与“红升丹”作用相等的品物来。

3. 红升丹的功能

中医外科向有壁垒相对的两大派系：一个是以陈实功的《外科正宗》为主，陈氏是主张开刀及用丹药，以为“疮无大小，开刀就好”；一个是以王洪绪的《外科证治全生集》为主，以“内消为贵，以攻托为畏”，不主张用丹药，更不同意开刀。实际说来，医生治病是以能及时治好病人和减少病人痛苦为主要目的，不应有门户的偏见。疮疡初起第一步自然是要争取内消，不使其进展，但在内消不可能而有进一步的扩大时则攻托之法亦在所必用，不应有“攻托为畏”的坚持。在脓已成熟而无自行穿破倾向时则“咬头丹药”也必须及时采用，即不用“丹药吸头”也应施“切开手术”以排脓引流，不应听其脓液潴留使溃孔扩大。故有“红升白降，是外科家当”的谚语流行，“红升丹”的主要功能是拔毒、提脓、生肌、敛口。

4. 红升丹的用法

“红升丹”的用法有很多方式，除了部分溃疡使用纯品外，余者大都使用稀释品。稀释品的配合量大致是10% ~ 20%，用稀释品的目的是为了防止疮毒未尽而来“闭门留寇”的后果，另一方面稀释了药的浓度也可避免对疮口的过度刺激。

（1）纯品：是将纯粹的丹药直接施于疮口，或者制成药捻插入瘘管，并不配入任何一种赋形药物或辅助药物。举凡创伤的严重感染者（如皮肤或皮下组织发炎化脓后自行溃破，

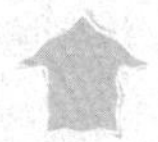

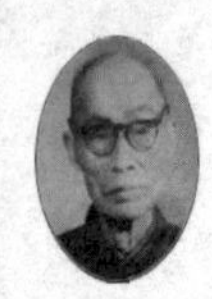

或创口经细菌感染后而有炎症性变化者），或坏疡的坏死组织尚未脱除者，以及疔、疖的脓栓未落时期，脓疡及痈疡的方才切开时期，瘰疽的初期及瘘管等等均极合用。

（2）稀释品：是由纯品丹药中配合部分赋形药物的稀释丹药。一般常用者为“九一丹”（是由一份丹药配合九份石膏而成），凡普通创伤的创口、疔疖、肿疡、溃疡、瘰疽的后期以及脚癣等均极合用。《医宗金鉴》则谓“能治疔疮破溃、拔除疔根、搜脓、清热、生肌”，石膏既可作赋形药，又有清热、收湿的作用，故用作“红升丹”的稀释药最合理想。

（3）化裁品：化裁品是以有辅助治疗作用的药物配入丹药，与用石膏配入丹药起稀释作用的稀释品有原则上的不同，一般习用方如：

①七仙条：红升丹一两，白降丹一两，乳香三钱，没药三钱，血竭三钱，煅石膏六钱，冰片五分，共研细末，后以面糊为条，阴干备用，用时以一条插入疮内，功能拔除瘘管，并治一切疮毒破溃，阴疽日久成瘘，脓水淋漓不断者。验方新编

②半提丹，即是以红升丹同等分的珍珠散配成，在毒已提尽将至收口时掺于疮面有显著的生肌敛口作用。疡医大全

③拔毒生肌散：红升丹三钱，轻粉三钱，蓖麻仁去油三钱，制乳香三钱，黄丹二钱，煅石膏一两，琥珀一钱，共为细末，用时掺于疮上膏贴，功能生肌、拔毒。疡医大全

④生肌拔毒散：红升丹五分，梅片五分，珍珠两颗，麝香一分，牛黄一分，共研细末，用时撒布疮口，再用黄丹一两，香油二两，熬成膏药外敷疮面，每五天换药一次，对于一切疮疡均可应用。民间验方

⑤敛口药：红升丹、轻粉、雄黄、龙骨各五钱，白蔹、

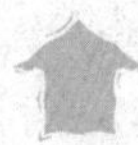

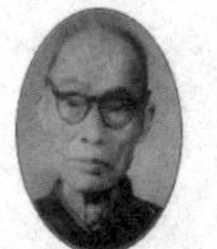

密陀僧、海螵蛸各一两，麝香一分，共研细末，凡诸般疮毒四边紫黑不消，疮口不敛者皆可使用。疡医大全

⑥拔毒散：红升丹五钱，百草霜二钱，生半夏五钱，破珍珠五钱半，西牛黄三分，麝香三分，共研细末，用时将丹药撒布膏药上贴于患部，每一至三天换药一次。专治乳岩、失荣、石疽、横痃、结核及一切无名肿毒等症，只外用，勿内服。验方

⑦水火丹：红升丹五钱，广丹一两，樟脑一两，共研细末，治乳痈未溃及已溃者均有效，未溃者用之能消，已溃者用之能去毒拔脓，并有清凉感，阴性未红肿者则禁用。江西卫协

⑧狐臭方：三仙丹三分，紫丁香二分，冰片二分，石膏五分，滑石三分，枯矾五分，共为细末，如汗液过多者可制纱袋一只，内装本剂挟于胁下，如每日敷两次轻者半月，重者月余即可痊愈。张掖才

⑨兰生散：红升丹三钱，水银三钱，珍珠三钱（入豆腐中煮去油），轻粉二钱，乳香三钱去油，没药三钱去油，飞龙骨三钱，冰片五分，麝香三分，黑铅三钱，锡少许（要上好者，先将铅锡二物于勺中熔化，再入水银结成砂子，然后再同诸药研成细末备用），为外科圣药，生肌妙品，方见《续命集》，据云是房山赵璧人广闻秘方，璧人擅长外科，此为其一生习用秘方之一。

⑩痈疽溃后毒尽，生红鲜嫩肉，出稠脓如顽痰，如股条者以红升丹三钱，制乳香一两，制没药五钱，血竭五钱，儿茶五钱，朱砂三钱，雄黄二钱，麝香五分，共末，每以少许掺于疮口，贴以膏药，一日二、三次，连掺数日肉即平复，再贴膏药一张不换，至疮口皮老为止，每日数次。验方

⑪红升丹药捻：中医外科药捻有皮纸药捻和纯粹药锭的

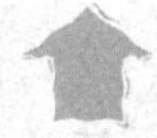

两种形式。皮纸捻是用楮皮纸制成，其法是用皮纸条捻成麻线状的捻条，用时以糨糊或凡士林等有黏惹性的东西将捻条润湿后黏上丹药即可插入瘘孔。但这种药捻用起来是有缺点的，因为纸捻黏上的丹药不多，插入疮口后经疮里的渗出液一冲就会减低药力，如插得不顺时还有变松或者扭曲之弊，且口小的疮还插不进去，有了这些缺点故有改进的必要。纯丹药锭（也叫“药线”）就是针对这一需要而改进的。其法是用一种有黏合作用的黏合剂同丹药捣和均匀而做成“药捻”，大小长短随需要而作决定，黏合剂大米饭或糯米粉都可以，法将丹药同黏合剂同入皿中细细捣之，捣至十分融和时捻成1~2寸长的线条阴干即成。用时量疮孔深浅尽量插入疮底，孔大者也可多插几条，利用疮内的渗出液还可把药线溶解成为若干倍的药汁。这种药汁在疮内的拔毒化腐功能可以说是无微不至，因此更可以缩短疮的疗程，促进疮口愈合，并因其在疮内有三、四天的溶化过程，保持三、四天的药力，故可在三、四天时才换一次药，最适合淋巴结核、骨关节结核、各种瘘管及蟮拱头等病群的需要。

⑫脓疮破后脓水未尽或稀脓不稠及疮口烂肉未去者，以红升丹一分，四妙散一钱，共研匀，每以少许掺于疮口，外贴膏药，一日数次，连掺三日则腐肉尽去而红肉生，稀脓亦即变成积脓。验方

⑬四圣丹：红升丹一两，雄黄一两，煅石膏八两，麝香一分，冰片二分，共研细末，用时掺于患部，凡疮疡腐肉不尽者掺药后能使坏死组织自行脱落，使正常肉芽新生而趋愈合。自用方

⑭扫毒丹：红升丹五钱，煅石膏六钱，麝香一分，冰片二分，共研细末，用时掺于疮口，如有孔道者则用棉纸捻蘸

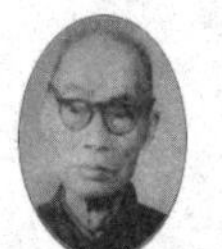

药插入孔内，用于凡疮疡排脓未尽而有腐肉留于疮面者。功能去腐生新。验方

⑮搜脓拔毒丹：红升丹一两，煅石膏三钱，炒铅粉二钱，净银朱三钱，共研细末，临时将散黏附纸捻插于疮口，外盖膏药，每日换药二次，一切疮疡溃后均可应用，功能拔毒提脓。验方

⑯排毒生肌散：红升丹五钱，黄丹三钱，炉甘石（童便淬七次）六钱，煅龙骨三钱，煅石膏一两，轻粉一钱，铅粉三钱，白蜡一两，麝香一分，冰片二分，共研细末，用时掺于疮上，外盖膏药，日换一次。一切溃后疮疡均可应用，功能拔毒生肌。师授

⑰拔管神方：红升丹四分，紫硇砂四分，蜣螂五分，冰片四分，共研细末，用时吹入疮口或制为药捻插入。虞尚仁

⑱各种肿毒神效方：红升丹一钱，制甘石八钱，冰片三分，寒水石二钱，铅粉六分，煅石膏一钱半，轻粉六分，白蜡八钱，龙骨一钱（煅研漂净），共末。用时将药粉撒布清凉膏上贴于患处。据传方人云，“此余家祖传秘方也，自先祖母合药送人迄今已历三代，索者纷纷，每逢夏令索者尤多，每日竟达三、四十人之多，甚至百里之外亦来索取，灵验无比”。不拘有名无名大小肿毒，初起破烂及日久不收口者即将此药敷于患处，外贴清凉膏药，有脓拔脓，无脓收口，灵效非常，小孩热疖更易痊愈。程梯云

⑲瘰疬已溃方：红升丹五分，制甘石一钱，朱砂五分，苍耳虫三条，右共研末，用时撒布白玉膏上贴于患处，内服尖鼠矢二粒。验方

⑳五仙散：红升丹五分，明矾、川槿皮各一钱，密陀僧三钱，共为细末，临时用津调搽，一日三次，三日痊愈，治一切顽癣、牛皮癣神效。仙拈集

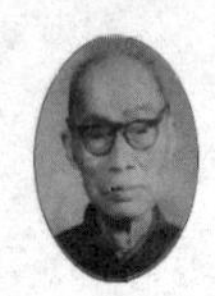

㉑庄松峰用红升丹法：若遇脓疡疮口淡白流水而不成脓者可将升丹撒上，次日即可见到疮口红润，成脓而不流水，同时可掺入拔毒散内使用。手术后创口不愈合的伤口可用凡士林纱条代替药捻填入创口窦道中去。初用的几次分泌物常会增多，以后即逐步减少而痊愈。如上红升丹纱条或药捻期中窦道不见浅者，其中必有手术时的残留物或者余骨存在，有此现象时必须尽量将其搜出，创口才能得到愈合。关于结核性溃疡在初用升药时也有分泌增多的现象，但很快即可使溃疡面缩小而痊愈，如有窦道时最好是将疮口皮肤扩开则可缩短疗程，内部余波未平时最好是不要提早结痂收口，免致复发。

㉒手术后创口久不愈合：红升丹五分，冰片五分，珍珠三粒，麝香二厘，炉甘石三钱，共为细末，用时掺于创口，对于手术后创口久不愈合及淋巴结结核均极适用。

㉓乌云散：红升丹一钱，巴豆（炒存性），蓖麻子仁各一两，共研细末，专治一切疮毒溃后拔脓神效。

㉔七仙丹：红升丹一两二钱，硼砂五钱，铜绿一钱，胆矾三钱，轻粉一钱，共研细末，用时掺于创面，功能化腐、提脓、生肌。罗征明

㉕大提药：红升丹一钱半，雄黄、藤黄、麝香各一钱，朱砂三分，共研细末，用时以蓖麻子肉三钱打烂和药，不可干，不可泄气，宜以瓷瓶收贮，封好，凡诸毒不起者敷之即起，围敷初起发背对口恶疽，四、五日可消。外科辑要

㉖升降对配丹：红升丹一两，白降丹一两，二味共包于白绢内，丝线缠好，用肥猪肉一块，破半边挖一孔，将丹置孔中煮熟后取出丹药阴干，兑珍珠 500 粒，麝香三分，冰片一分，共研细末，此丹上疮不痛，功能化管、去腐、排脓。验方

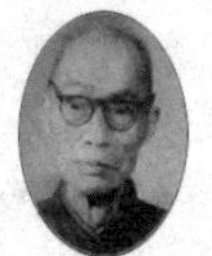

㉗三灵丹：红升丹一钱，轻粉四分，川连三钱，冰片五分，银朱二钱，共为细末，用时调清油搽，治湿疹、黄水疮有效。抄本

㉘发背对口灵药：红升丹四钱，制乳香二钱，制没药二钱，儿茶二钱，珍珠一钱（豆腐煮过），共研细末，用时先以酒精洗净疮口拭干，然后将药掺上，再用温水蘸竹（草）纸贴上，一日一换，对发背、对口久不收敛者神效。抄本方

㉙拔管方：红升丹四分，紫硇砂四分，冰片四分，共研细末吹入管口。方外奇方

㉚五行丹：红升丹二钱，飞寒水石三钱，月黄钱半，东丹五钱，儿茶钱半，煅石膏五钱，梅片八分，共研细末，用时掺于疮上，上盖膏药，凡疮毒溃烂之后脓水不多，腐肉不脱者用之能拔毒、去腐。温氏秘方

㉛九黄丹：红升丹三钱，乳香二钱，没药二钱，川贝二钱，雄黄二钱，朱砂一钱，硼砂二钱，煅石膏六钱，冰片三分，共研细末，用时掺于疮口，上盖膏药，功能提毒、拔脓、去瘀、化腐。温氏秘方

㉜五虎拔毒丹：红升丹五钱，雄黄四钱，露蜂房（有子者佳，瓦上煅炭）二钱，蝉蜕（炒炭二钱），蜈蚣（炒炭）二钱，麝香五分，共研细末，用时掺于疮上，盖以膏药，功能提毒、化腐。温氏秘方

㉝二宝丹：红升丹、煅石膏各等分，共研细末，用时卷于纸捻，插入疮口，功能拔毒、生肌。张赞臣

㉞四宝丹：红升丹、白降丹、煅石膏、冰片各等分，共研细末，面糊为条阴干，用时插入疮口，以膏盖之，凡一切疮毒、阴疽、日久成瘘、脓水淋漓不断者用此插之可以拔出瘘管。张赞臣

㉟红玉散：红升丹二钱，血竭一两，乳香七钱，没药五

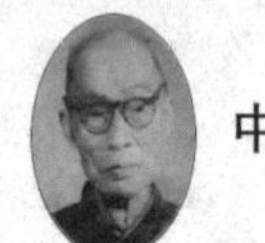

钱，儿茶三钱，寒水石（煅过去灰研如细尘）四两，共研细末，每用一匕掺于疮口左边，明日则掺于右边，轮流掺之其肉自平，功能生肌长肉。外科图说

㊱红升油膏：疮疡破溃之后疮口坚硬，疡面黑黯，如用红升细末撒布疮面即可立刻转为红活，且能促进肉芽组织生长。但纯粹丹药掺于疮面往往引起干痛，因此可以制成20%的凡士林油膏使用即可免去此弊。

5. 红升丹的优缺点

（1）优点方面

①不易变质，容易保存：红升丹是以各种金石品物炼成，故在贮存中不易变质失效，除须避免阳光外其他则一无所忌，且贮藏的时间越久则越无燥性，在使用时可以减少对机体组织的刺激。

②简单省费：红升丹的用法极为简便，临床时只消在疮上撒布少许，盖以膏药，即可起到预期作用。如有瘘孔者则只须制成药线纳入，并且所用药量极微，故既简单，又节约。

③减少痛苦：红升丹既能生新，又能化腐，故对腐肉及瘘管可自行脱落，不需手术，减少病家痛苦。

④可拔脓头：疮疡穿破之后脓不易出者，撒布少许，盖以膏药，次日换药即可拔出脓栓，使疮口早日愈合。

⑤可以广泛地用于身体表面皮肤及皮下组织的发炎化脓性疮疡，且无中毒等不良现象发生，故可放胆使用，尽量发挥丹的专长。

⑥对慢性久不愈合的创口及淋巴结核溃疡有显著功效，由数次到十数次即可痊愈，比现代的西药为优良，以上这些是优的方面。

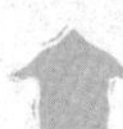

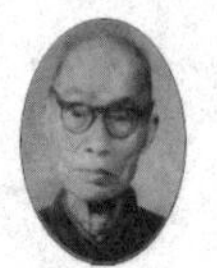

（2）缺点方面

①本品因系汞剂丹药，故有过敏性的患者当慎用，如用后患部有灼痛感，创口周围发现红疱疹时就是患者对本药的过敏现象，即不宜使用。

②一般性炎症初起或疮疡未溃，或已溃而疮口焮肿者、灼疼者都不宜使用。

6. 红升丹的换药距离

红升丹的换药距离是以疮的呈现情形为转移，如疮面色黯不鲜，分泌物过多，且有腐肉不脱者必须每日换药一次；如疮面红活新鲜，分泌物少或没有者则可隔一日或二日换药一次，在新肉长平只待生皮者亦可三、四日一换，总以灵活掌握为贵，不可过于机械。

7. 炼丹时的几项注意

（1）各种原料需先个别研细，然后再混和均匀，如此则可增加药的接触面积，使在加热过程中加速化学反应。

（2）加热的火力须有步骤地逐渐由文到武，先用小火烧之使硝、矾等物慢慢自熔，然后缓缓加大火力，使锅内药物的有效成分分别从锅底升上丹碗，不可开始就用大火。

（3）如用阳城罐炼丹时最怕丹罐组织不密而有孔穴走丹，预防之法需在罐外涂泥一层即可防止泄气，涂泥方法最好是以一层纸一层盐泥层层涂上，能有七、八层更好，如此处理后则在烧炼时即绝不会有“泄气走丹”之虞。

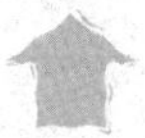

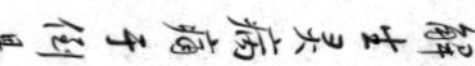

附表　各家红升丹配伍对照表

药物＼书名＼剂量	外科正宗	外科金鉴	疡医大全	外科真诠	疡科心得集	钱氏外科	家藏抄本	家藏抄本	家藏抄本	家藏抄本	家藏抄本	师授	师授	师授	师授	师授	疡医雅言	种福堂方	青囊秘授
水银	二两	一两	一两	一两	二两	五钱	一两	一两	一两	一两	一两	一两	一两	一两	一两	三钱	一两	五钱	一两
火硝	二两	四两	四两	二两	二两	八钱	一两	一两	一两	四两	八钱	一两	一两	一两	一两	三钱	三两	八钱	一两
白矾	二两	一两	二两	二两	二两	五钱	一两	一两	两二	一两	七钱	一两	一两	一两	一两	三钱	二两	五钱	一两
皂矾	二两	六钱	六钱	六钱	一两		二钱	二分		六钱			一两						
食盐																			
朱砂		五钱	五钱	五钱		二钱五分	五钱	五分	二钱	五钱		一钱	二钱	一钱五分	六钱		四钱	二钱五分	
辰砂					一两			五分				一钱	二钱			六分			六钱
雄黄		五钱	五钱	五钱	一两									一钱五分			三钱	二钱五分	

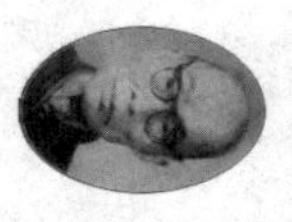

银朱																			
硼砂									五钱						四钱	六分			四钱
铅粉									四分										
扫粉											二钱								
蜈蚣							一条												
寒水石																			
珍珠														一钱五分					
黑铅	一两																		
麝香							二分		三分	二分							九钱		
冰片							五分	五分		二分									
硇砂																			

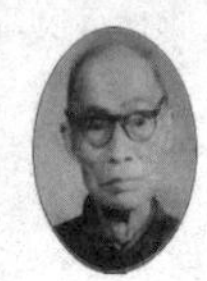

第二章　各有关文献中的丹药资料

中医外科的习用丹药以“红升”、“白降”两丹的使用范围最大，使用的机会亦多，而红升、白降的处方和炼法更是多种多样。除第一章中已介绍过笔者及凌氏方法外，现再把各家有不同的突出方法选录部分加以介绍。这些资料除可供炼丹时的参考外，同时也使大家知道中国的炼丹方法是如何的灵活和丰富。为了便于读者参考，故把升丹、降丹、烧丹分成三个类型叙述，且不删改原文以存庐山真面。现在先谈升丹，并把应用广泛的“红升丹”写在前面：

（甲）升丹类

（一）王氏医存的红升丹炼法

方剂组成：水银一两，火硝一两，白矾二两，朱砂三钱，雄黄三钱。

操作过程：右药各先为末，然后再共合一处研匀，研至不见水银星珠时为度，以阳城灵药罐一对先用小火烤之，渐用大火烤透方能不破，口小者为公罐，口大者为母罐，也可统称“雌雄罐”。将药共入公罐内，上以母罐合之，用盐调赤石脂为泥封固其口，不可有一丝缝隙，晾干后再以炭火烤其口泥，若发现有裂痕时即用盐泥补之，晾干再烤，以不走气为度，并用铁丝绊其四耳以固定之。

择无风天气于洁净之地以大铁钉三根插于地下成品字形，以可架丹罐为准，罐底约距地二寸，将罐架于其上，实罐在下，空罐在上，再用厚砖压于上罐底部，另将木炭各打成四

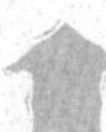

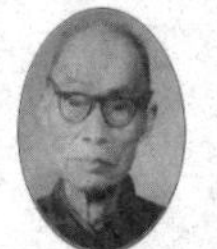

寸之段另炉烧红备用，旁用净几焚香一炷，或一人二人为之，不许多人乱摸乱走及大言大笑，不许步响，不许大声震动，皆防罐口走气，气走则丹无矣。先用红炭二段入下罐底，俟香尺二寸时又平架红炭一层，渐渐加至下罐之口处为止，此后不再加炭，俟换三炷香尽时慢慢去火，勿动罐子，俟冷之后轻轻取下横放几上，去泥开罐，以竹箸刮丹，瓷瓶收贮，忌用扇扇，用扇之处丹成白色，又预备封口泥，见有走气处即小心补之，如无阳城罐时亦可选用有釉子之罐两个，一口大，一口小以便可套，如前烤用。

又法：用厚瓷碗烤法如前，以小铁锅一口，务要锅圆碗圆方不走气，将药入锅以碗覆之，泥封如法晾干，以石膏为末炒熟，用四斤铺于碗之四周，以烧热砖压于碗底，端至炉上支稳加炭如前，若见有走气处即以石膏补之（此处说法不符实际，因封口石膏及碗均被河沙掩盖，石膏补法不知从何补起，要是把沙除去后来补，则锅中水银已早走无余，因此说这一措施不合实际，应当是用石膏糊封口后先用文火试烧，在试烧阶段中如不见走气然后才摊河沙，这样说法方才合理），不可挪动，大约需红炭一斤左右，俟三炷香完红炭化完冷定，轻手扫下河沙，除去石膏，揭碗取丹。

（二）疡医大全的红升丹炼法

方剂组成：水银一两，火硝四两，白矾二两，皂矾六钱，雄黄五钱，朱砂五钱。

操作过程：先将白矾、皂矾、火硝研细入铜勺内加烧酒一杯炖化，俟一干即起，研为细末，另将水银、朱砂、雄黄共研细末，以不见水银星为度，再将硝矾末一并和入拌匀，取阳城罐一个，用盐卤、陈纸筋或盐卤罐子泥调极细腻，然后将泥遍搪罐子上约一指厚阴干，不可有裂缝，如发现有裂缝时即以罐子泥补之，务要极干方可装药入内，罐口用铁盏

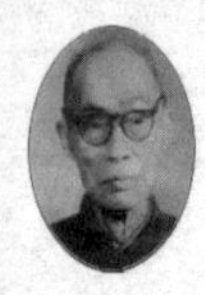

盖定，加铁梁于盏上用铁丝绊紧，再用棉纸蘸蜜塞罐口缝隙处，外用煅过石膏细末调醋多刷固盏，上加炭火一块，使盏热罐口易干，再用大铁钉三根插地上，将罐子架于钉上，罐下置炭火坚大者数块，外砌百眼炉升三炷香。

第一炷香用底火：火不可过大，如火大则汞先飞上。

第二炷香用大半罐火，以笔蘸水时刻刷盏，不使其温度过高。

第三炷香火平罐口，用扇扇（凌氏则不主张用扇，以为扇处丹白），以笔蘸水频频擦盏勿使盏干，如干则汞先飞上。

红升丹有小毒，以骨箸挑药上疮口上，如痈疽口面大者则用小罗筛挑药于内以手轻轻弹之，处处均要上到，如有管者则用烂饭和红升丹捻成药条阴干，量疮深浅取用，临时将药条插入管内，外以膏药贴之其管自化。

以阳城罐升炼红升丹名曰“大升”、不如三仙丹“小升”来得简便。唯小升只可施于小小疮疖，若痈疽大症则非大升不能应手。

按：“大升”“小升”两种丹药处方虽然不同而操作手续却并不两样。顾氏所说“大升不如小升来得简便”的说法是带有语病的，因小升丹的药味比大升丹为简单，因此在治疗上所起的作用也就自然不及大升丹来得大，故只可说是药味上的简单，而不能说成是操作上的简单。

红升丹的作用不但能提脓且能生肌，如疮毒淌水（即分泌过多）者用之次日即可转为稠脓。一面提脓，一面生肌是此丹的特殊点。肌肉长平时仍以此丹薄薄上之即可结痂收口，首尾并用所以为神。

一法：毒已提尽将收口时用红升丹加珍珠散等分研匀名曰“半提丹”，用之收功效果甚速。

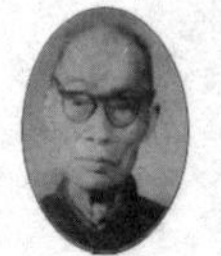

（三）外科金鉴的红升丹炼法

方剂组成：水银一两，火硝四两，白矾一两，皂矾六钱，朱砂五钱，雄黄五钱。

操作过程：先将二矾、火硝研碎入大铜勺内加火酒一小杯炖干，一干即起研细，另将汞、朱、雄研至不见星为度，再入硝矾末研匀，将阳城罐用纸筋泥搪一指厚阴干，常轻轻扑之不使发生裂痕，搪泥罐子泥亦可用，如有裂纹即以罐子泥补之，极干再晒，总以无裂纹方可用。用时将前药装入罐内，罐口以铁油盏盖定，并加以铁梁，盏上下用铁丝扎紧，用棉纸捻条蘸蜜塞罐口周围缝间，外用熟石膏细末醋调封固，盏上加炭火二块，使盏热罐口封泥易干，用大钉三根钉地下，将罐子放钉上，罐底下置坚大炭火一块，外砌百眼炉升三炷香，第一炷香用底火，如火大则汞先飞上，二炷香用大半罐火以笔蘸水擦盏，勿令水干，干则汞先飞上，三炷香完去火冷定，开看盏上约有丹六、七钱，刮下研极细末收贮备用，并有如下的红白二丹歌诀：

“白降丹为夺命丹。拔脓化腐立时安。朱雄汞与硼砂入。还有硝盐白皂矾。若去硼盐红升是。《金鉴》的长肉生肌自不难”。

（四）本草经疏的秘法外丹灵药炼法

方剂组成：水银一两，火硝二两半，白矾二两半，朱砂三钱，雄黄五钱，黑铅七钱。

操作过程：先将铅放锅中熔化，次将水银加入极力搅拌之使其凝结成饼，再入朱砂、雄黄研匀，末后将硝、矾熔化投入前四味药末，离火急搅令匀入阳城罐中，上盖铁盏，用铁线绊紧，盐泥固济，于神仙炉内文武火升炼之，盏中时时以冷水擦之，火渐加，以三分为率，每焚宫香一炷，前加一分，如是炼三炷宫香为度，候冷取开，于盏底刮取丹药研如

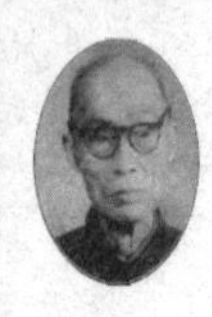

飞面（言其细也，“飞面”是筛面罗柜中飞扬在罗柜的一种面粉，细如微尘，比一般面粉细约数倍，说明丹药须研至与飞面相似方合需要），甘草汤飞过三次，入龙脑少许点广疮上，数数以指在药上揉之，三日自脱。

适应症：治痈疽恶疮、杨梅诸疮，功能拔毒长肉。

（五）五色灵药方外奇方

方剂组成：水银、火硝、枯白矾、枯皂矾各二两，黑铅六钱，食盐五钱。

操作过程：先将盐、铅二物熔化，然后加入水银结成砂子，再入二矾、火硝一同炒干研细入铅、汞二物再研，以研至不见星珠为度。入罐内盐泥封固，打火三香，不可太过、不及，过宿取出视之，其白如雪约有二两者为火候得中之药，如要色紫者则加硫黄五钱，要黄者则加入雄黄五钱，要红者则用水银一两，火硝三两，枯矾二两，黑铅九钱，雄黄三钱，升炼火候俱同前法，一法打出灵药时倍加石膏和匀，复入新罐内打一炷香用之则不痛。

适应症：凡诸疮已溃余腐不尽，新肉不生者用之最妙。

（六）白大升丹方外奇方

方剂组成：水银、枯矾、皂矾、焰硝、食盐各一两。

操作过程：将各药共研细末至不见水银星珠为度，入阳城罐内上以一铁油盏盖之，再用铁丝扎紧，铁盏四围用棉条塞紧，再用盐塞紧，外用盐五两，光粉和匀捣匀擦罐，入百眼炉内，初用文火一炷香，盏上常以微水润之，至三炷香用武火完为度，俟冷定打开取升在盏上色白者，刮下研细盛用，此丹可服可敷，如疮口有黄水者用此，无黄水者则用红粉霜。

适应症：一切外科疮疡皆可应用，对慢性的骨结核作外用药尤佳，一方加有硼砂、黄丹、朱砂、胆矾、雄黄五味。

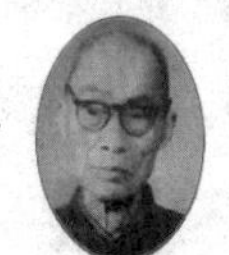

（七）云和化育丹灵药秘方

方剂组成：水银、火硝、枯矾、密陀僧各一两。

操作过程：右先将火硝、白矾、陀僧三味为末，和匀放粗瓷碗内中按一窝，以水银放窝中用小碗盖之，盐泥封固，碗底放湿草纸一团，将砖压纸上，再以大铁钉三只架搁粗碗，外造百眼炉打火，以湿纸焦枯为度，开取灵药用甘草汤浸过再晒干收用。

适应症：生肌敛口。

（八）六合同春丹师授方

方剂组成：水银一两，白矾二两，火硝二两，皂矾六钱，斑蝥七只，蜈蚣七条，扫粉三钱。

操作过程：除水银外将各药研细堆入锅中，四边向中心攒拢如角黍状，用箸中插一孔放水银于内，上以丹碗覆之，周围不使漏缝，外用煅石膏末加水调成稀糊状涂于碗口周围极紧，再以皮纸条水湿后贴于石膏面上，贴纸之后再拍紧实，然后用带润河沙将碗四周掩护拍紧，但须露出碗底，如此布置之后即可上炉升炼，碗底可放大米十数粒以测火候，再用砖石类重物压定，先以文火升一炷香，次用武火升一炷香，末后又用文火升一炷香，三香之后察看碗底大米是否焦黑，如已焦黑则为丹成之证，但须带有润气，如全部干枯而无润气即为火候过老，俟火候合度时将锅端放地下，一夜之后轻轻除去河沙、石膏，揭开丹碗，碗内丹药红黄者为上，刮下之后加入冰片、麝香各少许，研为细末（愈细愈佳）收贮备用。用时每以少许撒布疮上，数次之后自能腐去新生。但是必须注意，须在头、面、胸前等处之疮方可使用此丹，以此等处受丹可以不痛，即痛亦可忍受，如在背部、手部及鱼口便毒、臁疮等症则不可乱用，用时最好看其腐肉轻重，同太乙龙虎丹三七成或四六成配合用之，并须注意，未破头者不

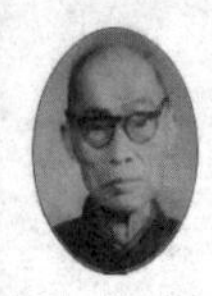

得使用此丹。

适应症：专治已经破头远年近日一切不得生肌敛口顽恶毒症，及九子烂痒、痔瘘等症，效力极神。

（九）紫金霜民间秘方

方剂组成：水银一两，镜面朱砂一两，火硝一两，白矾一两，皂矾一两，硼砂一两，黑铅一两，白砒四两。

操作过程：以上八味照红升丹法升成后加入后药，蕤仁一钱，石决明一钱，煅青盐五钱，飞黄丹一钱，炙象牙一钱，白丁香一钱，上梅片随加，浮石用童便淬九次或黄连水淬亦可，共研极细末（愈细愈佳，免致入目滞濇有碍巩膜），配前升药三钱临用时再入上片少许（收丹时可把丹药上层、中层、下层分别收贮，上层点翳膜，中层点火眼，下层去腐化脓）。

这是四川地方民间眼医的一个秘方，过去曾有人专售此药（称为紫金霜眼药）发家，后因其主事人死去乃由其后辈渐渐泄露出来，并有如下的一首诗歌：

紫金霜。紫金霜，世间能有几人藏。人人只说八宝贵（眼药群中间有八宝眼药一种）。谁知七石是良方（指方中七味原料药）。铅与汞，两茫茫。子靠母兮永无方。谁知白砒通消息。也在里面逞豪强。朱砂性燥急闷死。火硝二矾作主张。六味都把硼砂恋。炼成一两紫金霜。紫金霜。五色光。先文后武七炷香。第一火功须要紧。第二药物要精良。第三盐泥封固住。第四碗盖要坚刚。取出一味先天药。土埋七日得清凉（丹炼成时须埋土中七日以退火气）。上层灵药专治瞽。中层留来点翳障。下层不论风火眼（这与前说用法稍有出入）。罐底取来治顽疮。此药原来天上有。今传下界助贤良。得者不可轻泄漏。遇者须当仔细详。人能存心依法制。济世活人乐无疆。

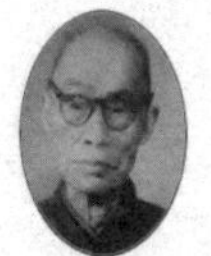

按：紫金霜也同外科十三方的“中九丸”一样，过去是掌握在民间医人手里，虽至亲好友亦讳莫如深，不肯轻易传授。可是这样一来其后果也就同“中九丸”一样，不幸而变质，因此持有此方者都各有多多少少的不同。如像重庆市中医学会《丹药集锦》中的紫金霜处方就与本方有所出入，它的处方是水银、白矾、火硝各一两，朱砂、皂矾、黑铅、硼砂是各五钱，且缺少白砒一物，其制炼法也是降而不是升，更无丹药升成后所配伍的八味药。笔者过去为了要摸清底子，曾将四川泸州专售紫金霜的丹药同其他传方的丹药作过对比，在两相对比之下发现泸州的丹药绝不是纯粹丹药，而是加有部分非丹药的药物，并且从临床实践来说本方也要灵效得多，因此得以证实此方确是原始老方。

（十）三打灵药外科十三方

三打灵药是“中九丸”的骨干药，是《外科十三方》的首一方。《外科十三方》是中国西南地区民间医人的不传秘方，因在封建社会里被历史条件所限制，用方者皆极端保守，不肯传人，偶尔传人亦“藏头露尾，偷龙转凤”，故意抽添，隐瞒药味，致使此方十人十样不得其全。笔者对于此方曾花去长久时间，浪费不少经济，前后经过七位老师，又经过较长时间的临床实践，方才证实现在这一方法为比较正确。故于1948年时写出一本《外科十三方》由重庆西南图书社首次付刊，后来又经过重新修订，充实内容，由上海千项堂书局及上海卫生出版社、上海科技出版社多次再版发行。十余年中陆续收到各地读者来函研讨问题者达两千多件之多，同时也知在全国各地已有不少地区都在使用此方，且都有好的反应，这充分说明了此方在伟大社会主义建设中起了一定的保健作用。现把已经修订过的“三打灵药”炼法及“中九丸”的配合法转引下来以充实本书内容。

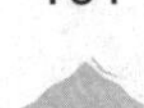

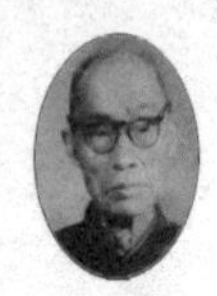

方剂组成：水银一两，火硝二两，白矾一两，皂矾一两，食盐一两，朱砂一两（朱砂也可不参加升炼而作丸衣之用）。

操作过程：药配好了第一步工作就是药物分组，这时可将水银、朱砂二物混合一起放在乳臼中研细，须研至不见水银星珠时方才停止研磨，研好后把它取出来放在一处，是为独立药组。

第二步工作可把食盐、青矾、白矾、火硝四物混合起来放于锅底中心加热，少顷即可见到锅中药物熔成液体，这时可用铁箸缓缓搅动，使其均匀受热。不多一时即可看到锅中药物由液体慢慢变成固体，这时可将锅子从炉上端下放在地下待冷，锅子冷后即将锅中药物铲出来再行研磨，然后把它分成三组待用。

第三步工作就是药物下锅、封口、堆砂等三个步骤。这时可取上面的盐、矾、硝、皂末一组同独立组水银、朱砂末混和起来再研一次使其均匀，然后把它放入锅中底部，并把它压实再叩上丹碗，把已备好的棉纸捻条用盐水浸湿塞在碗口周围，不使稍有缝隙，纸条塞好后可把石膏粉加入适量盐水调成糊状，然后把它倾在丹碗周围，同时把它刮平，只须几分钟时间石膏便已硬化，这时可把已筛细的河沙堆在锅中，将丹碗全部掩护起来，但须留出碗底以便放米，沙护好后可放大米一撮在丹碗底上以测火候，一切准备就绪可把丹锅端上炉子开始进行烧炼，并在碗底压上一块厚砖或者铁秤锤，这是为了防备锅中气体冲开丹碗的预防措施。

升丹的火候有“文火”和“武火”之分。什么叫“文火”？就是没有火焰的火。要是炉中火焰已高而这时又不需要这样大的火力时，可用一块铁皮或者瓦片把它遮盖起来火力就自会降低，这就叫做“文火”。但是也可在需用文火时少用一点炭，火力就自然不会大。炼丹开始时照例是需要文火

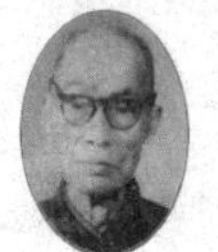

而不要武火，因为一开始就用了武火锅中水银就会先升起来，以后揭开丹碗时就可以看到满碗呈现星状水银，这样的丹是不够使用条件的，但也不必把它抛弃，可以当作下次炼丹时再配入原料药中重升第二次。

升炼一次丹药究竟需要多少时间才算合适呢？我们祖先在这方面向来都是以香来计算时刻的。文火几炷香，武火几炷香的字句在祖国炼丹书上经常都可以见到。但是每一地区的香是有着长短粗细的不同，究竟要哪一种香才合规格也是我们搞炼丹工作者经常存在着的一个问题。钟表，我们国家现在也能生产了，并且也普遍到祖国的每一个角落，品质也并不弱于资本主义国家产品，因此我们正好利用它来作为我们的计时工具，过去用香计时的古老方法尽可放弃不用了。那么我们升炼一丹药究竟需要多少时间才合要求呢？这里我可介绍我个人的一点点滴经验以供参考。

每炼一次丹药的需要时间大致不超过一个半钟头（但也有个别例外的），因此我们就把这一个半钟头的时间平均分成三个阶段来运用，每个阶段 30 分钟。第一个阶段的 30 分钟我们就用“文火”，第二个阶段的 30 分钟我们就用“中火”（比文火稍强一点），第三个 30 分钟我们就用“武文”（是有火焰的火），武火的火焰可以从锅底放射出约三、四寸高。武火毕时应先观察碗底大米是否已变成了焦黑色，如已成了焦黑色这就说明锅中的丹药已经达到了成功的阶段，要是米还未变成焦黑色时就应再延长一些烧炼时间，直到米变焦黑色时才停火。这时就可把锅轻轻从炉子上端下来放在平静地方待冷，同时还听到锅内有“咋咋”的声响，这是因为热锅骤然放在冷地，锅中丹底同锅壁剥离的响声，可不去理他，要是不急用时也可使锅不离开火炉听其火完自然冷却更合理想。

锅放冷了可先把锅中河沙轻轻除去，河沙净后就用刀把

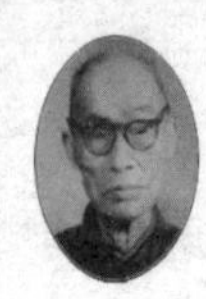

碗周围的石膏轻轻剥离抛弃不要（这种石膏也可用来作“九一丹”的赋形料，因为它或多或少都吸收有丹药的成分在内，因此也可以利用起来不必抛弃），然后用小扫帚把周围的纸捻灰及残余石膏、河沙等物扫除干净，进一步就可揭开丹碗了。在未揭开丹碗前当然不知道锅里丹药是红是黑，或许放心不下，精神紧张，丹碗一揭开便可看到有很多的丹药升在碗里面，所有紧张情绪也随之消失。灵药的颜色每次多不是一致的，第一次的丹药是深黄色，可用有弹力的薄页刀把碗上的丹药铲刮下来是为一打灵药，再把锅里的丹药底子也铲下来放在臼中研细，并把第二组盐、矾、硝、皂末同碗上刮下来的丹药一齐加入研匀进行二打。

这时可把研好的药末如一打法堆于锅底压严，叩上丹碗，封好碗口，堆好河沙，准备二打。二打时的火候也同一打一样先文后武炼三个 30 分钟时取出丹药。这次的丹药是微黄色，可将丹药丹底同三组盐、矾、硝、皂末研匀堆于锅底，扣上丹碗，封好碗口，堆好河沙，进行三打。

第三次的升打手续仍与一打相同，升毕之时取出丹药。这次的丹药是灰白色，丹经三打之后水银毒性已尽，故服用之后就不会有“中毒”的顾虑了。但是还得注意，这次的丹药、丹底，就要分开起来，不要混在一起，丹底也要研得如“灵药”一样细腻以便配用。

升在碗上者名曰“灵药”，留底的名曰“锅烈”，这两个名称向来都是混淆的，有的把“灵药”也叫做“锅烈”，这给后来的用方人带来了不少错误。笔者七位中九丸老师中有三位也是把“灵药”叫做“锅烈”，这是不够严谨的，现在特把它划分一下，把升在碗上的正名为“灵药”，把残留锅底的正名为“锅烈”，免使后来的用药人有“丈二和尚摸不着头脑”的迷闷。本来也应该如此称呼才合实际，因为主要

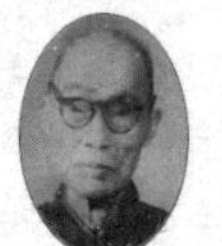

标题上也显明地称做了“三打灵药”。

“三打灵药”炼成功后还要进行一次退火加工才能用于临床，不然燥气过重服用之后会引起“喉干口燥”等不快感觉。这是前几次出版的《外科十三方考》中都忘却交代的一件大事。其法是将升好了的“灵药”和“锅烈”分别用瓶装好，并用蜡封好瓶口，然后再用绳子系起来沉入井中，约经过半个月取出。这样处理后它的燥性就完全消失了，服后也就不会有“口干喉燥”等不快现象产生。如果在没有水井的地方也可把它沉坠在家里的饮水缸中，效果也是一样。如果在有冰柜的地方也可把它放入冰柜之中退火，只消一夜时间已够，用不着一周之久。

残留锅中的丹底（锅烈）因其功能杀虫、止痒、收水、生肌，故可用作疮、癣、疥、癞等的外用药物，尤其是“癣”的疗效更大。近年来由于尝试性的驱使，打破陈规，解放思想，把它配入“中九丸”中试于临床，结果竟获得出人意料的效果，大可控制疮的分泌，缩短疮的疗程。后将此法告诸使用“中九丸”的同道友朋试用也获得同样效果。因此把原来的“中九丸”处方来一革新，重新调整，改为灵药一两，金丹一两，银翠一两，另加入锅烈五钱，如脓寒（即冷性脓疡）者则再加入石膏一两，余症则不用石膏。

服法：一般的病每次可服丸药一分，病重者可服二分，食前温开水吞服，小孩则斟情形减少用量，每日三服。有个别患者在服丸后间有发生头晕或胸中火热情况者，过一时后这种现象自会消失，可预先告知患者不必顾虑。又有体质衰弱，消化不良者在服丸后间有腹痛作泻的现象，这时可兼服“金蚣丸”，一、二日这种现象也自会消除，“金蚣丸”的服法是在服“中九丸”后的半小时，但绝大多数人服丸之后都不会有任何反应。

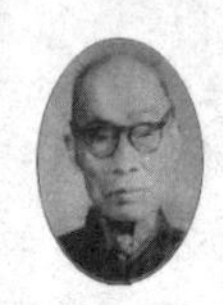

“中九丸”对骨、关节结核及淋巴腺结核、发背、梅疮等症确有良好效果。但需病者有服药的信心和耐心，轻则三、五月，重则半年、一年必可获得显效。可是有时也有在一、二月时间即告痊愈者，这是要以病者体质如何和营养状况、病情轻重及休息条件如何等为转移的，慢性而顽固的病要求十天、半月见效根本是不可能的。此丸对于上述各病，在笔者几十年的临床用药证实有百分之八、九十都得到痊愈，愈后也十分良好，除内服外也可像其他丹药样外用于局部（指灵药言），功能化腐、生新、消毒、敛口。

现代医学所称谓的骨、关节结核病就是中医所称谓的“疤骨流痰”或“牢骨流注”，附带有冷性脓疡的冷脓疱中医则呼之为“流痰结瓜”，属阴疽类慢性顽疮，溃破之后疮口经常排泄臭秽清水，不成稠脓，致使疮口不易愈合。丹底（锅烈）因有收水作用故配入丸中服用可促使稀水快干，疗程缩短。

附1：金丹制法

方剂组成：倭铅（可用一般黑铅代替）三钱，黄丹二两。

操作过程：(1) 将铅放入银窝（即耐火黏土罐，用坩锅更好）中置大火上熔化之。

(2) 将黄丹徐徐乘热撒于已熔铅内，藉重铅气熏蒸，同时并于丹铅中间搅一凹处，俟蒸至凹处发现黑色时即为合度之证（大约一炷香时即可蒸透），冷定之后去铅取丹即是金丹，也有称此物为锅丹者，且连铅一齐使用。

按：黄丹是铅经过氧化作用后而成功的一种氧化物，故化学成分为“氧化铅”，今再经过这一制备后遂成为“过氧

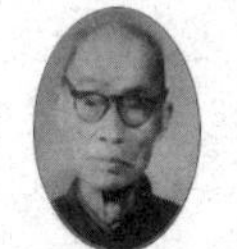

化铅”，其作用遂不同于氧化铅矣。

附2：石青制法

方剂组成：白砒二两，硫黄四两。

操作过程：(1) 将砒、硫二物共研极细粉末投入坩埚中，上覆铁板一块，随以铁丝缚紧，再用盐泥将坩锅全部厚涂固封，俟全部干透后再作下一处理。

(2) 将已干坩锅放置木炭火中烧之，揣度锅中药已熔匀（约两炷香时）时乃取出待冷，剥去泥壳，揭去铁板（手势须轻，勿使盖上之升华物落下），升于盖上色如黄芽者名为“烟硫”，沉于罐底色带黯绿者则为“石青”，即将此黯绿色物取出研细备用。“烟硫”“石青”二物虽然同出一本，但其性却截然不同，盖“烟硫”有毒而“石青”则无毒也，故石青可以内服而烟硫则不能内服（烟硫用凡士林配成十分之二油膏涂搽顽癣有显著疗效）。

附3：银翠制法

方剂组成：纹银（可用银币代替）一两，石青约一两。

操作过程：(1) 将银捶成薄片，剪成小块，投入坩锅火上熔化即自然起发，如不十分起发时可再投石青末三、四钱必能起发，所用石青不限多少，总以银质发透为率。

(2) 将发透之银取出打碎，研为细末，飞去灰渣，其色有如靛花故名“银翠”，将其浸入冷水，每日换水二次漂之，历七日夜时火毒即尽，收贮备用。

按：银翠是以银同石青制成，石青成分为硫和砒，硫、砒同银相作用后即成为含银的“硫化砒”，故对螺旋体的“梅毒”有特殊的制伏力量，再与“三打灵药”及“过氧化

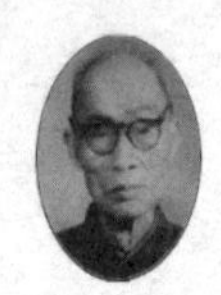

铅”等物配伍后遂更收相得益彰之妙，且对结核菌病及化脓菌病、螺旋体病都有显著功效，几种药物的作用是：

灵药：辛平、无毒，功能去湿、杀菌、活血、解毒、化痰、解郁。

金丹：辛平、无毒，功能消毒、杀菌、坠痰、镇吐逆反胃。

银翠：辛平、无毒，合药能治奇疮怪症，内服善能敛口生肌。

烟硫：其性好走，善入肌肤，为祛风邪，疗诸癣的有效药物，但有大毒（含氧化砷），故只供外用而不内服（师成子的“宝丹”即是烟硫，且是专供内服）。

灵药、锅烈二物除了配在“中九丸”中作内服剂外，也可照“红升丹”用法把它运用到外科一切溃疡方面去，可收得与“红升丹”的同一效果，同时也有与滚脓丹的相似作用。可见丹药用法是不拘一格的。

（十一）台丹重庆中医学会丹药集锦

方剂组成：水银二两，火硝一两，白矾一两，朱砂五钱，雄黄三钱。

操作过程：同红升丹法。

适应症：痔瘘化管，为中医外科常用丹药。

这是一种含有砒素的氧化汞丹剂。欧洲对于这类方剂的研究和使用则晚于我国，以砷为例子来说，1909 年 Fhrlich 氏是首先发现砷剂“洒尔弗散”治梅毒的第一人，此后 Rocul 氏又发现了 Plasmogume 治疟疾，但也是 1909 年的事，而其历史沿革从 Fhrlich 氏（1909 年）的当时算起也只不过是 50 多年的短暂时间，与我国使用砷、汞剂的时间来对比是要晚得多。再拿汞剂来说，以《名医别录》为例，距今约有 1500 年，比西医用于治疗数种病原性疾患水肿或作为利尿药物应

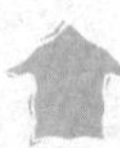

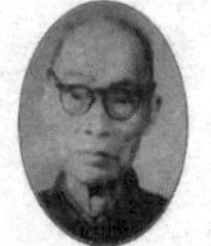

用历史要早得多。这更看出了我国古典医学在本草学方面的突出发展，对于我国医学贡献及对世界医学发展所起的促进作用。

（十二）飞龙夺命丹师成子

此丹与市面流行丸药“飞龙夺命丹”完全不同，升炼制度则似“三打灵药”，且疗效不弱，是值得重视的一个丹药方剂。

方剂组成：元精石、白矾、皂矾、火硝各二两，硼砂、硇砂各三钱。

操作过程：右六味共研后入锅炒之，至呈老黄色时取起，另加水银二两，朱砂五钱，雄黄五钱，入罐封固，如前火候炼之，冷定开看，取升药又加生药入罐打火四香，药俱同前但分量不同，硇、汞、砂、硼、雄俱照前，唯元精、皂矾、白矾、火硝是各一两五钱，照前炒入罐封固，火候俱同前，冷取升药又加硝、皂、白矾各七钱，明雄一钱，共研打火如前，取出升药又照前配打三香即成，为内外科圣药，其效非常。

按：此丹制法说明尚欠圆满，应当再来一次补充才够明确。

这也是三打炼法的一个丹药方剂，与《外科十三方》中的“三打灵药”有极相似处，唯说明欠详故再作一比较显明的补充。

其法是先将全部药物入锅炒黄（目的是排除药中水分），然后再同水银、朱砂、雄黄研和入锅封固以三文一武火升打之，成后取出罐内升药是为一打。

二打则又同另一料新药（朱砂五钱，皂矾一两，火硝一两五钱，水银二两）炒好入罐照前升之，升成后取出丹药再行三打。

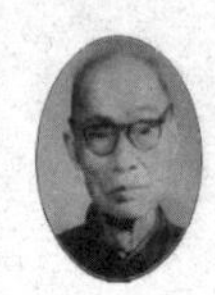

三打时则只加火硝七钱，皂矾七钱，白矾七钱，雄黄一钱，共研入罐升打，升后取出即告完成，用法如下：

（1）疮疡兼嗝食反胃等症以本品三钱，加沉香、木香各一钱，白蔻仁、丁香各五钱，糊丸绿豆大，每次以淡姜汤送下一丸，一日一次。

（2）中满、臌胀、水肿等症以本药二钱加沉香、木香各一钱五分，土狗三枚炙去头足，糊丸如绿豆大，每空心用白商陆根，砂仁汤下三丸，以平为止，次用调理之剂。

（3）九种心痛，腹中冷气久不散者以本药三钱，加制乳没各三钱，阿片、朱砂各五分，如无阿片以麝香少许代之，好酒糊丸如梧子大，每服一丸酒下，日三次，病久者先服散取汗。

（4）妇人月经不行，瘀血作痛或癥瘕痞块等症，以本药量加斑蝥，红娘同米炒后去头足，每服八厘，空心红糖水下，日三次，以行为度，虚弱者去斑蝥、红娘，单取米用。

（5）外科诸般肿毒以本丹加血竭三钱，蟾酥五分，麝香三分，糊丸如梧子大，每服一丸酒下，按上下部服之，日三次。

（6）瘰核、马刀、疔疮、结核等症以本品三钱加胆星、贝母、半夏各一钱五分，麝香三分，溃破者加制乳没各一钱，糊丸如梧子大，每服一丸，日三次。

（7）杨梅结毒，不拘远近以本品三钱加朱砂三钱，雄黄一钱，银朱一钱，黄蜡为丸，如梧子大，每服一丸，土苓汤下。

（8）下疳蛀杆，不拘远近以本品加朱砂、雄黄各一钱，制乳没、血竭、龙骨各一钱，为末掺之。

（9）裙边、湿毒、疱疹久不收口者以本品同乳没各一钱，冰片三分，黄白蜡化入麻油少许熬膏贴之。

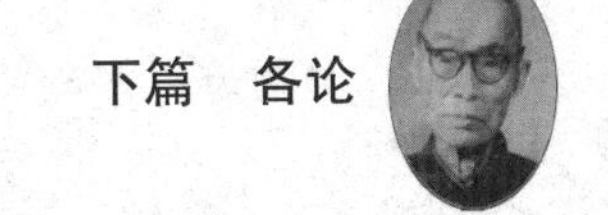

（10）喉风十八症，以本品五钱好醋调匀滴入喉中，吐去痰即散，破烂者苦茶调敷，牙疸口疳皆治。

（11）诸风顽癣，以本品量加白砒、土硫黄为末，或醋或油调敷。

（十三）五气朝元紫霞丹师授方

此丹专治一切诸风痰疾、反胃哮嗽、吼喘老痰、瘘管、诸瘘痹、虫积阴毒、小儿急慢惊风等症。

方剂组成：北铅、南铅、雌黄、雄黄各二两，倭黄五钱。

操作过程：先将雌、雄、硫三物研细，再入南、北二铅熬化，候冷时打成二盏入前药在内，上覆一盏，入阳城罐内以石膏、盐泥封固，上仰一铁盏，入八卦炉中先文后武火升炼之，盏内随时添水勿令干，候线香五炷时其药即升于盏上，候冷埋三日取出研细，用大红枣蒸熟去尽皮核，捣如泥与药等分和丸如粟米大，成人每服三分，小儿减半，随症加用引药。

痰齁：半夏、尖贝、橘红各一两为引。

食齁：以炒神曲、小枳实各五钱为引。

气齁：以广香、沉香、家苏子各五钱为引。

湿齁：以白茯苓、白术各一两为引。

火齁：以石膏、桑皮、兜铃各五钱为引。

虫齁：以百部、榧子、槟榔各六钱为引。

盐齁：以苍术、猪苓、甘草各三钱为引。

虚齁：以阿胶珠、北五味、沉香各三钱为引。

水齁：以芫花（姜汁和醋炒黑）三分，甜葶藜子一两，薏苡仁二两为引。

以上九种齁症诊断确实后加引用之极有疗效。

齁喘丸配合法：紫霞丹一两，枯白矾一两，石硫黄二两入猪大肠中煮过，再入豆腐内煮过，枯硼砂二两，破故纸二

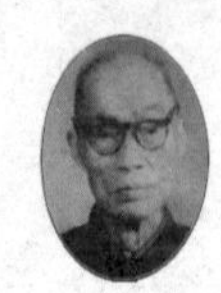

两姜汁炒，公丁香五钱去花。共为细末，枣肉为丸，如绿豆大，每服一钱，用陈皮、桔梗各一钱煎汤下，食后服，日二次，忌生冷煎炒，慎风寒，服至八十丸可永不再发。

又家藏抄中亦有两个“五气朝元紫霞丹”，方名虽同而用途却与此方截然不同，药味也有差别，并各有歌括一首，一首是“一硫二汞三朱砂，四雄黄，五交加[①]，阳城罐内升打。火候文三武四，药分清浊无差。任君身带走天涯，万两黄金无价。善治诸般癣疥，杨梅毒症堪夸。研细末，似银砂，椒末为丸梧大，黄连穿衣芝麻浆下。”方为：

硫黄一两，雄黄二两，朱砂三两，雌黄四两，倭铅四两，黑铅四两，升炼好后成丸服用。

另一方是“一硫二汞三朱砂，四石黄，五交加，一片铅矿碎如麻，制度休差毫发。平分两罐始为佳，甚似高人点化，妙药一剂定无差。休怪我把口夸，任我随带走天涯”。方为：

鱼子硫黄一两，明雄一两，朱砂三两，石黄四两，黑铅矿一斤，锅内熬化后加入谷草灰炒成粉。“阳城罐内升打。火候文三武四。药分五味无差。任我身带走天涯。却似灵丹无价。善治诸般痔瘘。杨梅恶毒堪夸。研细末。似银砂。枣肉为丸黍大。倘遇此等奇症。每服六粒为佳。”引药如下：

（1）毒在脑顶烂见骨者川芎、藁本汤下。

（2）毒在耳者川芎、花粉、菖蒲汤下。

（3）毒在腰胁者牡蛎、人参、黄芪、牛膝汤下。

（4）毒在腹部者川芎、防风、藁本、瓜蒌、白芷汤下。

（5）毒在后背者川芎、花粉、柴胡汤下。

（6）毒在肾部者花粉、牛膝汤下。

（7）毒在腿部者花粉、防已、牛膝、苡仁汤下。

① 交加是指南北二铅，一说是雌雄黄是成对的。

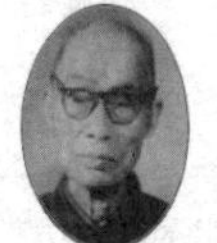

(8) 毒在脚部者花粉、乳香、牛膝、木瓜汤下。

(9) 下疳、鱼口猪苓、牛膝汤下。

(10) 毒在筋骨、疼痛、遍身红肿者槐花、牛膝汤下。

(11) 痔瘘当用槐子、牛膝、荆芥、薄荷汤下。

此是下升上法，以杠炭五十斤，观音香七根为率，锅内要添七七四十九盏水，不可乱传匪人。

(十四) 师成子五气朝元丹

此方所用药味与笔者师传方药味相同，而升炼方法却是九转，与师授方不同。

方剂组成：倭硫黄四钱二分，南铅七钱五分，北铅一两，雄黄三钱，雌黄三钱。

操作过程：先将北铅化开，然后再将南铅加入熔化打成一盏（与灯盏相似）与阳城罐底同大，仰置罐中，投入硫、雄、雌三黄末，再以一罐覆之，封固升打文火两炷香，武火一炷半香，候盏中水滚以小米置盏内，俟米沉底即好。二炷香时可加硫、雄、雌各二钱，此后的三转以至九转均加硫、雄、雌各一钱，丹成后取丹备用。勿论何种丸散中每斤加此丹药三钱和服则诸药皆灵，如不升九转而只升一转亦可应用，唯疗效不及九转者高。

这张丹药方剂及前面三张方剂之外广宁年希尧（羹尧之弟）氏在他所辑的《医学指南》中也收入了此方，唯无方剂名称，只标出一个“治痔瘘神方”的标题，在书的五卷外科门中，前面也冠有如下歌诀：

一硫二汞三朱砂。四两雄黄五交加。一斤铅矿碎如麻。制度休差毫发。平分两罐内。作用三文三武制它。但凭一字走天涯。胜似神仙点化。

操作过程：先将各药共研一处，再平均分开入两个阳城罐内，上以灯盏盖定，着微火封完去火。以铁丝绊住，用盐

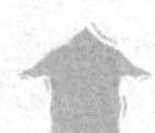

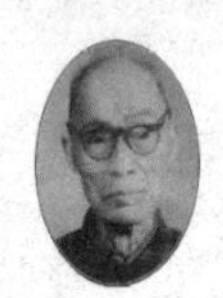

泥将罐封严，入八卦炉中先文后武各香三炷，用棉花作捻放盏内不时添水，打香完把罐取下冷定方开罐口，将盏盖灵药扫下研极细末入米糊内和匀，捻成极细条子入疮管内，待四五日其管自出，疮管落后上生肌药，其效如神，不可忽视。

“五气朝元紫霞丹”过去也是同《外科十三方》的“中九丸”一样，是掌握在民间医人手中的一个秘方，所以各处见到的方剂和炼法都多多少少有些变样，不管是在药味上，在制度上，在用途上都有若干部分的不同。例如笔者师授方的重点是在治齁喘，兼及瘘管、痿痹；家藏抄本方的重点则在外用去除瘘管；师成子方的重点则在加入内外丸散中以提高药的疗效；年希尧方的重点则完全摆在外用化管方面。据笔者若干年来的用药体会是此丹既可内服，亦可外用，外用化管确有相当显效，而内服对于齁喘、梅毒、瘰疬、结核等等方面的作用也颇不弱，是值得推广的一张优良丹药方剂。

（十五）痔瘘大灵药师成子

此方是师成子从“五气朝元紫霞丹”基础上衍化出来的一张方剂，除了外用做成捻条插入瘘管外也可用作内服，扩大了“五气朝元紫霞丹”的使用范围。

方剂组成：倭硫黄、雌黄、雄黄、明矾、鹅管石、出山黑铅（倾地上打如纸薄，切作细条）各五钱，辰砂一两，青盐、青磁石、柭香（取黑色者用）各二钱。

操作过程：右共为细末，用大阳城罐一个，先护好后盛药，封罐固定上火，约一炷香再以石膏周身护到，文武火共三炷香，冷定取出灵药收贮备用，用时每服三厘，加润肠散七分，枣肉或米饭为丸，豆腐皮裹服，空心白开水下，或陈火酒亦可。

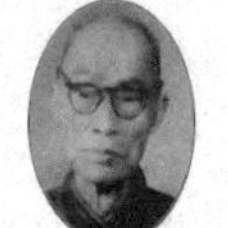

附：润肠散方

朴硝一斤，童便两碗，拌后入锅内炒干，雄猪大肠头尺许晾取半干。右将硝末装入肠内，不拘多少，以塞满为度，两头用线扎紧，略晒片时入锅内炒焦黄色，研为细末配前灵药，用时以纸捻蘸药插入瘘管中。

（十六）金蟾化管丸刘氏秘方

方剂组成：水银三钱，雄黄一两。

操作过程：以火酒二斤渐煮渐添以尽为度，共乳香用纸包好，取大蛤蟆1只，去肠只留肝肺，将药入内以线扎好，再用银硝一两，研匀入阳城罐内，加水半茶盅熬令干枯，取放地上再纳蛤蟆于内，铁盏盖好，盐泥固济，升文火二炷香，中火一炷香，武火一炷香，冷定开看盏上灵药刮下研细，以蟾酥乳化为丸如芥子大阴干。凡一切诸瘘有管者虽弯曲之处用一丸放膏药上对准管口贴之，其药自入到底方回，嫩管自化，老管自退，七日见效，如未全退者则再用一丸无不除根。

（十七）生生乳霉疮秘录

方剂组成：煅炼礜石三钱，云母石二钱五分，硝石一两六钱，朱砂九钱六分，青盐三钱五分，晋矾一两二钱，明矾一两八钱，食盐一两五钱，枯矾五钱六分。

操作过程：右各研细至不见星珠时为度，入阳城罐内三方一顶火炼之，俟药化面上有霜起时离火候冷，用铁盏盖罐口，扎紧，盐泥封固，待泥干时方入八卦炉中，先用文火，俟盏底热透微微擦底，加炭平口，用武火三香足离火，先用牙皂、甘草各三钱，煎浓汁浸收盏底上白丹砂，棉纸包裹浸药汁内片时取出，连纸共埋土中三日夜后取出晒干，每一两内加入米、麝各七厘，辰砂九分，共研极细末，外加乳香一

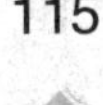

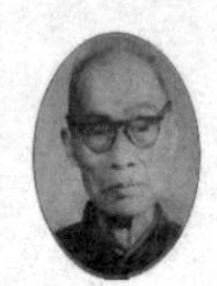

钱二分，滚水炖化，和前细末药研极匀为丸，每丸重二钱二分，外用黄蜡封固（蜡壳）即名“生生乳”。照方配合服之刻日奏功，每见公子王孙染此疾患百药不效者皆由方之不当，药之不真也。余愿此方公之海内，使后人易为采择运用，永无差误，然世之毒药古方往往用之各有制度耳，如水银一物，得云母、矾石同炼其毒即解，不比粉霜、轻粉之鹄烈也。余用生生乳配风药而治大麻风，配痨药而治传尸痨，配虫药而治诸虫疾，配嗝药而治噎嗝反胃，配疮药而治顽疮顽癣，久瘘骨痛种种奇效，不独治广疮毒气之圣药也。大凡药性人之秉性有异，人有杀药者（即现代医学所说的抗药作用）毒药服之竟不觉察，奏功亦缓；性有不杀药者服之便觉眩冒（反应），奏效亦速。所以为医全在治证，经曰：“大积大聚衰其大半而止，不必尽剂”，须要体察病情，功效未全者宜再进药，或间日再服，或停二、三日再服，各宜消息增减，毋使过剂以生药病（即中毒）。

（十八）改进的生生乳制法医事启源

日人今村了庵《医事启源》说“生生乳法详于《霉疮秘录》，然炼法迂曲，后学不易透晓，盖陈氏奇其术耳，老友尾台士超传东洞翁秘法极为简易，因录之于左”：

硝石十六钱，矾石十二钱，绿矾十八钱，食盐三钱，青盐三钱五分，用戎盐、云母二钱五分浸盐水日干为末，誉石三钱，火煅烟尽为度，水银十二钱。

右八味各别为末，合入水银炼用津唾捣数千杵，以不见星为度，安放瓦器中向底附着乃盖之，铜线缚之，盐泥封固，藏过五旬倒器埋之土中，底出地面寸许加火其上，用炭率三斤，炭尽磁器，待火气消发封，乳滴着盖裹状如束针，取出听用。

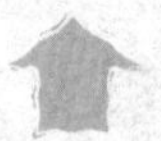

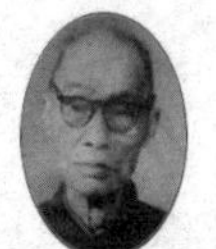

（十九）升药五灵散先醒斋医学笔记

方剂组成：胆矾（治筋而治肝，其色青，应东方木[①]），辰砂（养血而益心，其色赤，应南方火），雄黄（长肉而补脾，其色黄，应中央土），明矾（理脂膏而助肺，其色白，应西方金），磁石（营肾液而壮肾，其色黑，应北方水）。

此方见焦氏笔录，喜其不用水银，制而用之功效迟缓，后加水银一两与前五味等分和匀入阳城罐内封固，打火三香，取出加敷药用之其效如神，专治杨梅结毒。

操作过程：照红升丹法。

附：神效敷药方

夜合花（白者良，阴干），象皮（同黄沙炒，候软切片再炒至脆方研），降香炒研，制乳没、血竭、儿茶（湿纸包煨）、花蕊石、五倍子（半生半煅）各一两，白占八钱，珍珠五钱，冰片一钱，和研极细末方入白占研匀，最后入冰片。

如欲去腐者每两加五灵散二钱。

欲生肌者每两加五灵散三至五分。

欲治痘后脓水淋漓，下疳等症者则只加五灵散一、二分。

如治汤火伤者则每两五灵散中可加丝棉灰二钱，剔牙松皮煅存性五钱至六钱，韶粉煅黄五至六钱，或干掺，或香油调搽，一切外症俱效。

（二十）乾坤一气丹师授方

为一切痈疽疮疡溃后通用丹药，疗效极佳。

方剂组成：水银一两，火硝一两，白矾一两，黄丹五钱，

---

① 《先醒斋医学笔记》(原书中即无分量。据后文内容似应为等量共研后升炼。)

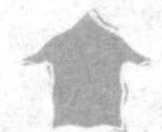

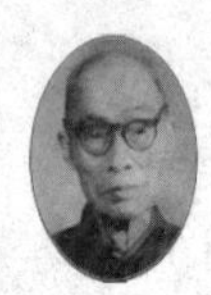

扫粉五钱。

操作过程：右共研细末入铁锅内，上以丹碗覆之，用盐泥封固缝口，再以河沙掩盖锅边，碗底压以重物，然后将锅端至炉上升之，初炷香火约以寸深，二炷香火约二寸深，三炷香火约三寸深，炭架满炉口齐碗底烧之，至三炷香将完视察碗底大米焦黑时则火候已足，然后放冷取出碗中丹药备用。

（1）丸丹药取出时可于每两丹药中加入生石膏末二两，研匀再入锅中重升一次（一炷香时已足），则用之即可不疼。用法如下：

（2）丹药用时首尾俱加冰片。

（3）色红而微有肿痛者则加石膏合用。

（4）色不红不肿而痛甚者则加马钱子末。

（5）红肿痛甚者加寒水石。

（6）微有腐肉者则加辰砂。

（7）腐肉多者则加辰砂、硼砂。

（8）有胬肉突起者则加蜈蚣、银朱、雄黄。

（9）拔毒则加血竭。

（10）色紫则加乳香、没药。

（11）微有水者则加赤石脂、龙骨、白芷。

（12）水多者则加紫升丹。

（13）脓水清而少者则加红升丹。

（14）痒者则加枯矾。

（15）臭者加麝香。

（16）疮口宽大而深者则加八宝红升丹。

（17）欲速收口者则加蟹黄。

（18）要生肉者则加白蜡。

（19）不收口者则加鸡内金。

（20）日久疮口坚，肉色紫者加白降丹。

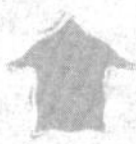

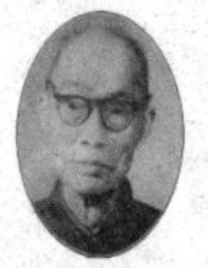

（21）口已收小如绿豆大而不完全愈合者则加发灰、鸡蛋油。

（22）肉已生平而不长皮者则加珍珠。

（23）顽疮烂痛者加银朱。

（24）杨梅疮则加灵砂。

觉人按：乾坤一气丹，是玄门四大丹之一，是在宣统辛亥（1911）年时，我步行一千多里到贵州平越福泉山，向高真观道士廖复阳老师处学习来的。我国医家有一流派叫做"丹道医家"，简称"丹医"，丹医多是道家，行动很秘密，大都不使人知，故许多中医中人尚不知有这一流派。他们是专用秘密丹药为人治病，有钱人随便给酬，贫穷人则分文不取，称为是"布外功"。这派人的规律极严，每一代人只能传授一人，因此，现在已经绝迹。玄门四大丹，就是他们经常用的主要秘密丹药，称为四大金刚（四大丹包括乾坤一气丹，金龟下海丹，混元丹，毒龙丹四个方剂）。除此以外，尚有较普通的丹药和膏药方配合使用。

（二十一）七星丹师授方

方剂组成：水银四钱，火硝一两五钱，扫粉八钱，朱砂三钱，辰砂三钱，银朱二钱。

操作过程：将各药分别研末照图安胎，以文武火升三炷香为度，丹成之后加入麝香三分，冰片五分，研成细末收贮备用。

照图将水银放在锅心，次用扫粉相护，再用白矾末围之，四次用火硝末外围，朱砂、辰砂盖面，上覆丹碗，用石膏及盐泥糊口，河沙盖面，碗底上放棉花一团先文后武火炼之，以棉花微带黑色为度，如不用棉花亦可改用大米，下火过一宿冷定刮下研细加入冰片五分、麝香三分即成，此丹用途广泛，举凡一切痈疽外科均可应用，灵效非常，不可忽视。

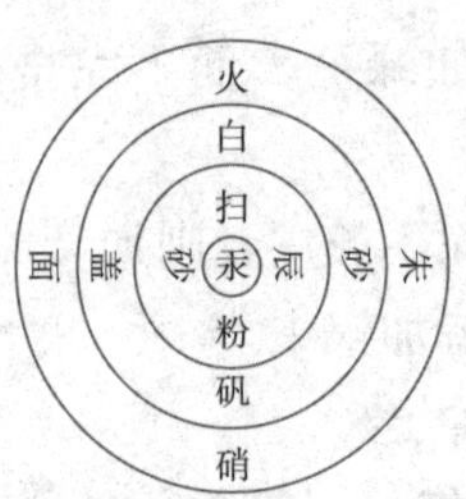

七星丹安胎图

（二十二）化管灵药师授方

方剂组成：白砒六钱，白矾一两，硇砂五钱。

操作过程：先将矾末一半铺于阳城罐底，次将砒、硇铺于矾上，再将其余末盖于砒、硇上面，周沿按平，盖上丹碗，盐泥固济，照红升丹法文武火三香炼之，冷定开取灵药听用。用时每灵药一分配合制乳没各一分，生白草乌尖二分，上好矾红（皂矾煅成的氧化高铁）一、二分，共研细末，先以银丝探明孔穴深浅，用棉线作捻滚上稀糊一层黏末插入管内，日换三次，五日管出，丝毫不痛。

此药线以棉线作骨子，稀糊抢过再黏灵药，日后换药即绝无像纸制药捻有残留纸屑影响愈合之弊，其法甚善，可以推广使用。

（二十三）赵真子痔瘘药线三方

甲方：用砒一钱，雄黄五钱，共末入罐封固升打三香，水频擦盏，丹成后加入制乳没各五钱，用白及末以些许水调和制成药线，外以黄柏末为衣，阴干备用。

乙方：用白砒五钱，雄黄五钱，朱砂五钱，水银五钱，白矾一两，共末，入罐封固如前升打三香，丹成后加鹿筋土炒黄为末，照前法制成药线，外以黄柏为衣，阴干备用。

丙方：用硼砂一两，雄黄一两为末，入罐用白矾末一两

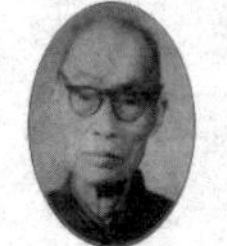

盖面，照前法升打三香，丹成以后同糊和成线插入管内，约七、八日后抽出棉管易生肌药收功。

（二十四）追毒丹枕藏外科

方剂组成：水银一两，皂矾七钱，白盐五钱，朱砂，胆矾，火硝，滑石，鹅管石各三钱。

操作过程：共研细末置于锅内，盖以丹碗，盐泥封口，不可露缝，碗上压砖一块，以文武火升三炷香后移锅待冷，或者不必移锅听其炭化冷定收取丹药，如有升未尽者可再入水银、皂矾、白盐同研再升，其丹脚亦可加入同升，如干则加水数滴，但不可太湿，升后丹底可搽瘌痢、疥癣，市上每以假寒水石伪充。

（二十五）去腐灵药疡医大全

方剂组成：水银一两、火硝二两、食盐三钱、枯矾三钱（三味俱炒燥）、朱砂八钱、雄黄三钱、白砒三钱、硼砂三钱。

操作过程：共为末入泥罐内，盖盏封口，架三钉上，香完去火，次日取升上者用，用法如下：

发背未破者加花粉，已破者加乳没。

疔疮初起者加蟾酥。

肿毒加鹅管石。

烂疮加黑附子。

囊痈烂加贝母。

瘰疬加麦灰、皂角、白及水调敷。

痔疮加滑石。

鱼口加皂角。

结毒加花粉、滑石。

臁疮加轻粉、黄丹。

跌扑加蚊蛤、百草霜。

乳蛾、走马疳、耳腮等俱用茶调。

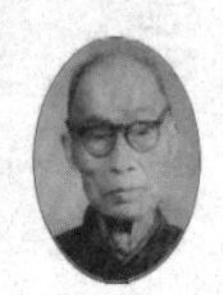

蛇咬加南星、川椒。

虫咬加雄黄。

（二十六）五福丹家藏抄本

方剂组成：水银一两五钱，飞白矾二两，火硝二两（用熊胆三个取汁拌晒干同矾研和），朱砂一两，同雄黄一两研合一处。

操作过程：用小锅一口，先将硝矾末堆于中心，用手指插一窝，再将朱砂末倾放硝，矾窝中，又以手指捺一窝，再将水银倾放朱砂窝中，上以丹碗盖定，外以盐泥周围封固，放炭火上先文后武火升三炷香则药即升于碗上，离火冷定去泥开看如沉香色者佳，研细收贮备用，专治发背疔疮，起钉拔箭俱佳。用时先将疮头以乳汁或糯米汤点湿，然后掺药于上，过一、二时辰再掺一次即可消散。

（二十七）截疟丹录竹堂验方

方剂组成：水银一两，硫黄五钱。

操作过程：共为细末微水炒死后加入人言五钱，同入罐中盐泥封固升打三香，待冷定后取出。又以黑豆廿粒水浸胀后研烂为丸，如赤豆大，朱砂为衣备用，凡疟疾发过三四次后方可应用。用法于该发日五更时用井花水向东服下二丸，再熟睡一时即愈，如过五更后则虽服无效，此点必须注意。

（二十八）万金不传九转灵丹家藏抄本

方剂组成：水银十斤、硫黄六十两。

操作过程：先将硫黄用铁锅熔化，次下水银，用铁铲拌炒，备好醋一碗，待炒至火焰一冒时即以醋洒之使不燃烧，且不使烧之太过，以成砂为度，收入阳城罐内，铁盏盖口，用滑石调醋封固，铁丝上下缠紧，不使火气冲起铁盏，盏内放水，以炼干十二提为度，至二十三，四提火候方足，用杠炭架于四围炼之，外备滑石调醋一碗，如封口有走丹现象时

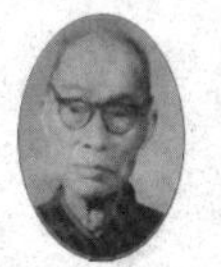

即用麻浸蘸糊补之，俟火候足时取出研末，三转每两砂配硫黄一钱六分，四转照上配硫黄六十两，五转配黄与二次同，六转配黄与上三次同，至九转可类推配法，其效如神。

按：这也是一种灵砂制法，方见家藏抄本，且附有十足迷信的不必要符箓，谓能避万邪、家中蛇虫作祟下炼此丹邪即远避，蛇虫立死云云。水银，硫黄有杀蛇虫作用，炼丹场所散布出来的硫、汞气体能杀蛇虫是可能的，唯“能避万邪”一语似不合实际，此方也可归入到硫化汞方剂中去。

（二十九）红粉升法疡医大全

此丹对一切顽疮及杨梅粉毒（轻粉毒）、喉疳、下疳、痘子（指杨梅豆）等症极有疗效，但须拿定服量，不可过服。

方剂组成：水银一两，焰硝一两炒干为末，用四钱五分，枯矾四钱五分，朱砂一钱为末。

操作过程：以筛过净香炉灰二、三斤，盐卤水四、五斤，取中样新铁锅一口，以砖架起，安朱砂末于锅中如莲子大为度，次取硝矾末研匀盖朱砂上，用秤盘轻轻按硝底样，周围如茶杯口大，次将茶盅盖之，如口外有残余硝矾则吹去之，将盅揭起用筷子在硝矾中间轻轻点一小窝，用茶匙挑水银入窝内，仍将先覆茶盅盖之，次取前香灰用盐卤水调，干稀得所，先将手按茶盅勿令动，随将湿灰周围涂过，只留盅底在外用石压之，次锅下发火烧三香，二文一武，不时视香灰如稍有白色即用棕蘸卤水于灰上刷之为浇水，三香完离火过宿，用斧从旁轻轻凿开，取茶盅用黄纸包收，临时刮用。

粉霜必以朱砂色为度，如红黄则为嫩，上疮必疼，故须再打一香方始合用。

（1）先用朱砂末，急性子各一钱五分，于锅中炒至烟尽时去药拭净、用硝、汞升打如法谓之净锅。

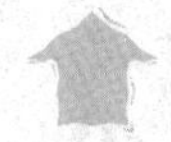

（2）用煅石膏、赤石脂各二两为末，盐水调和封口，次以香灰盖之更佳。

（3）初打出红粉用棉纸包好，入小布袋内用绿豆水或槐花八两、甘草一两煎汤悬胎煮一、二百沸取袋埋土内一日夜去火毒及硝矾之气。

（4）下疳嚼细茶罨三次掺之即愈，杨梅痘子点之即愈，杨梅喉疳用新笔蘸粉点之即愈，杨梅粉毒用麻油四两，黄蜡熔化为膏，离火候温入红粉一钱搅匀，棉纸摊贴，一日一换。

（三十）郁金至宝起危救死灵丹师成子

此丹专治五劳七伤，极重极危一切恶症。

方剂组成：青礞石、朱砂、雄精、明矾、南铅、北铅、雌黄、磁石醋淬三次各二两。

操作过程：右八味共入阳城罐内封固，升打五炷香后冷定开取灵药，罐盛埋东方净土内四十九日取出另配后药。

配药法：沉香、木香、乳香、没药、郁金、熊胆、牛黄、诃子各一钱、狗宝、冰片各五分，乳细研匀，每灵药七厘配没药三厘，米糊成丸，金箔为衣，服时用蜜水化开，忌铁器，如服此药病愈后稍觉火气者可用次方解之。

黄芩、黄柏、知母、生地、白茯苓各一钱，甘草五分，栀子、陈皮各八分，用水煎空腹服。

（三十一）万宝丹师成子

此丹专治臌膈等症，极效。

方剂组成：水银、火硝、白矾、食盐各一两，明雄五钱，朱砂五钱，青磁器打碎研细二钱。

操作过程：先将水银、磁末共研至不见水银星珠，次下陀僧再研，再下矾、盐、硝、雄、砂共研匀入阳城罐内封固，升香三炷取出灵药待行二转。

二转加法：取前灵药又加水银一两研不见星，又下火硝、

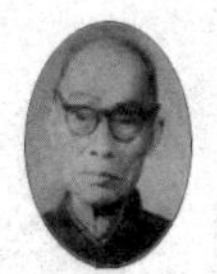

盐、矾各一两，明雄、朱砂各五钱研匀听用，取出山铅四两，打薄剪碎放阳城罐内，再放药末在上，封固罐口打三炷香，取出灵药配后药用。

配药法：每前药一钱用牛黄、狗宝各五分，珍珠、琥珀、直僵蚕糯米炒、全蝎酒洗去头足糯米炒、沉香、川贝母、硼砂、朱砂、雄黄、元明粉、木香、川连、吴茱萸、川芎、白芥子，莱菔子各一钱，巴豆仁甘草水煮去油五分，麝香三分，牙皂八分炒，金银箔各三十张，五倍子一个，打一孔入大黄末填满塞紧，入多年瓦便壶内封口火煅，俟冷取五倍子、大黄为末与前药合匀，用小竹刮青煎汁打糊为丸，莱菔子大，朱砂为衣，初服三分五厘，用雄鼠粪煎汤下，以后只用竹青煎汤加姜汁服。

（三十二）宝丹师成子

此丹治症甚多，随症配用引药灵效非常。

方剂组成：乳香、没药、丁香、雄黄、朱砂、轻粉各一钱，当归、白芷、槐花各三钱。

操作过程：共为细末听配灵药，如毒在上者加升麻，在下者则加牛膝、木瓜，随症引用，内中加牛黄更妙。

灵药方：制白砒、制土硫各四两，共末入罐封固，打香四炷，取盖上药如琥珀色者佳，黄色不用，约有灵药六、七钱谱，米糊为丸，重二、三厘，遇病随引加减。

按：此方与外科十三方石青同，即硫化砒。（但所取者是烟硫）

（1）治毒气流入大肠，瘰瘘久治不愈，并流注恶症，用灵药加至三分，日二服，白汤或酒下。十三方谓烟硫有毒不可服，则专用烟硫。

（2）杨梅结毒在头上者宝丹一钱五分，重者三钱，灵药五厘，川芎、藁本各二钱，皂角一枚煎服。

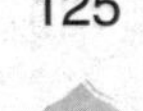

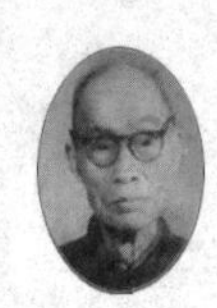

(3) 结毒在面上者宝丹一钱五分，灵药一分，川芎二分，土茯苓四两，煎汤食后服。

(4) 结毒在口鼻者宝丹二钱，灵药一分，桂枝、川芎各二钱，土茯苓四两煎汤食后服。

(5) 结毒在脚上及脚底者宝丹一两，灵药三分，天花粉一两二钱，沉香五钱，共为细末，丸粟米大，日进三服；每次一钱土茯苓汤下。

(6) 结毒在两耳者宝丹一钱五分（重者二钱），灵药一分，天花粉一两，川芎三钱，共研细为丸，每服三分，土茯苓汤下。

(7) 结毒在两臂者宝丹三钱，灵药五钱，柴胡、川芎、土茯苓汤下。

(8) 结毒在腰胁者宝丹四钱，如重五钱，灵药一分，若臭烂甚者再加灵药一分，天花粉一两，杜仲、牛膝各三钱为丸，每服五分，土茯苓、皂角、小麦汤下，日三服。

(9) 结毒在两腿者宝丹三钱，灵药一分，牛膝三钱，天花粉五钱，土茯苓四两，煎汤食后服。

(10) 结毒在小便上者宝丹五钱，灵药二分，煅牡蛎一钱，白术一两，人参二钱，土茯苓三两，共为细末，蜜丸如绿豆大，每服一钱，土茯苓四钱五分，牛膝三钱，花粉五钱，煎汤空心下。

以上结毒诸症看人虚实处理，如虚者皆可量加人参、黄芪、白术煎汤补之。

(11) 治痈疽发背，毒烂不愈者宝丹四钱，灵药一分，蟾酥三分，为末蜜丸，莱菔子大，每服六、七分，日三服，海藻、昆布、夏枯草煎汤下。

(12) 治瘰疬：宝丹三钱，灵药一分，滑石一两为丸，每服三钱，牛膝一两，土茯苓三两，皂角一枚，煎汤空腹服之。

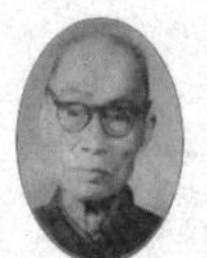

(13) 治串病不愈，宝丹六钱，灵药一分，天花粉、滑石各一两为末，米糊丸如菜子大，每服五分，海藻、昆布、夏枯草煎汤食后服，日三次。

(14) 治阴囊空烂宝丹四钱，灵药一分，滑石一两，米糊为丸，牛膝三钱，土茯苓四两，皂角一枚，煎汤食远服。

(15) 治身肿红色有风疮、热疮者宝丹三钱，灵药一分二厘，牛膝三钱，土茯苓四两，皂角一枚，煎汤食远服。

(16) 治遍身筋骨疼痛，坐卧不安，行走不得，远年者用宝丹五钱五分，灵药一分五厘，牛膝三钱，独活二两，土茯苓四两，共为末，丸绿豆大，每服一钱，皂角煎汤下。

(17) 治远年臁疮宝丹五钱，灵药一分五厘，牛膝三钱，木瓜一两二钱，共末蜜丸，每服五分，土茯苓四两，皂角一枚煎汤下，日三服。

(18) 治妇人玉门肿痛或下膀胱手足不能动，宝丹五钱，灵药一分五厘，滑石一两，牛膝三钱为末，米糊丸，每服一钱，土茯苓四两，皂角一枚煎汤送下，日三服。

(19) 治咽喉肿痛宝丹二钱，灵药一分，天花粉、桔梗、射干、山豆根各三钱为末蜜丸，每服一钱，土茯苓三两煎汤送下，日三服。

(三十三) 神仙一剪梅师成子

方为无为真人流传，乃济世之神方也，专治五经痰火，久咳气喘不止，吐血紫痰红色，诸药不效，难疗之症。此药一进血自归经，三服见效，七服除根，先炼成阴阳二丹，然后再同他药配合成丸，随症加用引药。

阳丹法：水银、铅、硼砂、明矾各一两，火硝二两。

右先将铅化开，次入水银搅拌成砂，研碎再入后三药再研匀，入罐封固，打火三炷香开取盏上灵药配用。

阴丹法：水银三两、硫黄八钱。

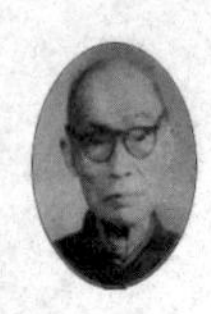

右共研为末，入勺内炒硬倾地下，待冷取起再研，入罐封固，打火三香，取盖上灵药配用。

配法：阳丹二钱，阴丹八钱，再阴丹二钱，阳丹八钱，共配二两听用，入后药成丸。

加药方：辰砂、胡黄连、青黛、绿豆粉、白糖各一两，沉香、海蛤粉、天竺黄、儿茶、冰片各三钱，熊胆、麝香、牛黄各五钱，共为细末，再用嫩滑石一两磨浓汁调丸，如梧子大，每服三、五粒，照后各经病症用引药煎汤用送下。

（1）心经受病吐血成片鲜红者：用远志肉、甘草汤煮，白茯苓乳汁浸过，石莲子枣仁炒研，甘草煎汤送下五、七丸。

（2）脾经受病吐痰稠黏不断带血丝者：用青皮、陈皮、白术土炒，甘草煎汤送服七丸。

（3）肝经受病吐血成紫玄色者：用龙胆草、甘草煎煮过，柴胡、炒白芍、青皮、甘草煎汤下七丸。

（4）肺经受病吐痰黄白色作血腥者：用知母、贝母、杏仁去皮尖、桑白皮蜜炙、甘草煎汤下七丸。

（5）肾经受病吐痰成块如鱼冻者：用知母乳汁浸炒、五味子、枸杞子、黄柏盐水炒、甘草煎汤送下五、七丸。

（三十四）柱下遗佩丹师成子

治瘰疬已溃未溃，杨梅结毒，痈疽等恶疮。

方剂组成：水银、火硝、白矾、皂矾、食盐各二两。

操作过程：右共研匀，结胎封固升三炷香，一文二武，冷定取出升药配后群药用：

如升药三钱外加蜈蚣酒炙、全蝎酒炙、僵蚕炒、防风晒、山甲土炒、三七炙、朱砂、雄黄、乳香、没药各一钱五分，合前药为丸，朱砂或花粉为衣，每日清晨空腹服七厘，陈酒送下。重者土茯苓汤下二丸，四十九日内忌羊肉、生冷等物。如若口破可用绿豆煎汤漱口，停三两日再服，轻则十服，重

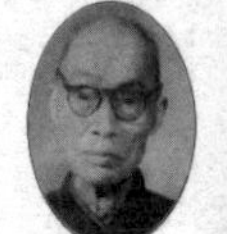

则一月必能痊愈，验若桴鼓。

（三十五）十宝丹师成子

此丹是与“太宝灭巢丹”、“灵砒”等二方合用，是三位一体的一个丹药方剂。

方剂组成：牛黄五分，冰片三分五厘，归尾、阿魏各一钱，白芷、丁香、乳香、明雄各三钱，槐花一钱二分，没药二钱。

操作过程：共为细末再加太宝灭巢丹五钱备用。

1. 太宝灭巢丹

方剂组成：水银一两五钱，火硝一两三钱，白矾一两，食盐一两，硼砂三钱。

操作过程：照红升丹升法文武火三炷香，丹成收丹备用。

2. 打灵砒法

白砒四两，先用绿豆水，甘草水煮干，然后入罐封固打火三香取出配前二料药，米饮调和成丸，如绿豆大，每服五丸，日三服，随症加用引药。

（1）毒在腹者用十宝丹一钱五分，灵砒一分五厘，川芎、藁本、白芷、瓜蒌汤下。

（2）毒在鼻者用十宝丹二钱，灵砒一分五厘，花粉共丸，山栀、川芎汤下。

（3）毒在耳者十宝丹、灵砒分量照前、花粉共丸，川芎、石菖蒲汤下。

（4）毒在喉者十宝丹、灵砒分量照前，花粉共丸，川芎汤下。

（5）毒在背者十宝丹、灵砒分量照前，花粉五钱共丸，川芎、柴胡汤下。

（6）毒在腰上下两胁者十宝丹四钱，重者五钱，灵砒二分半，煅牡蛎一钱，人参五分共丸，黄芪、牛膝、花粉煎汤

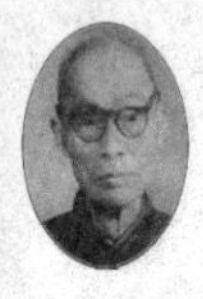

热送下。

（7）毒在腿者十宝丹五钱，灵砒二分半，花粉、沉香各五钱，共丸，木瓜、牛膝汤下。

（8）毒在脚底者十宝丹六钱，灵砒三分半，花粉、沉香各五钱，共丸，木瓜、牛膝汤下。

（9）妇人阴内烂见骨者手足不能屈伸，十宝丹八钱，灵砒三分，花椒三钱，共丸，牛膝汤下。

（10）阴囊作痒搔破流水不干者十宝丹四钱，灵砒一分半，地肤子、牛膝、苍术汤下。

（11）鱼口十宝丹三钱，灵砒一分半，牛膝、牙皂汤下。

（12）筋骨疼痛，遍身红肿不能行走者，不论远近十宝丹八钱，灵砒二分半，牛膝、槐花汤下。

（13）遍身作痒，水肿风疮为血热风，十宝丹五钱，灵砒一分半，花粉五钱为丸，牛膝、川芎、款冬花汤下。

（14）癣毒、痘毒，十宝丹五钱，灵砒一分半，花粉五钱为丸，牛膝、苦参汤下。

（15）瘰疬穿烂日久不愈者十宝丹五钱，灵砒二分半，川芎、白芷、牛膝汤下。

（16）湿疾流注溃烂日久不愈者十宝丹六钱，灵砒二分半，旧琉璃底共丸，夏枯草、昆布、海藻、滑石、花粉、瓜蒌汤下。

（17）发背、痈疽、疔疮、肿毒，十宝丹三钱，灵砒一分，蟾酥二分共丸，川芎、白芷、山甲汤下。

（18）毒在脑顶烂见骨者十宝丹一钱五分，灵砒一分半，川芎、藁本汤下。

以上诸症须用活法，看人老幼、虚实、新久、轻重、深浅，重者不过一月，轻者不过半月收功。若虚者加人参、黄芪、白术、茯苓补之，如虚人服之必发寒热、喉痛、头眩，

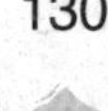

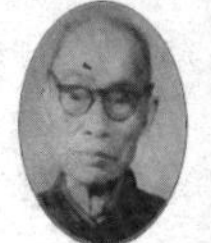

是药力所致切勿疑虑，停一、二日再服可也。忌酒色煎炒，五味发物，服药先用五丸至七丸为止，日进三服，如黍米大。

（三十六）眼科灵药家藏抄本

此灵药升成之后同灵飞散配合使用，能治目疼青肿，功能止泪，明目，去翳，退赤，收湿，除烂，灵效非常。

方剂组成：水银五钱，黑铅五钱，硼砂二钱。

操作过程：先将铅入锅化开，次将水银投入结成砂子，再将硝硼加入研匀入阳城罐内，盐泥封固打火三香，先文后武，丹成之后再同灵飞散配合应用。

灵飞散

炉甘石不拘多少，火煅通红用童便淬七次，水飞净，晒干听用，每一两中加入朱砂、琥珀、珍珠、牛黄、熊胆，均各研成腻粉状各用二钱，灵药三钱，再研极细极匀后备用。

用法：每次用骨箸挑起少许点入眼内，闭目静养片时再点，点后仍然闭目片时，待药力过后用骨箸拨去药渣，温水洗净，每日点二三次，戒辛辣、气恼。

按：此药甘石收湿除泪，灵药散翳拨云，砂、珀、珍珠、牛黄、熊胆解毒、清热、止泪、退赤、明目，举凡一切外障眼疾均可用之。

（三十七）紫阳雪家藏抄本

专治男妇鼠疮瘘症，唯药力甚猛不可多服，年力壮盛者每次可服一分，虚弱者五厘足矣。

方剂组成：水银、火硝、白矾、硇砂、月石、青盐、黑铅各五钱。

操作过程：将前药共为细末安放锅心，次将黑铅捶薄如叶大盖于药上，用碗盖之，盐洗封固，候干以黄土掩极坚实，又用砖石将碗压定然后发火，先文后武升三炷香，冷定取起丹碗，升于碗上者雪也，其色紫白者佳，收贮备用。用时以枣肉

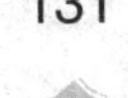

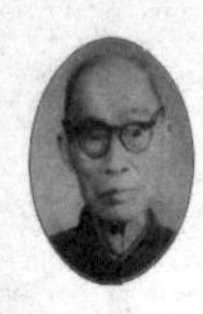

为丸，外用豆腐衣裹紧，不可使药侵犯牙齿咽喉，用黄酒送服，气虚者不能超过六厘，如服药后觉烦躁太甚者，则以绿豆甘草汤解之，如遇瘘疮亦如前法服之，其管即可退出，神效。

（三十八）结毒灵丹家藏抄本

方剂组成：水银一两、白矾二两、胆矾一两、朱砂六钱、白砒六钱、杏仁六钱。

操作过程：共末入阳城罐中严密封固、打火三香，丹成取出加麝香五分研末，香油为丸如豌豆大，五更时用一丸以纱帕包紧放头顶上，并兼服后药，以药渣煎水洗浴周身，避风。可永久不发。

内服药：银花、地骨皮、木通、连翘、花粉各二两，分作四剂，每服加土茯苓八两，水六碗煎至三碗后服之，至四剂时则只用水三碗，煎至碗半时服之。

（三十九）一气白雪丹天德堂奇验方

方剂组成：水银二两，火硝二两，白矾二两，皂矾一两五钱，青盐二两。

操作过程：共末入锅内微炒干，研至水银不见珠为度，入阳城罐内盐泥封固，升香五炷，三文二武，以盏内水沸透退火，冷，取上升灵药加入生石膏三分，冰片五分即成，专治诸疮不收口者甚效。并点云翳障膜，诸疮则调水搽之。

（四十）八厘丹潜庵试效方

方剂组成：水银二两，黑铅一两，朱砂三两，雄黄四两，铅矿一斤。

操作过程：共入阳城罐内升之，以盏内水开穿为率。先文后武，丹成米糊为丸，如麻子大，每服八厘，加等分铁锈服之，功能生肌敛口。

（四十一）龙虎丹陈济生方

此丹功能化腐排脓，去瘀杀菌，力量极强，必须是年久

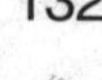

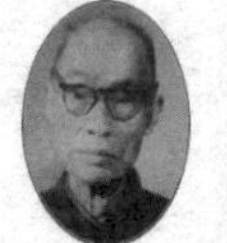

不愈之顽固症而又确有瘀腐者方能施用净品，一般疮痈症候均须配合使用，用时掺少许于疮口内，油膏盖上。

方剂组成：水银二两，火硝两五，白矾二钱，石膏三钱，朱砂两五。

操作过程：将上药分别研细后铺于新铁锅内，用先文后武火烘干成团块，离火放平稳处，取丹碗覆于胎上，周围盐泥筑紧与碗底同高，放大米一、二十粒于碗底以测火候，再将锅胎置丹炉上，仍先施慢火后施猛火炼之，视碗底米焦丹即炼成，将锅离火放平稳处待冷后轻轻铲去盐泥，揭开丹碗则丹即结于碗内，五彩鲜艳有如天际朝霞（此为上丹），露一宿后刮下丹药，加冰片三厘同研如粉备用。

（四十二）大造丸外科十三方

治顽疮，杨梅结毒远年不收口者，神效。

方剂组成：水银五钱，白砒五钱。

操作过程：用猪精肉去筋膜切如米大，同砒末拌匀，入锅内炒干，加朱砂三钱共前药研末，同水银入罐封固打香四炷，冷定取出配灵药使用。

灵药方

琥珀一钱，乳香一钱，没药一钱，朱砂一钱，共末以枣肉为丸，如绿豆大，一服五丸，二服六丸，三服七丸，四服八丸，五服九丸，六服十丸，七服九丸，八服八丸，九服七丸，十服五丸自止，不必再服，其功必收。在服药时人多昏沉，头重，欲吐不吐，只服猪肉汤即可解除。

（四十三）赵氏家传大成丹仙方合集

此丹专治一切痈疽、发背、便毒、脑痈、对口、疔疮以及诸般恶疮、无名肿毒等症，恶肉随腐随脱，欲净不净，疮口反阔，或深一、二寸，或四、五分者，用此丹少许以棉涂上则腐肉速脱而新肉速生。

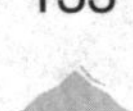

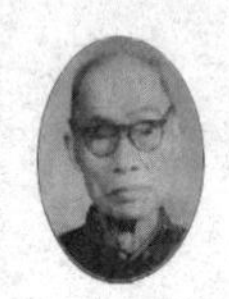

方剂组成：水银一两，火硝一两，白矾一两，扫粉五钱，辰砂一钱，铅粉钱半。

操作过程：先将水银、扫粉、辰砂、铅粉四味为末，再将硝、矾各研细末，用新锅一口，瓷碗一个，以碗盖锅内，四围密固，乃将炭火烧锅底，先下矾入锅内候干，次下火硝，再下水银、扫粉、辰砂、铅粉盖定，后用滑石为末坐碗口，再用河沙坐底，留碗底在外，用重物压定，微微吹火，候至锅内通红，以二炷香为度，去火取出，看碗内大约有丹一两许，用刀刮下入麝香二分同研极细涂于疮内，深者数日而平，阔者即效。此生肌去腐之圣药，提内收口之良方也。极灵极效不可轻视。

（四十四）提疬利骨丹仙方合集

此方俗名“利骨丹”，凡瘰疬坚硬，年月深远，欲溃不溃，欲散不散者以此丹点之即能分离落核。

方剂组成：水银一两三钱，火硝一两，皂矾一两，白矾一两。

操作过程：同大成丹。

用法：凡一切瘰疬不穿散者用瓷针刺顶出血，以此丹点上，用瘰疬膏贴之，七日之内其疬即破，核自落出。

附1：瘰疬膏方

马钱子一两，生姜一两五钱去皮，黄丹二两，密陀僧一两五钱，大蒜两五。

右用麻油十二两将马钱子、生姜、大蒜三味煎枯，至黑色时以黄丹加入油内再熬至滴水成珠时去火，以陀僧为末入膏内搅匀埋土中七日，取出以纸摊膏待用，凡瘰疬刺顶后即以此膏贴之即能腐肉自脱，新肉自生。亦可施用瘰疬生肌散。

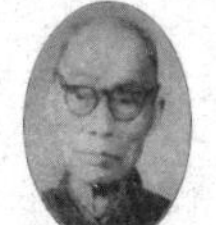

附 2：瘰疬生肌散

铅粉五钱，赤石脂三钱，煅石膏三钱，扫粉一钱，麝香一分，右共为细末。凡瘰疬溃烂，腐肉已尽而新肉不生者以此散布之，数日即可收功。其他疮之不收口者亦有同样功效。

（四十五）朱砂丹家藏抄本

此丹专治瞽目无光，或年久哽疾回食立效。

方剂组成：水银二两，朱砂三两，明雄四两。

操作过程：右共末入阳城罐内封固，升香三炷，丹成取出加琥珀一两，用黄蜡熔化乘热众手成丸，如梧子大，每服一丸，瞽目用开水送下，哽疾回食用无根水送下，如不止则用土狗（喇喇姑）七枚瓦上焙干研末开水调下，虽垂危者服之亦可济一时之急。

（四十六）拔管神丹方外奇方

此丹功能拔出顽疮瘘管，极有良效。

方剂组成：面信一两，鹅管石一两，生白矾一两，飞明雄一两，薄荷冰三钱。

操作过程：先将雄黄一半铺底，次将四味放中，再用雄黄盖顶，然后升香三炷，丹成约六、七钱，再加冰片三分，薄荷六分，没药三钱去油，用时以猪鬃黏白及裹成线，晒干纳入患处，每日一次，三四次后即能将管拨出，然后再用生肌敛口药收功。

（四十七）提毒丹湖海秘录

此丹专治下疳诸症，极其灵效。

方剂组成：水银三钱，火硝三钱，白矾三钱，青盐三钱。

操作过程：共末照红升丹法升成取起连丹底同研，面糊为丸，如黄豆大备用。

服法：初服九粒，次服十一粒，三次服十三粒，四次服

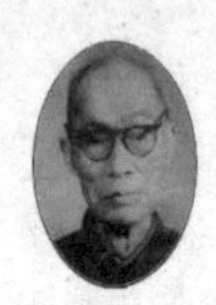

十五粒，五次十七粒，六次十九粒，若毒重不愈者仍回转九粒照次服之，俟口腔发肿不能饮食五六日毒尽方可用下凉药，平时以土茯苓煎水代茶多饮。

（四十八）扫毒百灵丹民间秘方

此丹专治杨梅结毒，鱼口下疳，遍身流注，诸瘘恶疮，无名肿毒，穿鼻落骨，恶毒顽疮蚀毁皮肉，骨出，多年梅毒不能屈伸，漏蹄流注穿破日久不愈等症皆有奇效。

方剂组成：粉霜五分，灵药五分，牛黄一钱，归尾五钱，白芷梢五钱，小丁香五钱，乳香六钱，没药六钱，槐蕊五钱，麝香二分。

操作过程：共研细末，以老米糊为丸如莱菔子大。随病轻重每次由五丸至二十丸，小儿由一、二丸至四、五丸。随症加引更效，外敷用火酒研调，忌酒腥生冷韭蒜发物、过饱、房事等。

附1：粉霜炼法

方剂组成：水银一两，火硝一两，白矾一两，青盐一两，绿矾五钱。

操作过程：共研至不见星珠放一小铁锅内，以丹碗叩上，用煅石膏醋调封固，木炭火烧炼三炷香时，先文后武火，三炷香毕取下丹锅晾冷，揭开丹碗即见粉霜升于碗内，色白者佳，红黄者不可用。

附2：灵药炼法

方剂组成：人言五钱，硫黄三钱。

操作过程：照粉霜法文武火炼四炷香时，药成如琥珀色，刮下备用，别色不佳。

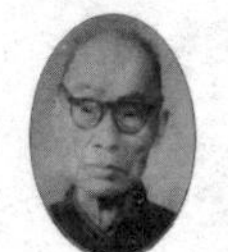

（四十九）九龙丹师授方

九龙丹是倪静庵师傅传授的方法。

处方：水银45克，火硝120克，白矾60克，明雄6克，朱砂6克，铜绿6克，胆矾6克，扫粉6分，滑石15克，皂矾6克。

炼法：按照升丹常规进行操作。

适应症：一切疮疡均可应用，功能化腐、去绵、退管、出骨、托毒等极有效验。

（五十）混元丹师授方

混元丹是玄门四大丹之一，是廖复阳老师传授的一个秘方。其升炼方法，类似《外科十三方》的三打灵药，既供内服，亦可外用。经过多年临床实践确有一定的疗效，也是一种丹头。处方：计分三组：

一组：水银60克，火硝60克，白矾60克，皂矾60克，太阴元精石60克，朱砂60克，硫黄15克，雄黄15克，硼砂15克，硇砂9克。

二组：水银60克，火硝45克，白矾30克，太阴元精石30克，朱砂30克，硫黄15克，硼砂15克，硇砂9克。

三组：火硝21克，白矾21克，皂矾21克，硫黄9克，雄黄3克。

炼法：分成三转升炼。

第一转：第一组药除水银、朱砂、雄黄三味外，余七味共研入锅炒之，至老黄色时取起，然后加入后三味和匀入罐封固，用三文一武火炼之，共火四炷香，武火中须擦盏，火候足时冷定取下丹药准备二转。

第二转：将二组药照前炒研后，同一转升药研匀入罐封固，按照一转火候进行三打。

第三转：将前两种药物同二转升药研匀入罐封固，照一

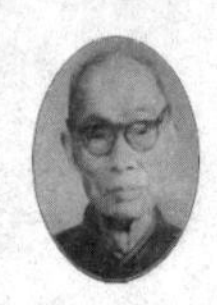

转法进行三打，三打毕时取出丹药，贮入瓶中封口，沉入井底，一周退火备用。

用法：

1. 风寒湿气留滞经络筋骨疼痛者，以本丹9克，加制乳香9克，没药9克，朱砂0.5克，麝香少许，酒糊为丸，如梧子大，每服1~2丸，酒送下，日三次。

2. 腹中冷气久不愈者，以本丹9克，加良姜3克，胡椒3克，共末，每次以川椒或砂仁汤下0.9克，日三次。

3. 中满、臌胀、水肿者，以本丹6克，加沉香5克，木香5克，土狗3枚（炙去头足），糊丸如绿豆大，每日空心用白商陆、砂仁汤下3丸，以平为止，次用调理之剂以善其后。

4. 五种黄疸者，整青皮焙、整陈皮焙、芫花醋泡焙各等分研末，每30克末中，加入本丹0.3克，空腹开水送服0.15克。

5. 虫积腹痛者，用百部30克，槟榔30克，煎水服本丹0.15克。

6. 九种心痛、小腹疝气者，用砂仁30克，陈皮30克，醋炒香附30克，木香9克，炒小茴30克，荔枝核30克，枳壳45克，沉香15克，加本丹9克，糊丸如梧子大，每服6克，黄酒送服。

7. 偏正头痛，百药无效者，用炒香白芷75克，川乌头半生半熟30克，共末，加入本丹3克，开水送服0.03克。

8. 大人羊癫风、小儿急惊风者，用生石膏300克，朱砂15克，共末加入本丹9克研匀，成人每服9克，小儿一岁者3克，一岁以后俱用5克，开水冲服。

9. 诸般腹痛者，用乌药、香附等分为末，每30克中，加本丹0.06克，每服3克，开水冲服。

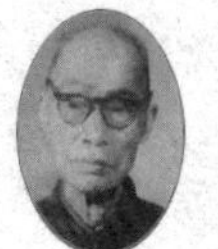

10. 水泻者，用白术30克，车前子15克，煎水冲服本丹0.03克，泻可立止。

11. 年久气喘者，用莱菔子炒末，每30克中，加本丹0.15克研匀，每服6克，临卧开水冲服。

12. 风寒痹痛者，用续断、川乌、草乌、防风、牛膝煎水，每次冲服本丹0.03克。

13. 白痢腹痛者，用三七、当归、生地煎水冲服本丹0.03克。

14. 痢疾后重者，用当归、木香、川朴、大黄，煎水冲服本丹0.03克。

15. 瘀血积块者，用红花、玄胡煎水冲服本丹0.03克。

16. 腹中癥瘕者，用三棱、莪术、桃仁煎水冲服本丹0.03克。

17. 破伤风者，用制南星30克，防风30克，蝉蜕15克，共末加入本丹3克和匀，每服9克，热黄酒冲服本丹0.03克。

18. 妇女月经不调者，用延胡、当归、益母草煎水冲服本丹0.03克。

19. 妇女月经不调、瘀血作痛或癥瘕痞块者，用红娘3克，与米同炒，炒后去头足为末，加本丹0.3克，每服0.24克，空心红花汤调服，日三次，以行为度。体质虚弱者，则单用米，不用虫。

20. 妇女血崩者，用甜杏仁皮炒炭存性为末，每30克中，加入本丹0.03克，每服9克，黄酒送下。

21. 妇女乳痛者，用丹参、瓜蒌、赤芍、没药煎水冲服本丹0.03克。

22. 妇人月经不止者，用莲蓬烧灰存性为末，每30克中，加入本丹0.06克，每服6克，热酒调服。

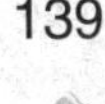

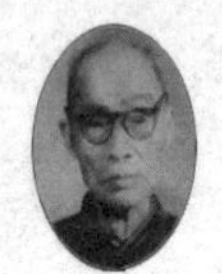

23. 产后恶露不尽、小腹疼痛者，用归身18克，川芎12克，炮姜0.15克，桃仁0.15克，炙草3克，煎水冲服本丹0.06克。

24. 杨梅初起者，用臭牡丹根研末，每60克中，加入本丹0.3克，每服9克，好酒送下，盖被取汗即愈，不愈者，可再服二、三次。

25. 杨梅结毒发于咽喉、腐烂疼痛、汤水不入者，用硫黄30克，青黛3克，研末入本丹0.03克，每以3克开水调服，其痛即止，并可进食。

26. 外擦梅毒者，用雄黄5克，轻粉3克，杏仁50粒，共末入本丹0.5克，以猪胆汁调搽，三日即愈，效果很好。

27. 拔疔疮者，用蓖麻仁10粒，银朱0.6克，共末入本丹0.3克，水调敷于疔疮四周，留出疔头，约2~3次疔头即出，内捣菊花汁一盏服之更妙。

28. 瘰疬已溃、腐肉不去、疮口不合者，用松香30克，白矾9克研末，加本丹0.3克，麻油调搽，亦可干掺，看情况处理。

29. 金疮、一切恶疮者，用广丹皮、煅石膏各等分为末，每30克末中，加入本丹0.3克，用时撒布疮上，外用膏贴。

30. 杖疮不愈者，用生半夏、松香各等分为末，每30克末中，加入本丹0.3克，用时撒布疮上，外用膏贴，三次即愈。

31. 黄水疮者，用煅石膏15克，煅龙骨15克，枯矾9克，松香9克，共末，加入本丹3克，研细匀，用蛋黄油调搽。

32. 指头疔者，用雄黄21克，白芷9克，为末，加入本丹0.3克，入雄猪胆内调匀，套于指上，即可以痊愈。

33. 痄腮者，用陈石灰烧七次，地上窖七次研末，每30

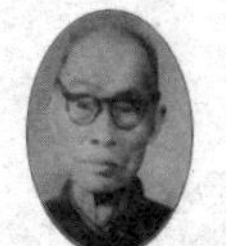

克末中，加入本丹0.3克，醋调敷之。

34. 臁疮者，以本丹0.3克，童便九制炉甘石30克，同化猪油调和成膏，涂搽疮上。

35. 刀砍斧伤者，用生半夏末30克，本丹0.15克，研和，开水调敷，即生肌敛口。且愈无瘢痕。

36. 一切湿疮者，用松香60克，广丹皮30克（微炒），炒铅粉15克，青黛60克，头发少许，一同煅枯为末，每30克中，加本丹9克，以麻油或蛋黄油调敷患处。

（乙）降丹类

（一）白降丹续命集

白降丹是中医外科的丹药方剂，现在也只有红升、白降两种丹药方剂，才在我国各地广泛流行。其他许多优于红升、白降的丹药方剂，都未得很好的使用，有的甚至失传，或接近失传，深为遗憾！白降丹的炼法，各有师承，各有体会。四川简阳县何仲皋老医生写的白降丹炼法流程歌：

始将金鼎化三仙，加入硼砂与盐矾。
升火初初将胎结，白烟团起悟纯恬。
拈转仰盂成覆碗，水下润而火上炎。
火尽丹成天将晓，白雪满地水涓涓。

所谓“三仙”是指水银、火硝、白矾三味药物。这三味药是三仙丹的处方，加入硼砂、食盐、皂矾后，即是白降丹的基本处方。“胎结”是指初步坐胎。“白烟团起”是火候要领。“拈转仰盂成覆碗”是胎坐成时将罐连药覆于瓷盘内。“水下润而火上炎”是将盘放于水盆内，周围用河沙掩护，

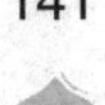

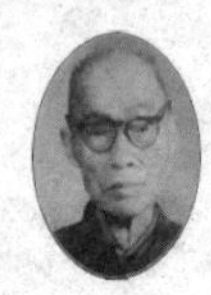

露出罐的下半部，即就罐底露出部分以炽炭掩住加热。“火尽丹成天将晓”是指自加热至完毕、冷却及取出反应物的时间。“白雪满地水涓涓”是指反应物的形状如絮如雪。

白降丹的处方，各家稍有不同。《医宗金鉴》的处方，是水银、火硝、白矾、皂矾、食盐、硼砂、朱砂、雄黄八味。方中硼砂是助熔剂，雄黄则有的方中不用。此方特点是方中用有火硝，氧化作用强，生成氯化汞反应也比较强，这是与过去崔氏方有了进步的地方。此处的白降丹配方，是我几十年中的常用处方，副作用比较少。

处方：水银 30 克　火硝 30 克　白矾 30 克　食盐 30 克　皂矾 15 克　硼砂 12 克　朱砂 18 克　雄黄 3 克

配方中的火硝、白矾宜分量相等，水银稍轻，食盐必用足 45 克，轻则力缓，重则疼痛。

炼法：

1. 将全部药物（水银除外）先分别研细，次将研细各药物合而为一，再将水银加入研匀备用。

2. 将研匀的药盛于阳城罐内，并用竹片刮平，置于火炉上，以文火缓缓烧之，使罐内药物熔化。此时定要注意火力是否平匀，是否文火。熔化药物先起灰色泡，次起白色泡，再起金色泡，适为半罐面上倏焉五色俱备，是结胎已成之证，马上将罐端下，并观察罐内药物是否凝而成草绿色，且要药与罐壁紧密接合而无缝隙。这步结胎工作最要仔细，火太大则老，则干枯，胎不团结，烧炼时药必坠下（名为坠胎）；火力太小则嫩，不干枯，烧炼时药必下流（名为流产），出现这两种现象时，都无丹可收。

3. 将结好胎的丹罐倒扑于大瓷盘中。在罐口与盘底接合处，用盐水浸湿捻条塞紧，再盖上一层纸条，并以盐水调煅石膏成糊状，浇于罐口周围，几分钟后，石膏即硬化。

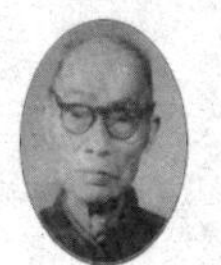

4. 以大陶瓷缸盆一只，里面装满河沙，中间掘一圆坑，中间放一陶罐，满盛清水，将结好胎，封好口的盘罐安放坑口，罐口周围用屋瓦直立围成圆筒形（如能用铁皮做一圆筒更好），填满河沙，只将罐底装药部分露在外面（瓦当高于丹罐，以便加炭）。亦可在地下挖坑，安置丹罐。

5. 一切都布置好后，即将烧红木炭先拈数块平放罐底，听其文火缓缓烧之。烧约20分钟时，再加炽炭，以中火烧之（中火比文火稍强）。至60分钟完后，则需要武火，如火力不旺时，可用扇扇之，以助火势。至90分钟时，即停止加炭，以剩余的炭缓缓烧之，炭烧完后，听其自然冷却。

6. 冷后，将丹罐和盘取出，除去河沙和封口物，轻轻揭开丹罐，即见色白如雪丹药降于盘中及罐口内壁，可用小刀细心地将丹刮下，收贮备用。丹药以放置越久越佳。

药理：白降丹具有强大的杀菌防腐力，能直接与蛋白质凝合而沉淀。其沉淀溶解的过剩毒液，又能蔓延于周围而侵蚀广泛部分，故对腐蚀和杀菌力更强大。

剂型：白降丹的剂型也与红升丹一样，一般可以分成纯丹剂、稀释剂、锭剂、糊剂等四种。除纯丹剂外，都加有赋型物。在配制这些剂型时，必须戴上眼镜和口罩。因为药性剧毒，对眼目、口鼻的刺激性极大，轻则喷嚏流泪，重则发炎中毒，故在操作时，必须特别注意，免致损害健康。

1. 纯丹剂：是将炼成丹药研成细末，不加任何赋型物的一种纯粹丹剂。一般多用于已经化脓而不穿头的阶段，以代替刀针切开引流。此外，也可用于疔疮、上皮癌等疮毒。

2. 稀释剂：是根据疮口情况，加赋型物配成的剂型。赋型物大都采用石膏粉，以丹药一份，石膏九份配成者，称为九一丹。或者丹药更多，石膏更少也可以，是以疮的需要为转移。这类稀释降丹一般多用于痈、疽，一切疮疡切开或穿

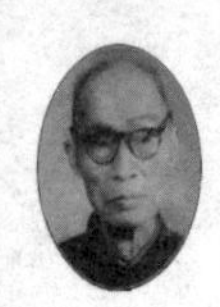

溃后之有腐肉，及一切疮疡有腐不化者。

3. 糊剂：是以降丹同赋型物面粉配成的一种剂型。成分多少可按照实际需要而配合（如丹药15克，面粉3克）。其法是将面粉加水调成稠糊，然后加入丹药拌匀即成，倘放久变干时，可临时加入开水调稀使用。

4. 锭剂：是以降丹制成锭子（又叫药线或药捻），直接插入瘘管及较深窦道，或疮口过小溃疡引流不畅，或深部溃疡有绵管多骨者的一种药条，俗称捻子。配制方法，是将糊剂（须较干者）用手指捻成如线香状条形，阴干备用。在捻制时，往往手指起泡，甚至化脓溃烂，故最好戴上橡皮手套，以保安全。黏合料可用煮米糊条，如用废针筒压制更好。

适应症：白降丹在外科方面的使用范围极广，如瘰疬、痰核、痔疮、瘘管、多骨、湿痹等外科疾病都可应用。功能杀菌、防腐、蚀恶肉，都有良好效果。

用法：

1. 疮疡初起红肿坚硬，未成脓者，用蓖麻油调丹少许，扫于疮上，外以膏药盖之，即能消散。如欲速消者，则用清水调丹，点在疮头上，不用膏盖，约半至一小时，患部即起水泡，将泡挑破出水，疮即可消散。

2. 如疮已化脓，按之应指者，即可咬头出脓。以清水调丹少许，点于化脓处，外以膏药盖之，次日揭开膏药，疮即穿头出脓，有时还连脓栓（俗称脓头）一齐拔出。脓尽时，即用生肌药物收口。

3. 溃疡久不愈合，浸淫腐烂，瘀肉重叠，或胬肉突出者，以蓖麻油调丹少许，涂于疮面，外贴膏药，两日换一次。在换药时，即见疮面结成黑肉，再用药涂之，数次之后即见黑肉剥离，脓汁减少。至腐尽新生时，即用生肌药物收口。

4. 凡疮头平塌，阴疽根脚散漫者，以蓖麻油调丹少许，

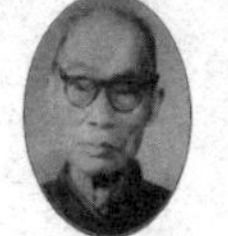

涂于疮面坚硬处，外贴膏药。若次日患部转阴为阳者，则为易治之症。若涂丹数次，仍原封不动者，则为难治之症。

5. 如疮已成管者，即用纯丹锭子插入管内，外盖膏药，次日揭下膏药挤脓。如此约一、二次，管即化为脓汁排出。脓尽时，再行用药收口。

6. 多骨：疮溃日久，内有多骨（亦称余骨）时，亦可用白降丹出骨。其法是将降丹锭子随疮孔大小深浅插入一至数条，外盖膏药。如疮内有骨，即可在换药时，随同膏药拔出，有时到达疮口需要镊子拈出。如用药至三五次，都未见骨出者，则说明疮内并无多骨。

7. 痰核、瘰疬：无论是结核型（核只一个，推之能动）、硬结型（疬破溃后，有核未脱或已成瘘管）等都适用。将制成锭剂用米粒大一粒，放于膏药中心，贴于患处（疬核中心部），约7～10日，即可将核拔出。

8. 痔疮：将锭子插入痔核中心部分，外用膏药盖之。约一日后，痔核即被腐蚀，由崩溃而逐渐化脓脱落，然后再用生肌药收口。

9. 疔疮：疔疮好发于面部、后项或四肢等处，初起如粟，四围坚硬鲜红，也有如蜂窝状者，特别是发生在口唇三角区危险领域的，其症麻木不疼或剧痛，发病急骤，憎寒壮热，是外科门中最急骤、最危险的疾病。万一“散黄”，即有生命危险。可用已消毒的三棱针在疔疮顶部刺入，痛者要刺到不痛，不痛者要刺到知痛，以微见血液为度（就是穿过已坏死组织，微见血液是表明已达尚未波及的好组织，故有痛感）。其深度当视患处肌肉丰瘠状况，自行伸缩，然后插入白降丹锭子，锭的长短较刺入深度略短一些。倘所患已呈蜂窝状者，则须连点数点，插入药锭亦相应增多，以控制延烂，外用膏贴，次日换药时，即变成紫黑色，干性组织呈融和状，

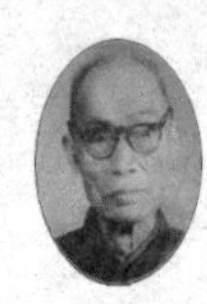

即疔头。这种疔头有时需两日夜时方能拔出。疔头出后，疮底呈现一种红润新肌，边缘整齐，四围焮肿，在一二天内，即可全部消失，再用生肌药物收口。

疔疮走黄：白降丹对疔疮走黄亦极有效。一 18 岁少年面部生疔，被抓破后半天时间，即全面肿大如瓜，神志昏迷，当即以陈白降丹 0.09 克服之，仅两小时后，即神志清爽，肿部全消而愈。唯内服的白降丹，必须以陈至十年者为佳，新鲜白降丹恐有腐蚀胃肠之虞（并须用发糕或馒头包服），故在临床时必须审慎使用，不可草率大意。

10. 湿痹或麻木型麻风症：先将患部消毒，用针刺麻木区数十下（或用七星针刺），然后以纯粹降丹匀匀撒上，外贴膏药，三天之后，痹肉即腐溃脱落，至有痛感时，即用生肌药收口。

用白降丹散肿疡，必须在药涂上患部时，用涂药竹片尽量在涂药部皮肤上细心地将药抹散，使药力尽量渗入毛孔，然后方贴膏药。不能药刚涂上，未经抹散，即贴膏药，否则效力即会降低。如患部已经化脓时，则必须用水调药，不能用油调药。

（二）渴龙奔江丹共十三方

渴龙奔江丹据笔者所学所知者有十数个之多，现依次汇集一处，统一介绍，以供拣择。

（1）笔者师授方一

方剂组成：水银一两，火硝五钱，白矾三钱，青盐三钱，皂矾三钱，硼砂五钱，雄精一两，硇砂一两，银朱二两。

操作过程：降香三炷，丹成之后加入麝香一钱，冰片一钱，研匀备用，功能解毒、取管、化余骨、点诸疮不用刀针。

（2）笔者师授方二

方剂组成：水银一两，火硝五钱，白矾五钱，食盐五钱，

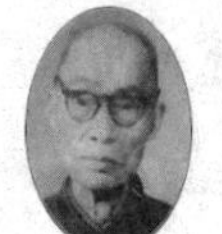

皂矾五钱，白砒五钱，硇砂一钱。

操作过程：照降丹法降香三炷，丹成之后以糯米粉为条，头粗尾细，约长五分备用，专治瘰疬已溃未溃俱效，又可合白降丹为丸内服、如搽恶疮则不用砒、硇、如瘰疬未破者以火针刺破疬头方入药条，如核出而口不封者用三仙丹吹入口内，扫尽后用八宝生肌丹收口。

（3）张少浦渴龙奔江丹

方剂组成：水银一两，火硝一两，白矾一两，青盐四钱，青矾四钱，白砒四钱，硇砂五分。

操作过程：上药先用瓦罐微火熔化凝定（即结胎工作），然后以大竹管装水捆于板凳脚上，将瓦罐倒封竹筒口，后用瓦盆装杠炭五斤安瓦罐上以文武火炼之则药坠入水中，因称渴龙奔江，将水倾去澄取丹药，候水气干时加朱砂、麝香、冰片共研细末收贮备用，此丹善能取管化绵，效力极佳。

（4）李墨荫渴龙奔江丹

方剂组成：水银、火硝、白矾、硇砂、青盐各一两五钱，佛金三十张。

操作过程：上升四小时，冷后取出研细拌以九倍银朱，用米粉为黏合剂搓条晒干即成，不搓条者即名渴龙奔江丹粉，这是成都庚鼎药房的方剂，过去极端保守，即本店学徒也不肯传授，1949 年后由于党的教育启发始公开出来，并已在杂志上公开发表。

（5）家藏抄本渴龙奔江丹一

方剂组成：水银一两、火硝一两、白矾一两、青矾一两。

操作过程：照白降丹法装置降香三炷，丹成加银朱一两，冰片三分即成，如于此方中再加白砒五钱，丹砂三钱则名“水火丹”，此丹功效能化鱼骨管子、取疬核、并治各种恶毒疮疡，疗效极佳。

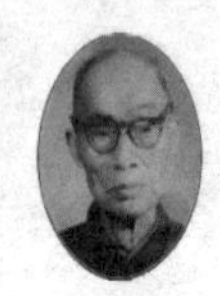

（6）家藏抄本渴龙奔江丹二

方剂组成：水银、火硝、白矾、皂矾、胆矾、青盐各一两，砒石五钱。

操作过程：降香三炷，丹成加丹砂五钱，冰片二钱研匀备用。

（7）家藏抄本渴龙奔江丹三

方剂组成：水银一两五钱，火硝一两，白矾一两，食盐一两五钱，白砒五钱，雄黄五钱，扫粉五钱，硼砂五钱。

操作过程：照降丹法降香三炷，丹成收贮备用。

（8）家藏抄本渴龙奔江丹四

方剂组成：水银一两，火硝一两，白矾一两，青盐五钱，青矾五钱，硇砂三钱，白砒三钱。

操作过程：照降丹法降香三炷。

（9）李守愚授渴龙奔江丹

方剂组成：水银一两，火硝一两五钱，白矾二两，皂矾五钱，青盐五钱，硇砂五钱，金末一两，银末一两，金顶砒一两。

操作过程：照降丹法降香三炷，专治瘿瘤、瘰疬、结核、化脓管、去腐肉、出余骨。

（10）晏霞村渴龙奔江丹

方剂组成：银朱五钱，朱砂一两，黄丹三钱，扫粉二钱，雄黄五钱，寒水石五钱。

操作过程：照降丹法降香三炷，丹成加麝香二分、冰片三分研匀备用。

（11）汤裴臣渴龙奔江丹

方剂组成：水银一两，火硝一两，白矾一两，青矾一两，青盐二钱，硼砂五钱，雄黄五钱，硇砂五钱，朱砂五钱。

操作过程：照降丹法降香三炷、丹成后加冰片一钱、麝

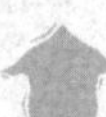

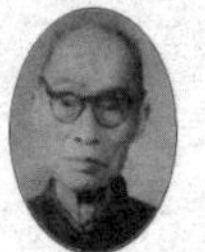

香一钱，研极细末收贮备用。

（12）赖慕韩渴龙奔江丹

方剂组成：水银一两，火硝一两，白矾一两，青矾五钱，青盐四钱，硼砂六钱，白砒二钱，磁石五钱。

操作过程：照降丹法降香三炷，丹成后加麝香一钱，或纯丹或搓条相机使用。

（13）庚鼎渴龙奔江丹真方徐楚江抄来

水银、火硝、白矾、白砒、胆矾、青矾、硇砂、银朱、青盐各九钱，佛金小张（见方一寸）36张。（大张九张）

照降法处理：丹成以银朱稀释。银朱用93两，米粉作捻，每锭一分。

（14）又徐振五渴龙奔江丹

方剂组成：水银一两，火硝一两，白矾一两，青矾六钱，硼砂一两，雄黄五钱，朱砂六钱。

操作过程：先将雄黄、朱砂、硼砂三味研细，次入前五味一同研匀至水银无星为度，入阳城罐内坐胎，以脚盆盛水浮添饭碗一只，将胎罐覆盖碗内，盐泥固济，将炭覆于罐上烧之，候三炷香时丹即降于碗内，收贮瓷瓶备用，愈陈愈佳。

此处收罗的渴龙奔江丹方剂达十三个之多，其配伍内容及制炼方法以及用途等等都大同小异，笔者经常习用者为第一方，其一切作用均与庚鼎药房的成药无大差别，因其丹成之后未用银朱稀释故疗效则反有升高，其余的十二个方除第十方未经制用外，余者均曾制过，且也曾用于临床，故知道这些方剂的功能都无大差别，除了这些以外尚有“兑丹”渴龙奔江丹方，据云疗效超过庚鼎成方，因其不是烧炼丹药故不阑入。

（三）金龟下海丹

这是成都天医药房的一张秘方，曾经专门制售，拥有不

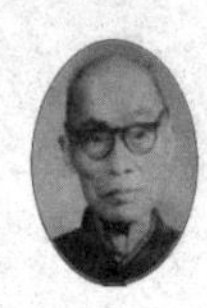

少群众，据云方由海上至人所授，此亦玄门四大丹之一，功能化腐去绵，取骨退管，也能生肌敛口，毫无痛苦，主治痈疽疔毒、瘰疬烂痒、鱼口便毒、各种瘘症以及一切大疮、杨梅等毒均有疗效，与渴龙奔江为姊妹方。

方剂组成：水银一两五钱，火硝二两，白矾二两，皂矾一两五钱，硇砂一两，白砒五钱，磁石一两，雄黄一两，朱砂一两。

操作过程：据原传授人说，制炼此丹务选天医吉日，预先斋戒沐浴，择一静室安置炼丹工具，如后图式布置炼七昼夜，取其来复之义，火候视其盆内之龟安静不动为率，原理是盆内之水要求不必过热，过热则龟即难受而躁动，且能影响丹的收获，是符合科学的温度测验法。廖师传授法是烧七昼夜，我则改为五小时，效果一样。

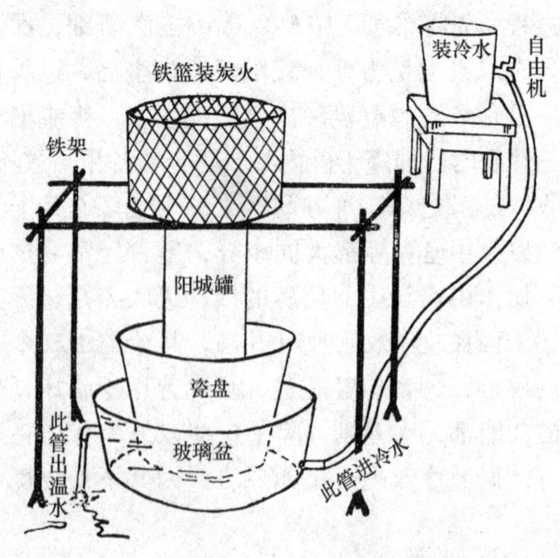

金龟下海丹升炼装置图

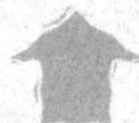

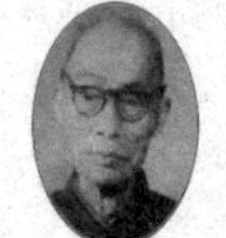

按：此处说明带有迷信色彩，主要是由于社会背景所造成，方书中类似此种文字所在皆有，故不仅本品为然。

功能：消炎，杀菌，化腐，去茧，退管，出骨。

主治：坏死组织，多年溃疡，顽固瘘管，举凡痈疽、发背、瘰疬、痰核、附骨、疔毒、横痃及一切诸疮浑身上下穿溃流脓，或内有腐肉管骨，年深日久不愈者，功效很好。

用法：此丹使用与红升、白降一样，有纯丹、稀释丹和药捻三个类型。

1. 凡因寒邪侵袭经络，阻滞气血不通，失于疏解，逐渐形成痈疽者，不论肿块大小，时间久暂，只要内脓未成均可使用本品，达到消散目的。其法是以蓖麻油将药调成糊状，遍涂患部（涂药后定要用像扇形竹片将药在患部皮肤上多多涂抹，务使药糊尽入毛孔，看不见药的痕迹为准，凡涂糊药都应如此），然后贴上膏药，经过1~3日后，即可消散。

2. 在疮已化脓，而未穿溃时，则将纯丹加水调稀，点于疮头上，外用膏药盖贴，则次日即可穿溃出脓，以代切开引流。

3. 稀释剂，则多用于一切溃疡有坏死组织不脱者，如一次不脱，可连续使用2~3次。

4. 药捻，则专用于各种瘘管及伤口过小的溃疡引流不畅，及深部溃疡有坏死组织。

本丹化裁用法：化裁用法是以有辅助治疗药物配入丹药，与用石膏配入丹药起稀释作用者，有原则上的不同，一般习用方如下：

1. 以本丹2.1克，与珍珠散2.1克配合，在毒已尽将届收口时，掺于疮口上，有显著生肌收口作用。

2. 以本丹30克，红升丹30克，制乳香9克，制没药9克，血竭9克，煅石膏18克，冰片1.5克，共研细末。以米

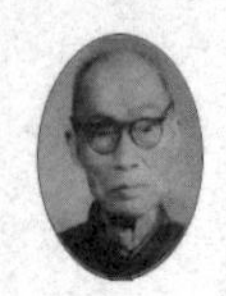

粉为条，阴干。用时以一条插入疮内（孔大者可多插几条），功能拔除瘘管，并治一切疮毒破溃，阴疽日久成瘘，脓水淋漓等症。

3. 以本丹15克，轻粉15克，龙骨15克，雄黄15克，海螵蛸30克，密陀僧30克，麝香0.3克，共研细末。用时将药均匀撒于膏药面上，贴于患部，每2～3日换药一次，专治乳癌、失荣、石疽、横痃、结核及一切无名肿毒等症。

4. 凡痈疽溃后毒尽，出鲜红肉，流稠脓如顽痰如胶条者，以本丹9克，制乳香30克，制没药9克，麝香1.5克，共研细末，每以少许掺于疮口，外贴膏药一张，至疮口皮老为止。

5. 本丹药捻：中医外科药捻有纸条药捻和纯丹药捻等种。纸条药捻是以楮皮纸条做成，其法是以皮纸条捻成麻线状的捻条，并双叠转来再捻成如粗麻线状的捻条，愈紧愈佳，以糨糊遍涂周身，然后在丹药中滚转，使药捻周身平均黏满药粉阴干备用。但这种药捻使用起来是有缺点的，因为捻上黏药不多，插入疮孔后经疮的渗出物一冲，就会将药冲走，降低药力；如插得不规则时，还有变松或者扭曲之弊，并且口小的疮还插不透底，因此有改进的必要。

纯丹药捻；也叫药丁，就是对这一需要改进的。其法是用一种有黏着作用的黏合物，同丹药捣和均匀，做成药捻，粗细长短随需要而决定。黏合料米粉（是已加工的线状条粉，昆明人则叫做米线，不是粉末状米粉），糯米面、大米饭、蒸饼都可以。将丹药同黏合料入乳臼中，细细捣之（如只需少量，则可用手指反复捏和之），捣至十分融合时，捻成1～2寸长的线条状即成。如大量生产时，还可利用废注射管，将药投入管中，然后推出，既匀整，又迅速，是值得采用的方法（丹药类忌接触日光，故只宜阴干）。使用时，根据疮孔

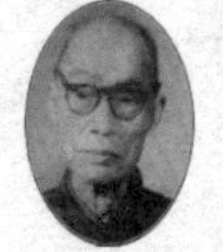

的大小和深浅，尽量将丹药捻插入疮底，孔大者可多插几条，利用疮的渗出液，还可把药丁溶解成为若干倍的药汁。这种药汁在疮内拔毒化腐作用，可以说是无微不至，因此更可以缩短疮的疗程，促进疮口愈合。并因其在疮内有三、四日的溶化过程，保持三、四日的药力，故可在三、四日后，才换一次药。最适合骨关节结核、淋巴结结核、各种瘘管及蟮杠头等病种的需要，是笔者常用方法之一。唯有易断的缺点，故笔者作锭时，用消毒猪毛为骨子，就不易折断了。

6. 疮穿溃后，脓水不尽，或脓稀不稠及疮中腐肉未尽去者，以本丹 0.9 克配四妙丹 3 克，共研极细。使用时，以少许掺于疮口，外贴膏药，日换二次，连掺三日，则腐肉去而红肉生，稀脓亦即变成稠脓。

7. 凡疮疡排脓未尽，而有腐肉留于疮面者，以本丹 15 克，煅石膏 6 克，炒铅粉 9 克，银朱 9 克，共研细末。使用时，将丹药撒布疮口，如有孔道者，则用棉纸捻黏药插入疮孔内，外贴膏药，功能去腐生新。

8. 瘰疡已溃者，以本丹 0.15 克，制甘石 3 克，朱砂 0.9 克，苍耳虫 3 条，共研细末。使用时，撒布白玉膏上，贴于患处，再内服中九丸，以作辅助治疗。

9. 若遇脓疡疮口淡白流水，而不成稠脓者，可将纯丹撒上，次日即可见到疮口红润，成稠脓，而不流清水。对手术后创口久不愈合者，用凡士林纱条黏丹药，塞入窦道中，在初用时分泌物常会增多，以后即逐渐减少，而趋愈合。如上纱条后老是不见好转者，其中必有异物存在，如纱屑、纸屑、朽骨等。出现这种现象时，必须尽量将其清除干净，伤口才能愈合。至于结核溃疡在初用药时，也有分泌增多的现象，但很快即可使溃疡面由缩小而痊愈。如有孔道时，最好是将疮口皮肤切开扩大，即可缩短疗程。内部余波未平时，最好

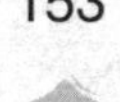

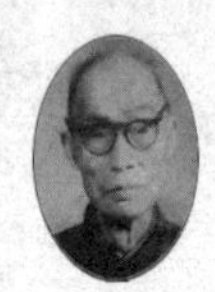

是不要急忙争取提前收口，免致复发。

10. 以本丹3克，巴豆炭30克，蓖麻仁30克，共末，对于一切疮毒溃后拔脓，效果极好。

11. 以本丹3克，轻粉1.5克，黄连9克，银朱9克，冰片1.5克，共研细末，以清油调搽，治湿疹、黄水疮有效。

12. 以本丹1.5克，红砒1.2克，硇砂1.2克，冰片0.9克，共研细末，用时吹入管口，专退瘘管。

13. 以本丹15克，煅石膏15克，炒铅粉15克，共研细末。使用时，制成药捻，插入疮口，有拔毒、生肌、敛口的功效。

附：对口疮病例

陈某某，男，55岁，商店职员，患项疽（对口疮）来诊。

主诉：一个月以前，后颈正中处发生一小疖，如豆粒大，周围发红，硬肿疼痛，自用菊花叶加红糖捣敷，第二天红肿更甚，硬块扩大如鸡卵，痛甚，全身不适，恶寒怕冷，食欲减退，即住进医院，注射青霉素数针，效果不大。疮势继续扩大，自穿数孔，流出白色脓液，夜间疮痛不能成眠，后来我处诊治。

检查：颈后组织完全溃烂，两侧至耳下，上至枕骨，下至颈部大椎之上腐烂成片，右侧耳下有少许坏死组织，其他肉芽均呈鲜红色，伤口边缘皮肤红肿，色暗红，微有压痛，有少许白色稠脓，体温39℃，脉微细，舌苔微白。

诊断：阴性项疽（对口疮）。

治疗：内服化毒排脓内补散，每日三次，每次18克，用温酒送服，稍醉；局部以金龟下海丹薄薄撒布，纱布固定，以十日为一疗程，连续三天后改用金龟下海丹油膏敷。一疗程后复诊，疮口微见缩小，稠脓仍多，照常内服外敷。二疗

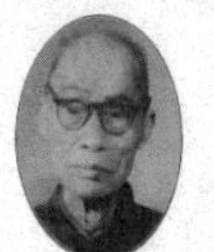

程后复诊，疮面肉色转佳，疮口缩小一半，边缘皮肤浮肿已消，原来暗红色转为正常，有少许脓液，唯饮食甚差，改服香砂六君子汤，外敷药同前。三疗程后复诊，饮食增加，二便如常，右颈耳下仅现有极小伤口，有少许脓液，其他大部疮面已为结痂瘢痕所覆，内药停服，仍以下海膏涂敷。至四疗程时，伤口已完全愈合，结有横形疤痕，从左耳至右耳下皮肤色黯微红，已无痛感，其他均已正常，由于疤痕的牵引，颈部活动暂时不够灵活，治疗就此结束。

（四）白雪丹师成子

方剂组成：食盐、火硝、白矾、皂矾各二两五钱。

操作过程：共研至无星而带青色时入酒瓶内按紧，上用布如瓶口大盖定，再用黄泥封紧，中留一孔依瓶口大，俟泥干再用夏布一块扎于瓶口，用阳城罐一个将药罐对口扎定封固如法，再用大瓷盆一个盛水在内，将药罐倒立，空底立水盆内，其瓶上用砖如法隔之，先将罐内药圈记在何处为止，其火亦到药边为度，或过药一指亦可，药由上罐入下罐即火候过分，其功效同猛火，亦可先文后武，共三炷香。火足冷定取起，下罐内有水，不可使其水湿了上罐口药，开罐取出其药色白疏松为妙，不松亦可用。

此丹能治一切肿毒出脓，用之拔毒去其脓血，未出脓者用之点上起泡自破出水，再用药纸贴之自干而愈，未破者则用陈醋少许调点，如脓溃烂者可用六贤散掺之，若误上白雪丹则痛不可忍，亦敷六贤散用药纸贴之。

附：药纸方

杭州高白油纸一百张，生甘草八两，先用净水十五碗，入甘草煎至六七碗时去渣，再煎至三四碗时将纸分作四块入

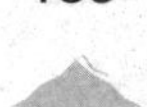

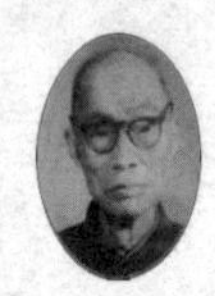

锅，块块见汁、煮干为度，取起晾干备用。

凡点白雪丹泡破出水后用此纸照泡大小针刺百孔泄湿贴之，刺眼以便出水，候愈自脱。白雪丹可能使疮口更开，更烂，故用此纸贴之最妙。

（五）荔奴丹师成子

此丹专治杨梅结毒，并治大麻风，神效。

方剂组成：水银三两，火硝、明矾、皂矾各六两，人言三钱，雄黄一两，铜绿五钱，食盐十二两。

操作过程：共为细末以不见星为度，用银罐七、八个将药分贮罐内，约有三、四分深，放风炉上文火熔化结胎。先要将各罐口磨平，俱覆于铜盘上，外用水一盘坐铜盘于上，加炭火勿露罐，先文后武，一炷香即退火取药。研末为丸如黍米大，每服一丸或二丸，龙眼肉包住，外用豆腐皮裹之，盐汤送服，饿一日药行遍身方可饮食，如此方才不损元气，并治大麻风如神，服药后大便要在空地深坑之处，以厚土掩之勿令毒气伤人。

（六）千金坠蓬莱山樵

此药功专提脓拔毒，退管化绵，疗效良好。

方剂组成：水银一两、黑铅四钱共结成砂子，火硝二两七钱，青矾二两，青盐一两，硼砂三钱，白砒三钱，雄黄三钱。

操作过程：右共研细末，降香三炷。丹成取出以糯米糊捻成药条。临时量毒大小旁刺一孔挤出恶血，然后用条米粒许纳入孔内，外以膏药盖之，四日开视毒气尽出。

（七）金刚丹丹药集锦

此丹专治陈旧性骨伤发生骨痨、骨溃疡、坏疽等症。

方剂组成：水银一两，火硝一两，明矾一两，朱砂三钱，

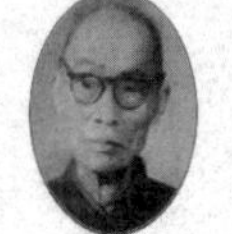

铜绿二钱，铁矾二钱，月石二钱，食盐二钱，信石一钱，铜矾二钱。

操作过程：

（1）将信石、铜矾、朱砂、月石、铁矾等研细备存。

（2）将明矾、火硝、水银分别研细混合。

（3）将上项各药混和均匀，最后加入食盐再搅和均匀移入阳城罐内。

（4）将罐在丹炉上熔融至呈蜂窝状时再置于瓷盆上（平放）预先准备好的沙钵上，又将沙瓦盆移于水盆上冷凝，然后用沙盖覆于阳城罐顶铺平。

（5）将已烧红的炭移至罐顶，约一斤，约一小时半，另加第二次炭，直至完全化灰。放至次日取其降下部分淡黄色粉末的丹。

（八）最白灵药中国眼科学

方剂组成：水银一两，火硝一两，白矾一两，青盐八钱，白砒三钱，硼砂五钱，轻粉一钱，皂矾五钱。

操作过程：用杠炭十斤降七炷香，炭尽取起丹罐，收药贮存备用，此丹用途广泛，功效神速，凡外科疮疡痼疾将此药少许撒布之，痛者止痛，不痛者即痛而变为阳证，最效最灵。

（九）倒打灵药外科大成

方剂组成：水银、火硝、白矾、食盐。

操作过程：先将硝、矾、水银共研，以不见星为度，次用泥固罐子，煨微热入药一角，文火炖化，勿令起泡，至干又下一角，少时下至完下食盐少许，慢火煨至矾枯成坨为度，将罐合于平底大碗内，以罐底高碗沿二指为率，用纸条封口，次用泥二指许，又次以沙填满，与碗口平为则，取碗坐于大水盆，水与碗口平为则，次取红炭砌底四围及底上，煅一香

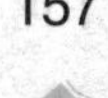

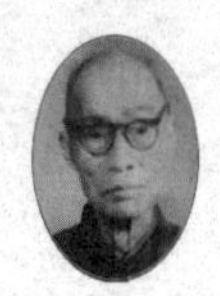

去火冷定，取出罐四旁及碗底灵药约有一钱五六分听用。此法始终只用慢火，性躁有误。

（十）九转大降丹外科图说

高文晋说，此方得之异人传授，按九宫八卦合先后天之旨，所制分量出自河图，以三五七为一家，合十五之数，六一八为一家，合十五之数，二九四为一家，合十五之数，以故分毫不可增减。其中硝、矾、汞各一，盖此三物为君，其分量共计三十钱之数合两十五也，其中玄妙有如此者。凡遇痈疽发背、疔毒恶疮、蛇伤犬咬等症用药厘许以津唾调点毒上，以膏药盖之，毒气收聚顶上自然结成黑肉一块，三四日即脱落矣，神应无比。

白马：一白、即火硝一两。

黑铅：二黑、二钱。

青盐：三碧、三钱。

胆矾：四绿、四钱。

雄精：五黄、五钱。

明矾：六白、一两。

红砒：七赤、七分。

水银：八白、八钱。

辰砂：九紫、九分。（如豆色紫者佳）

先将上药九味除水银外都研细放于阳城罐内，然后放下水银，上则覆一小砂盆，缝处先用桑皮纸搓软嵌于缝道内，又将光粉打潮湿用以封口，极要留心，不可走气。外又将桑皮纸满糊，放于八卦炉中，然后举火合五九四根半香为度，结胎时炷香三根六寸合四九之数，用文火，谓之结胎，只需三小块中匀炭火，不可旺也，炭火当设一总炉以便换炭，四九之香数毕，炉中取出冷定其胎自成，切忌开看，恐伤封口出气即走炉也。后乃另取一小脚缸贮了水，只需齐小砂盆口

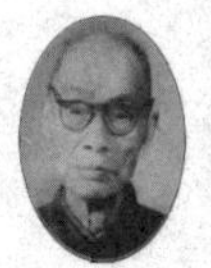

下，再将预备铁丝做就的载火器套在阳城罐底，约露底寸八分（如图）然后取总火炉内旺炭攒围罐底，随少随添，用扇扇拂，又炷九寸香降乃毕矣。取出择一静室中冷定，次日开看盆内所有之霜即大降丹也，以瓷瓶贮好，愈陈愈妙。（按：此方名为九转，实为一转）

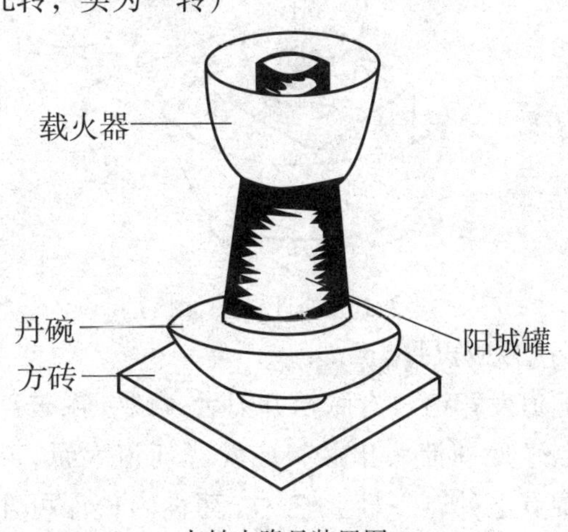

九转大降丹装置图

（十一）八卦大降丹外科图说

方剂组成：金箔十二张，银箔二十张，铜绿二钱，铁锈八分，黑铅一两，大劈砂三钱，活磁石一钱，元精石一钱，蛇含石一钱，金精石一钱，银精石一钱，硼砂二钱，水银一两，火硝二两，矾石一两，大红硇砂三钱。

操作过程：以上各药研细，唯铅汞同入烊汞罐用微火和匀后取起以锉刀锉细，再用微火结于罐底谓之结胎，然后用天柱撑撑之倒合在入和罐内，用白土封固晒干外加护罐，鼎再用土泥细细黏缝，勿令泄气，放在山河盆内砖上（如图）炭火先文后武降三炷半香。

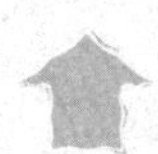

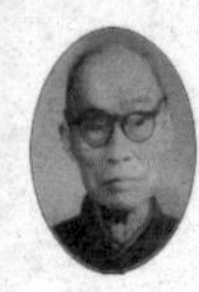

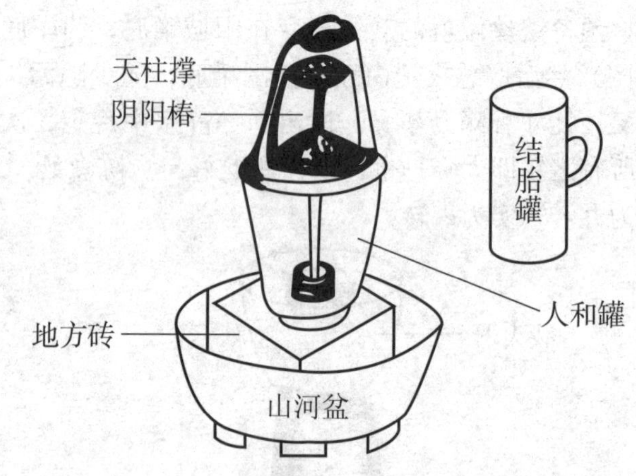

八卦大降丹装置式图

（十二）万应灵丹疡医大全

一切痈疽发背诸毒有脓怕开刀者，以针挑破浮皮，用丹一厘醋调点患处即溃头出脓，或发背痈疽大毒，每用一厘，针挑破醋调点患处，一日上三次，药性内攻深可寸余，毒气有门而泄则毒易消。如根盘大者用丹五厘，川贝末一钱，浓茶卤调敷周围必有黄泡，自有黄水流出，其毒即消。

方剂组成：水银五钱，青盐五钱，皂矾一两，生铅二钱五分与水银同研碎，生矾一两五钱，火硝一两二钱五分，明雄一钱五分。

操作过程：上研极细末，入小瓦罐内炖炭火上熔化，俟药结住罐底，用瓦盆一个将有药罐倒置盆内正中，罐口以盐泥封固，另用一大盆盛水，将药罐安置水内，罐口四围以砖围罐半截，下衬冷灰，然后砖上及罐底俱架炭火，刮下研细，瓷瓶收贮备用。

（十三）万种神应丹外症通用方

不论痈疽发背、疔疮、肿毒皆治。

方剂组成：水银一两，火硝一钱，青矾一两，白砒一两，

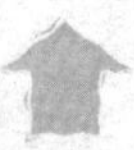

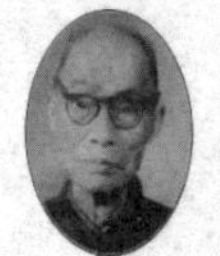

青石五钱，朱砂五钱，食盐五钱。

操作过程：共末，用大销银罐一个，将药入内结胎，后按金木水火土将罐好好合于砂盆内，先盐后泥封口，以文武火炼之，三香为度，丹成取出备用，已经亲试百验。

（十四）提疬丹全国卫展资料

专治颈部或腋部淋巴结核，皮色不变，不痛，内部极硬，推之不动，不问时间长短，功能穿孔提核，化腐生新。

方剂组成：水银、火硝、白矾、青矾各二两。

操作过程：照白降丹法降之，丹成后加米饭一小团捣和，搓成小粒压扁（如黄豆大），用时将丹一粒浸开水中片刻放疮顶上，外以膏药盖之，一日一换，二日后皮肤即破，变灰白色，再将丹如前放上，不可移动地位，小者七至十日即可提出，大者亦不超过半月，周围如有连珠式之痒均可在一个疮口内陆续提出。

（十五）一点雪师成子

统治一切大小疮毒初起，百发百中。

方剂组成：水银、火硝、白矾、皂矾、食盐各四两，白砒四钱。

操作过程：右共研不见星时入罐微火结胎，用木棍筑实，冷定覆于碗上，碗底放水盆一个，砖一块，放碗罐于砖上，加水至碗底七分，另以大砖隔住砌百眼炉，上火下水，看火到底即退火，冷定取药收贮备用，用时以米醋少许，灯草蘸点坏处，毒小者可点二、三点，起出一、二个白泡即消（即吊炙法），毒大者多点几点，或多点几次亦无不消。如遇顽阴之毒服夺命丹一服点之无不收功。

（十六）千金白雪丹师成子

方剂组成：水银二两，火硝五两，白矾六两，皂矾四两，黑铅一两，白砒六钱，雄黄六钱，硇砂一钱末，硼砂炒末

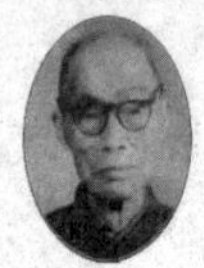

一钱。

操作过程：先将黑铅化开，次入水银研碎，再将盐、矾、硝、皂入锅炒六分干，铅、汞、硇、硼、砒、雄共研不见星装入罐内筑实，降三炷香为度，取出灵药每两配入真蟾酥一钱乳匀收贮。每用少许点毒顶上，未成者立即消散，已成者即起头追脓而愈。如治瘘则用麻黄煎膏做条子插入管内。

（十七）大乘丹

大乘丹简称大丹，是川西北地区民间流行的一个秘方。同名的大乘丹方不少，究竟以何方为真方，无从得知。成都市文琢之老医师求得的一方药比较正确。成都市老外科中医师张蕙卿，是使用大乘丹最有成就的第一人，但是因为社会条件的影响，他不轻易告人。当他去世后，由他的接班人张尧放继承使用。1949年后，张尧放医生参加了医务工作，在党的教育下，将此方公开出来。文老医师的方即为此方，但分量有些不同，唯缺少白砒一味。而张老医师的方，白砒分量太重（60克），将白砒减少为15克，即正合文方“八六五”之总数（八两六钱五分），是文方中遗漏了一味白矾。

处方：水银一两五钱，火硝一两五钱，白矾一两五钱，皂矾一两五钱，硇砂五钱，白砒五钱，硼砂一钱五分，食盐一两五钱。

炼法：按照降丹常规进行操作。

功能：解毒，消肿，散结，化腐，化管，出骨。

用法：疮孔多及无孔者，均用纯丹撒布疮面，外盖膏药；窦道深者，则做成捻子插入，外盖膏药，每两天换一次。

适应症：对于疔疮、发背、对口疮、乳痈、瘰疬、痰核、骨关节结核、久不愈合溃疡、一般丹药不能解决的疑难外症等均适用。

觉人按：关于此方尚流传有一首俚歌，歌为：

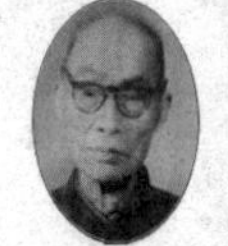

甲，一人圭，千人降，非也。

乙，大丹古，八六五。

歌意是，一人合为大字，千人与圭合为乘字，非指八味药组成，八六五是药物重量。

在临床上，此方效果虽好，但有一些痛感，文琢之老医师经过多次研究，在制法上做了一些改良，即将已降成的丹药，按升丹法再升一次，痛感也消失了。

（十八）八虎闯幽州

八虎闯幽州是师传方。

处方：水银 30 克，白矾 30 克，皂矾 90 克，青盐 12 克，白砒 21 克，雄黄 12 克，硇砂 30 克，朴硝 9 克，鹅管石 12 克。

炼法：按照降丹常规进行操作。

用法：做成药捻使用。

适应症：专门拔毒，取管，出骨。

（十九）九龙归大海

九龙归大海是师传方。

处方：水银 30 克，白矾 30 克，青盐 18 克，雄黄 15 克，白砒 24 克，潮脑 12 克，海石 15 克，月石 3 克，皮硝 9 克。

炼法：按照降丹常规进行操作。

用法：使用时撒布疮面，外盖膏药。

适应症：专门拔毒，排脓。

（二十）化管灵药

化管灵药是柳雨苍交流方。

处方：水银 60 克，火硝 60 克，白矾 60 克，食盐 60 克，白砒 6 克，硇砂 9 克，朱砂 15 克，雄黄 9 克。

炼法：按照降丹常规进行操作，降香五炷。

用法：以米粉条做成药锭用，越陈越好。

适应症：专化绵管。

（二十一）水火金丹

水火金丹是刘伯瑜传方。

处方：水银120克，火硝90克，扫粉6克，白矾18克，白砒6克，磁石3克。

炼法：按照降丹常规炼火五炷。

用法：治瘰疬结核，则点疬点；瘘管，则做成捻子用，外面俱用膏贴，疗效同白降丹，但刺激力则较白降丹弱。

适应症：专治疮疡瘘管、瘰疬结核。

（丙）烧丹类

（一）银强丹民间医验方

方剂组成：水银一两，硝酸一两。

操作过程：先将水银入玻瓶中，次加入硝酸马上瓶内即起剧烈沸腾，同时有浓厚黄烟冲出，即将瓶放入热水锅中加以温热，俟水银完全溶解成为硝酸亚汞时即倾入耐火黏土锅中，就水浴上搅拌之使其蒸发干涸，然后将其残渣研为细末（即盐基性硝酸汞）盛于坩埚中搅拌烧灼之，烧至此粉呈暗红色时取出少许冷之以测火候老嫩，如冷后呈鲜赤色者即为火候适度之证，即可离火待冷即成。因其尚有残余硝酸痕迹，使用时刺激性大，可以增加患部疼痛，故须再用极稀薄之苛性钠液以洗涤之，然后集于滤纸再用蒸馏水加以充分洗涤，洗后再施微温使其干燥即成。又名“红汞丹”或“强水丹”。但须停放一年以上让烈性消失后方可使用，否则不但有刺激作用而且容易中毒。

本丹适用于化脓性痈毒恶疮，对疤骨流疾、溃烂瘰疬、有管疮毒，比红升白降为优良，因其腐蚀性强故用时宜慎。

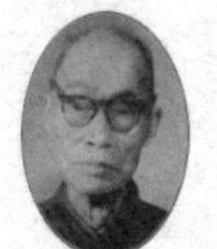

一般用法：如疮面大者则以一两丹药加入梅片一钱研细撒上；如疮深须上捻子者则将一两药加牛黄一分，研细混匀使用；如疮在接近痊愈时则每两丹药中可加麝香一钱研细混匀上疮自愈。

对于一切将要穿破疮疡恶毒可于顶上点丹少许，盖以膏药，即可很快穿溃，可以代刀。

化裁法：如以强丹七成配合银朱三成即可当红升丹用；如以强丹六成配合银朱四成即可当滚脓丹用；如单以纯粹品掺腐肉上则腐肉自去而不伤新肉，比白降丹为优良；如以蒸饼制成药线插入溃孔则可代渴龙奔江丹用。

又一配伍处方是以水银十份，配合30%硝酸（比重1.183）三十份配成烧制亦佳。

按：银强丹向为中国西南地区的民间外科医生所掌握，非常保密不肯轻易传人。实际说来，它就是西药中“红色一氧化汞”（一名红降汞或红汞氧），并无什么了不起。因为他们善于运用有了好的收获故把它自珍起来。一氧化汞有红色和黄色的两种，要是能够掌握好火候的长短大小，就由这一配方也可把它制成黄色一氧化汞。因为红色和黄色是由火力长短上出的花样，加热时间长一些的氧化汞颜色要红些，加热时间短一些的一氧化汞颜色要黄些。不过这种颜色的红黄与红升和黄升药的作用相同，真正的黄色一氧化汞的制炼法是与红色一氧化汞的步骤有所区别的。

要考察烧炼时的火候是否适度有一个简便方法：氧化汞在未离开火时看起来都是黑的，丹的老嫩在估计到火力已足时可把它弄一点出来放在冷处就可看出它的火力是否合度，如冷后呈红升丹样的赤色者就是火候恰好的证据，如颜色仅黄而不带赤则是火力尚未到家的表现，就可把火力再加长一点时间。

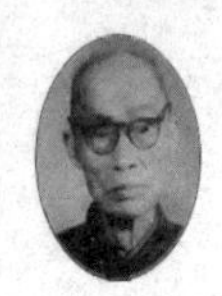

此丹不仅适用于已溃的疮疡而且也适用未溃的疮疡。如遇不能内消已经化脓的疮疡必须开刀破顶时，可将丹点少许在疮头上同时盖以膏药，即可自己穿破不须开刀，故可利用它来代替“吊瘘丹”拔取毒核。要是再在方中加入一味白矾就可成为烧制的“三仙丹”，作用亦与升华制成的“三仙丹”一样，而制炼手续则比升华法简化得多，故在升丹制炼条件不够的情况下很可利用这一方法来制炼“三仙丹”。

（二）枯痔散黄济川方

方剂组成：白砒三两，雄黄一两，白矾四两，硼砂一两，硫黄一两。

操作过程：将各药先分别在研钵中研成粉末，然后将白矾、雄黄、硼砂、白砒充分混合一起放入罐内（沙罐），继用18厘米见方的毛边纸两张重合起来，并在中间开一二厘米见方的小洞，先将纸的边缘濡湿封好罐口，然后再将药罐放在炽热合度的杠炭火炉上加热，在加热过程中有青色的烟气从纸孔中逸出，同时以耳靠近药罐听之，可以听见罐中有似水沸的声响，至约五、六分钟时响声即近停止，随即用黄纸一张卷成漏斗形状，将硫黄粉自罐上纸孔倒入，当即有黄烟气自纸孔发出，约再经五分钟时即将罐从火上取下，放冷后揭去封纸，轻轻用指敲弹，使纸上悬浮的升华物（硫黄华）落入罐中，然后将罐倒转取出罐中饼状药物（由于罐是素烧瓷故放冷后外壁有黄色粉末出现，这种黄色粉末是经瓷孔逸出的升华物，要避免这种升华物的逸出可先在罐面搪盐泥一层即可控制药的逸出），饼的上面为黄褐色，中层为橘红色，底部为白色，贴罐底的部分带灰褐色，饼的重量较原物要损耗约50%，此烧制品中的含砒量（As_2O_3）约为7.49%。

枯痔散的配方甚多，这是成都黄济川医师的配方，在1955年时初经重庆市第七人民医院组织痔瘘疗法小组，将此

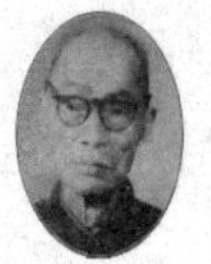

方试于临床，结果证明此散在痔核的治疗上有显著的疗效，从此以后遂将此方推广扩大使用到全国的各个医院中去。后来他们又同刘茂春、黄德渠、高洪鹏等同志合作，用科学方法来加以炼制，分析以求达到规格一致和经济合理，并把烧制的枯痔散和配制的枯痔散以兔耳来做了药理的比较试验，说明了烧制品与配制品的效果是一致的，同时并做出了如下的一些观察和测定：

1．枯痔散的烧制观察及测定

在重庆市第一中医院痔核科医师的主持下，作了原料了解和烧制过程的观察：

原料（见下表）

药物	主要成分	纯度	剂量
白砒（原矿）	As_2O_3	含 $As_2O_3$98.13%	二市钱
雄黄（原矿）	As_2S_2	含 $As_2S_2$98.53%	二市钱
月石（原矿）	$Na_2B_4O_7 1OH_2O$	为大型结晶，品质纯粹，未予分析	二市钱
明矾（工业产品）	$Al_2(SO_4)_3K_2SO_4 24H_2O$	同上	一两五钱
硫黄（硫黄华）	S	为纯品、未予分析	二市钱

依照上述方法烧制的药散，在同样条件下作了罐内外温度的测定，结果如下：

①杠炭火炉温（用热电偶在药罐着火部分测定）为 600 ±50 ℃。

②药罐内煅烧品的温度，随灼烧时间而变更，以 500 ℃

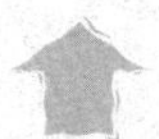

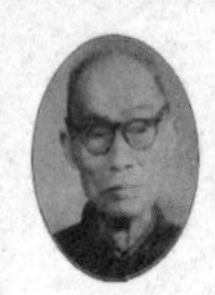

水银温度计在药罐的中心和药的中层测定其温度，最高温度为400±50℃，又因药品表面硫黄燃烧情况不一，所以有时温度较此为高。

根据有关化学资料将各原料间能有的化学反应列后：

① As_2O_3

② $2As_2O_3 + 9S \longrightarrow 2As_2S_3 + 3SO_2 \uparrow$

③ $2As_2O_3 + 9S \longrightarrow 2As_2S_2 + 3SO_2 \uparrow$

④ $4As_2O_3 + 3As_2S_2 \longrightarrow 14As + 6SO_2 \uparrow$

⑤ $4As + 3O_2 \longrightarrow 2As_2O_3$

⑥ $6As_2S_2 + 3O_2 \longrightarrow 4As_2S_3 + 2As_2O_3$

⑦ $S + O_2 \longrightarrow SO_2 \uparrow$

⑧ S

⑨ $Na_2B_4O_7 \cdot 10H_2O$　在200℃失去全部结晶水

⑩ $Al_2(SO_4)_3K_2SO_4 \cdot 24H_2O$ 接近200℃失去全部结晶水

由以上的交互反应推测在烧制过程中的变化，主要有下列几方面：

①含结晶水的药物失去结晶水

②部分 As_2O_3 及S升华

③部分 As_2O_3 及S反应成 As_2S_2 及 As_2O_3

④$Na_2B_4O_7 \cdot 10H_2O$ 在此温度下只会失水，不会分解

⑤明矾失水后分解为 $Al_2(SO_4)_3$ 及 K_2SO_4，由于药罐靠火部分温度较高，部分 $Al_2(SO_4)_3$ 可以分解成 Al_2O_3（分解温度为59℃）。

为了更好地说明在烧制过程中彼此可能起的反应，一共做了八次实验，主要的着眼点是看没有白砒存在时雄黄与其他一个或数个成分共烧有无 As_2O_3 生存，以及生成量的多少，兹将有关的定性试验结果列于下表。

下表中各药品的配合量是按照原配方比例混合的。烧制

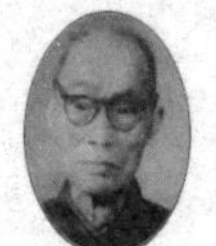

温度同原来条件，由上结果我们看出下列几种情况：

①雄黄单独煅烧由于氧化可以生成 As_2O_3

②雄黄只与月石煅烧生成 As_2O_3 的量较大

③雄黄、月石、硫黄三者混合煅烧，生成 As_2O_3 的量较无硫黄时为小

除去 As_2O_3 各成分混合煅烧试验

成分	As_2O_3
雄黄	0.46%
雄黄、硫黄	0.24%
雄黄、明矾	0.29%
雄黄、明矾、月石、硫黄	0.10%
雄黄、明矾、月石、硫黄	0.22%
雄黄、硫黄、月石	0.56%
雄黄、硫黄、明矾	0.26%
雄黄、月石	4.30%

2. 烧制品 As_2O_3 含量的分析

为了进一步明了烧制品中 As_2O_3 的含量，第一中医院曾把烧制的九批成品枯痔散作了分析。

重庆市第一中医院先后烧制的九批枯痔散 As_2O_3 的含量分析表

批号	1	2	3	4	5	6	7	8	9
As_2O_3 含量（%）	6.44	7.63	8.75	10.14	11.39	7.61	8.10	8.83	10.33

刘茂春等依同样方法烧制的枯痔散其中 As_2O_3 含量分析表

批号	6	8	9	10	11	12	13	25	27
As_2O_3 含量（%）	11.50	11.80	10.57	8.08	8.59	9.85	9.64	10.45	12.30

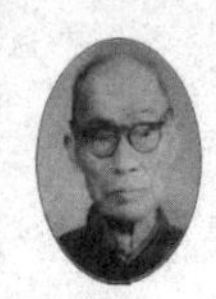

根据以上分析结果，可以看出虽然尽力依照烧制条件烧制，而 As_2O_3 含量仍然不能一致，因此由杠炭火所得烧制成品不可能有稳定的成药规格。

3. 配制品的试验

由于枯痔散原用沙罐控制温度不易控制，白砒含量低者为6%，高者达12%，成品不稳定对于临床使用大有影响，同时每次烧制仅可得三、四十克，又必须有一定的操作方法，在推广上有困难。因此我们根据烧制品分析的结果作了配制尝试，并经重庆第七人民军医大学做了药理试验，我们认为配制品可以代替烧制品而有同等疗效，并且还有以下优点。

①成品有一定规格，应用上比较安全

②配制简易，不必在烧制上多费工时，且较为经济，有利于推广

③根据配制成分，将来可以根据药理和临床进行改进。

配制的方法是先将各单味药（见下表）研细，通过120号标准筛，然后再混合均匀装瓶即成，配制原料列表如下：

单味药	规格	重量
白砒 As_2O_3	升华品	8.08 克
硫黄 S	工业纯品	3.75 克
硫酸铝 $Al_2(SO_4)_3$	同　上	31.53 克
硫酸钾 K_2SO_4	同　上	21.508 克
无水硼砂 $Na_6(SO_4)_3$	同　上	8.24 克
三氧化二铝 Al_2O_3	同　上	16.50 克
雄黄 As_2S_3	市售品	10.40 克
共重		100.00 克

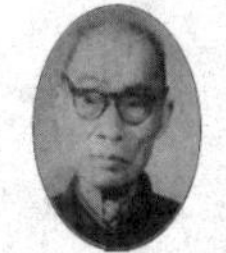

至于单味药的重量比例，特别是主药白砒 As_2O_3 的分量，以什么比例为适当，应当以临床实验为根据。本处主要目的是介绍配制品的配制方法。

4．结论

烧制的枯痔散经过了化学分析，其主要成分已经明确。从化学观点上看，可以根据分析结果用纯品药进行直接配制用以代替烧制品，以配制品送请重庆第七军医大学与烧制品作对照药理试验，从药理的观点上证明了配制品与烧制品的作用是相同的。如以配制品代替烧制品可使成药规格一致，同时免去了繁复的烧制手续，因此在使用及制造上均较为合理（重庆西南中药研究所资料）。

按：枯痔散的处方甚多，因其是由三品一条枪衍化而来，故大都离不开白砒、白矾二味主药。《外科十三方》中的"药线"方也仅砒，矾二味，其作用与枯痔散无异。枯痔散枯落痔核是一种人工发炎作用，故用"药线"代替枯痔散用于临床可得到与枯痔散的同一收获，其余的配伍药品则可用可不用。

（三）黑虎丹重庆中医学会

方剂组成：白砒一两五钱，枯矾三两，黄丹四钱，明矾三钱，乳香八钱。

操作过程：将陈年桐油罐洗去油屎后放药入内，用黄泥封口，放入已燃的糠头火灶中封至罐颈炼之，至呈灰色粒状即成，取出研细备用。主治疮毒痔管，比白降丹功效为好。

按：此丹处方中因加有植物性药乳香，乳香炭化后色黑因名黑虎丹。

（四）清水丹重庆中医学会

方剂组成：水银二两，响锡二两。

操作过程：先将锡放锅内熔化，约十分钟时加入水银结

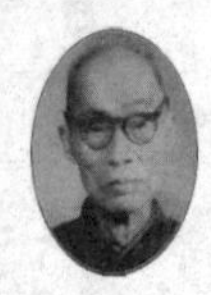

成砂子，经冷却后研成细末加入冰片少许即成。主治各种毒疮，常加入金黄散中外敷用。

（五）银粉丹重庆中医学会

方剂组成：水银一两，响锡一两，铅粉八钱。

操作过程：将锡放入锅中熔化，然后加入水银结砂，再加入铅粉混和搅拌成团，冷后研细即成。

（六）枣信丹验方

方剂组成：白砒一两，红枣三百枚。

操作过程：将砒包入枣内，外敷黄泥，放木炭火上烧之，俟其泥烧红时取出，去泥将枣研细即成。专治牙痡，牙痛流水，甚者可加冰片，亦可治久年瘘管。凌咏则于此方中加入人中白（煅）五分，冰片五厘，芦荟三分更效。

（七）玉芝丹太平圣惠方

方剂组成：黑铅一两，水银一两，硫黄一豆大，阳起石三大豆大，代赭石三大豆大，硝石半分。

操作过程：先销铅成汁，次下水银急手搅匀，后下诸药咬铅，以下四味（指硫黄以下四味）同研细了，旋旋起点入铅汁中热搅之，旋咬铅成灰，候咬铅尽然后泄水银于瓷碗子中，但称水银有一两重在即止，入于后杠，硫黄一两半，细研如面入瓶子中，碗子合之，渐火逼，候鬼焰出（指出绿火时）即住，放冷研细为杠入一小锆子中布置，以物按中心作坑子，即将铅中水银一两更入硫黄一分同研结为砂子入于内杠中，以一茶碗合定，固之令干，锆子常以二两火养，仍以草灰没锆子盖之勿令火绝（是为文火温养），如此七日，渐以火烧令通赤（是即武火）药即成矣，放冷取出纸衬摊于湿地，盆合一伏时出火毒细研如面，以枣肉合丸如粟米大，每日空心温酒下五丸（服量似太小），忌羊血、鲤鱼，此名“灵宝丹”。其杠若以饭和丸如大豆，热茶下二丸治天行时

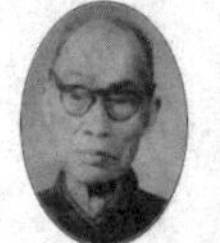

疾，服了以厚衣盖身取汗即瘥；其杠长生用之，此丹专治一切风疾及妇人血气。

（八）紫粉灵宝丹圣惠方

方剂组成：黑铅四两，水银二两。

操作过程：不别修制，即与上玉芝丹同法。每二两水银即入硫黄半两结成砂子细研如粉，再以伏火硝石于铛中心作一堆子尖尖装之，堆四面流下些子令盖铛底，即取砂子末掺于堆子上勿令四面散，更研少许硫黄末盖之，又以碗子盖铛口，四面以湿纸固济缝子，上又以泥如法固济候干，铛下渐渐以火三、五两，候看得所加至一斤火断（圣惠方在这类文字中经常是以断字代煅字，以下准此）之。当铛上下通赤即渐去火，待冷轻手揭取，药成一团，以甘草二两、水五升煎至二升去渣，煮药泣干出火毒，干了细研，水飞过，以煮枣肉和丸如梧子大，每日空心以渣下一丸，治筋骨风气、添精益髓、神气清爽、好颜色红悦、久服轻健、补暖水脏。

按：此丹欠周，处方中有黑铅无硫黄，而说明中却有硫黄无黑铅，且有火硝，紊乱如此值得商榷。

（九）白金丹圣惠方

方剂组成：朱砂三两别研为末，硫黄一两，雌黄一两。

操作过程：右将后二味同研如粉，先于铛中销成汁，次下朱砂末搅令匀，即以桑灰汁煮三日三夜，旋以暖灰添之，日满即刮入鼎子中以文火烧干出阴气（即水气）尽，重固济，以十斤火断，候火销至三、二斤即佳，其药只在鼎子底作一片，凿取如白金状，以甘草于甘子瓷器（即耐火坩埚）中水煮一日，出火毒了研如粉末，以粟米饭为丸如绿豆大，每日空心以冷椒汤下三丸，断加至五丸，服至半月大效，忌羊血，治一切风、偏风日不收敛及半身不遂。

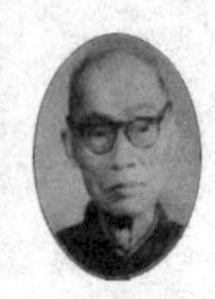

（十）青金丹圣惠方

方剂组成：水银、朱砂、硫黄、铅粉各一两（说明中有黄丹、处方却未见此物似有遗落）。

操作过程：于铫子内先下硫黄，俟销成汁即下朱砂、水银结为砂子，候冷下黄丹、铅粉同研细入一瓷葫芦中固济，以小文火养之，从旦至午加火四斤一断，候火三分减二放冷取出，其药已青紫色，细研以纸衬摊于润地上一伏时，出火毒后用赤箭脂汁调面糊做丸，如豌豆大，每服空心以酸枣仁酒下十丸，初服须要出汗即加薄荷汁、生姜汁、白蜜各半匙同服，厚盖取汗，治一切风冷血气。

（十一）太阳紫粉丹圣惠方

方剂组成：马牙硝、硫黄各三两。

操作过程：以无灰酒旋点于乳钵中同研，候银星尽即止，日中干之，布于铛中瓷碗合之，以盐泥如法固济，候干了铛下断以三、四两火养半日，渐加至七八两火，经一伏时待冷取药研细，以白蜜拌令泣泣，于竹筒中盛，糯米饭上蒸一炊时出之，更细研以枣肉和丸如梧子大，每日空心以盐汤或酒下三丸，久冷入加至五丸。治男子久冷、妇人血气冷劳、五膈气反胃痃癖，一切冷痛无不瘥者。

（十二）伏火水银硫黄紫粉丹圣惠方

方剂组成：水银二两半，硫黄六两，针砂二两淘洗令净，太阳玄精二两研入。

操作过程：先研硫黄，次下水银点，少热水研如泥，候水银星断即入鼎中，并玄精，针砂以水煮七日七夜，待如鱼目沸，水耗即以暖水添之，时时以铁匙搅，七日满即泣干，仍以微火烤，阴气尽即入盆子中固之以泥，法用砂盆末、白垩土、盐泥、盐花捣如泥固济，干了入灰池内埋合子，两边以五两火养六十日，日夜长冷不绝，日满以大火十斤断一日

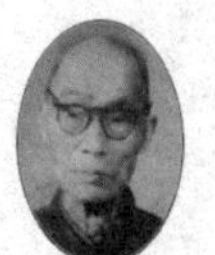

任火自消，冷了以甘草汤浸一日出火毒，已鲜紫色候干细研为末，以粳米饭为丸如粟米大，每日空心以温酒下七丸，渐加至十丸，经旬日见效。治一切冷气，反胃吐食，冷热血气，冷劳伤风，一切冷病如神。

（十三）太阳流珠丹圣惠方

方剂组成：硫黄一斤，马牙硝四两，盐花四两炒令转色，硼砂二两伏火者。

操作过程：将药研细入瓷瓶内按实，上更以炒盐盖之，出阴气如法固济，将入鼎中，中下先熔半斤，磹药瓶子以铁索括定，又销铅注入鼎令浸瓶子，固济了入灰炉中以火养铅常以热为候，如此一百日满出鼎，别以小火养三日，日满大火断令似赤即止，放冷取出如琥珀，以寒泉出火毒后细研为末，以枣肉和丸如绿豆大，每日空心以茶下三丸。治一切风冷风气，症癖结块，女人血气，赤白带下，肠风下血，多年气痢痃癖，常吐清水及反胃吐逆神效。

（十四）四壁杠朱砂圣惠方

方剂组成：针砂一斤，硫黄四两，朱砂三两，白矾四两，花盐一两。

操作过程：以浓醋一斗五升煮针砂，硫黄二味令干以火断之，待鬼焰出尽后放冷再研，另入硫黄二两又用醋一斗五升又煮候干依前断之，鬼焰尽即止，放冷以水淘取紫汁，去其针砂，澄紫汁极清，去其清水尽阴干入白矾，盐花同研纳瓷瓶中，四面下火断之，候瓶内沸定即止，待冷出之，研细以醋拌为扛，先用药一半入铝桶中筑实，即以金箔两重朱砂入扛，又以余扛盖之筑实，以四两火养三七日即换入铜桶中密固济，用六两火养三七日足即用十斤火断之，住火自消，寒炉出药，朱砂已伏，于湿地下薄摊盆覆一伏时，以铝作桶可二斤，以铜作桶可重三斤。忌羊血，能除风冷、温暖骨髓、

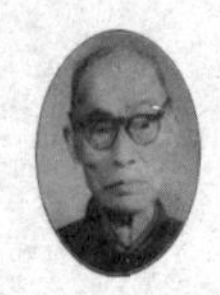

悦泽颜色、久服无疾、延年益寿。

（十五）四灵丹圣惠方

方剂组成：水银一两，硫黄三两，月石三两。

操作过程：将月石、硫黄同研如面于瓷合中盛之，如法固济令干入灰炉中，其上灰厚三寸，以火三两养一七日，开取药入水银、朱砂各一分同研，以水银星尽为度，依前入合养一七日，如此四度，计廿八日开取研细，以水飞过入竹筒中密封头，于饭上煮炊久，及熟取出于地上以纸衬盆合一周时出火毒。用粟米饭和丸如绿豆大，每日空心以温酒下三丸，十日后加至五丸，忌羊血。治筋有风、角弓风、肾脏风、热毒风、皮肤风、大风、感厥风并皆治之，其功如神。

（十六）又四灵丹圣惠方

方剂组成：水银、黄丹、钢铁锉末、硼砂各二两。

操作过程：上药共研细入瓷合中，合上灰厚三寸，常以一斤火养一百日，日足以十斤火断，任火自消，放冷取出细研，以浓甘草汤拌，于饭上炊一钟久，出火毒细研末，以水浸蒸饼和丸如梧子大，空心以温酒下三丸，百日见效，功专补益助颜。

（十七）伏火玄石杠灵砂丹圣惠方

方剂组成：朱砂三两研细纸裹，磁石一斤半捣碎细研，淘出赤汁尽备用。

操作过程：以石脑油二两拌磁石令泣泣相入，先固碎一瓷瓶子令干，入磁石一半于瓶内筑令实、瓶口以瓦子盖勿固之，以小火逼阴气尽、候瓶子通热即聚火一二称以来断之，令上通赤任火自消、待冷开放砂已伏矣，去纸灰取砂细研如面，以生姜汁稀调之安于茶碗中，饭上蒸三炊久晒干研如粉，以枣肉和丸，如小豆大，每日空心以温酒下三丸。忌羊血。功能补益筋骨，助颜色，治女人风冷，暖子宫，久服不老

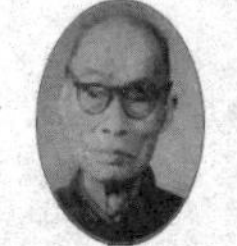

延年。

（十八）金液含化灵丹圣惠方

方剂组成：山泽银末八两，朱砂一两五钱，金汁中浸五日用金箔裹两重。

操作过程：先铺银末一两于瓷合子中，即排朱砂块子勿令相着，上以银末盖之令匀，固济入灰池中，合子灰厚四寸，常以二两火养七日七夜，勿令火猛，但令合子热可通入手为度。日满取出重翻过，一依前法重翻排过，重固济，以火四两养二十日后加火至二、三斤，烧可一炊久放令极冷取出细研，入龙脑半分同研如粉，以糟汁和丸如粟米大，每日空心含三丸津液咽之。如要作油每一两以桂心末一钱、大羊肾脑脂炼成者弹子大，入龙脑一钱和研两日久，入银合子中埋于糖甑中蒸三伏当自化为油，每日含如豇豆大，能补益延年却老，功力不可俱载，忌羊血。

（十九）紫霞丹圣惠方

方剂组成：水银、硝石、朱砂、雄黄、硫黄与水银结成砂子各一两，金箔一百张。

操作过程：各药同研令匀，取一瓷瓶子盐泥固济令干，入药于瓶子内，其瓶盖钻一窍如半钱孔大，盖瓶口讫仍纳炉灰中煨之，不得便令火大恐药飞走，专候窍中阴气尽以盐泥闭塞其窍，以火半斤养三日满即用火一斤烧七日，候冷取出于上坑中出火毒，三日后细研以枣肉和丸如麻子大，每服空心以温酒下三丸，神效，忌羊血。功能补暖脏腑，添益精髓，延年驻颜，祛风逐冷。治痔瘘瘰疬，筋骨疼痛，妇人服之益子宫，神妙方也。

（二十）花蕊石散

方剂组成：花蕊石末八两，硫黄末四两。

操作过程：瓦罐盛之，封口盐泥固济，晒干安风炉中，

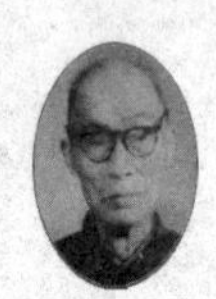

上下着火炼二炷香，候冷打开研为极细末收贮备用，此散瘀血之神药也。

（二十一）眼科灵药中国眼科学

此灵药计有甲、乙、丙、丁四种不同类型。方剂组成如下：

甲种灵药：炉甘石90%，冰片80%，麝香1%。

乙种灵药：炉甘石84%，珊瑚5%，玛瑙5%，冰片5%，麝香1%。

丙种灵药：炉甘石85%，银朱4%，石蟹6%，冰片5%，麝香1%。

以上三种方剂，各药均须研至极细，以舌舐之能溶且无砂者方才合用，否则有损巩膜，不能入眼。

丁种灵药：水银一两（童便淬七次），白矾七钱，火硝二两，炉甘石八两（先煅七次）。

操作过程：将以上各药置于砂罐中，用杠炭火煅至无烟时取起研至无声方酌加麝香、冰片。此药刺激性大，少有单用，倘遇外障已久，不痛不红者先以此药点之，使红活再议。

以上四种灵药专门用于各种眼科疾患，详细用法均见徐庶遥《中国眼科学》。

（二十二）三品锭子

上品锭子：去十八种痔。

方剂组成：白砒一两零五分，白矾二两，乳香三钱半，没药三钱半，牛黄三钱。

中品锭子：去五瘘及翻花瘿瘤，气核。

方剂组成：白砒一两三钱，白矾二两，乳香三钱半，没药三钱半，牛黄三钱。

下品锭子：治瘰疬，气核，疔疮，发背，脑疽，诸恶症。

方剂组成：白砒一两五钱，白矾二两，乳香二钱半，没

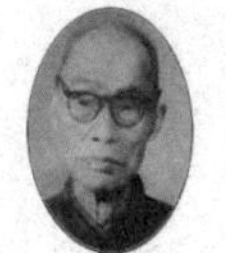

药二钱半，牛黄三分。

操作过程：右将砒末入紫泥罐内，次用矾末盖之，以炭火煅令烟尽，取出各药俱研细末，用糯米糊做成锭子，用时纴于疮内三、四次，年深者五、六次，其根自腐，如疮露在外者更用蜜水调干搽上亦可。

据云尝有老娘用此治疗瘰疬，索重价始肯为治，其方乃是中品锭子，纴疮内以膏药盖之其根自腐，未尽再用，去尽更搽生肌药数日即愈，人多异之。见其治气血不虚者更验，唯气血虚者虽蚀去亦不能愈。

（二十三）三品一条枪外科正宗

方剂组成：白砒一两五钱，白矾二两。

操作过程：共研极细，入小罐内炭火煅红，青烟已起，旋起白烟片时，待上下红彻住火。取罐倾地上宿一夜取起，将其末一两配入雄黄二钱四分、乳香一钱二分，共研极细末以厚糊调稠，搓成线香式阴干备用。凡以上三品之症遇有孔者插入孔内，无孔者先用针开孔窍，早晚插药二条，插至三日后孔大者每插十余条，插至七日患孔药条经足住后，所患四边自然裂开大缝，候至十四日前后疔核、瘰疬、痔瘘诸瘘诸管自然落下，随用汤洗，膏贴即愈。

（二十四）退骨丹方外奇方

处方及制用法：乌骨鸡脚胫骨一对，白砒研细填骨内，外以盐泥固济，阴干之后，火煅通红取出放冷，去泥研末掺用，或以饭丸如粟米大纳入疮孔能去疮中多骨。

（二十五）制金鼎砒外科正宗

方剂组成：净白砒二两五钱研末，出山铅十六两，开如大豆许，敌为薄片。

操作过程：用小泥罐一个，将铅片砒末重重贴在罐内用文火熔化，俟青烟起白烟来，霜飞罐口方离火冷定，铅面青

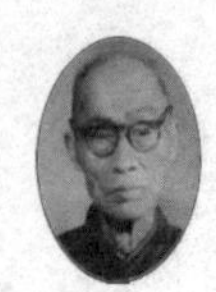

如水，色如金者为妙，若色青黑非出山铅也，用之无效。

（二十六）消痔散外科图说

方剂组成：白砒一钱五分，白矾一钱，密陀僧一钱五分。

操作过程：共为细末，将僧、矾末放于瓦上周围，将砒放于当中以火煅之，烟尽为度。埋于土中一夜以出火毒，取出加入麝香二分共研细末，用时吹入鼻孔以手指不时揉之，上下三百度其药味助断入痔中使痔化水，外用收湿面糊塞入鼻孔使药力上行，一日三、四次点之。

（二十七）鹤龄丹年希尧集验良方

此丹专治命门火衰，精寒衰冷，久无子嗣，五痨七伤之圣药，沉寒痼冷之良方，与山西有名成药“太谷龟龄集”极相近似，且有同样功效。笔者曾经依法制用效果良好，唯阴虚者不适用。

方剂组成：鹿茸，放砂锅内煮一炷香后埋入土内一宿，晒干为末一两。

熟地（六钱）　酒浸一日，瓦上焙干为末。

山甲（一两）　要大者，酒浸软酥炙黄为末。

生地（五钱）　人乳浸一日，瓦上焙干为末。

石燕（一对）　山洞中食钟乳石状似蝙蝠者，炙干为末。

细辛（一钱）　去土叶，蜜水浸一日晒干。

肉苁蓉（九钱）　酒浸一日，去鳞白膜，麸炒为末。

地骨皮（四钱）　去骨，蜜水浸一日晒干。

天冬（四钱）　去心，酒浸半日晒干。

杜仲（二钱五分）　去外粗皮，用麸炒，童便浸一日晒干。

枸杞（三钱）　酒泡一日，晒干为末。

砂仁（三钱）　去壳炒。

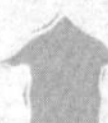

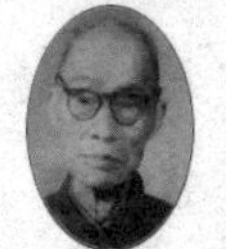

公丁（二钱五分）　花椒炒一炷香去椒。

当归（五钱）　大者，酒泡一日晒干。

大附子（三钱）　重一两二、三钱者，蜜水泡一日，煮三炷香焙干。

红蜻蜓　十对，五月上半月取，雌雄各半。

粉甘草　去外粗皮，蜜炙黄色，六分。

大海马　一对，大者，用酥炙黄为度。

川牛膝（四钱）　酒浸一日，瓦上焙干。

甘菊花（二钱五分）　家园黄者，童便浸一日晒干。

紫梢花（四钱）　水洗去土，酒泡一日，瓦上焙干。

辰砂（二钱五分）　要豆砂，莜面包蒸熟去面为末。

淫羊藿（三钱）　去毛边，用乳汁炒干。

破故纸（四钱）　酒浸一日，瓦上焙干。

锁阳（九钱）　火酒浸七次焙干。

青盐（四钱）　水泡去泥。

人参（一两）　菟丝子

白凤仙子（二钱五分）　水泡瓦上焙干。

操作过程：右将各药末用甘草水和一处捏作一块入金银盒内，盒盖离药一寸透气，盐泥封口，外用纸筋和盐泥严加封固，包成圆球日中晒干，用铁鼎罐一个，将球悬挂中间，用铁丝向内十字拴定悬于罐中，将出山铅八十一斤熔化倾入鼎内，上下包定无一点缝隙，方入灰缸内用桑柴灰筑实，火行三方，每方离鼎寸许各放炭基一个，每个重二两余，用卯酉二时换火，旁放水碗一只，贮水向鼎内滴水试之，如有声而水随干者则火迫，将火略远些，如无声而水不干者则火缓，可略近一些，只要滴水无声而又有热气水随干为主，温养三十五日，满足将铅取出，冷定凿开盒验之，其药深紫色为佳，入小罐内收贮，黄蜡封口。每一服用五厘放手心内舌舐之，

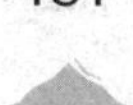

黄酒送下，清晨服，服后以干物少许压之。

（二十八）二仙丹疡医大全

方剂组成：白砒二钱，雄黄一两。

操作过程：共研细末炒至烟尽为度，入锅炒之，取出加瓦焙蝎尾七个，生草乌一钱，再研极细备用。治疮已穿孔，脓水亦干，日久不收口者，亦治外痔照如圣散用法，疮口不深者则掺用，疮中深者则制为线条插入。

（二十九）青石散家藏抄本

方剂组成：水银、铅各二两。

操作过程：先将铅熔化，次下水银炒成砂子研为细末即成。功专生肌敛口。

（三十）火炼丹家藏抄本

方剂组成：石黄四两，硫黄一两，雄黄二两，朱砂一两。

操作过程：将各药共入罐中封固，火炼三香后冷定取出研为细末备用。

（三十一）如圣散疡医大全

方剂组成：鸡粪四两（用雌雄鸡各一只、先饿二日，次晨用猪胰子切碎拌糯米粉一、二合徐徐喂之，至六七日时接收鸡粪四两为度，晒干听用），雌黄六钱，雄黄六钱，明矾一两，皮硝一两，胆矾五钱。

操作过程：将各物共末入倾银罐内以瓦盖之，火煅青烟为度，取出加乳香、没药各三钱，冰片五分，共为细末收贮备用。专治内外一切痔疮，七日自落（即不同形式的枯痔散）。用时以津唾调敷痔上，良久去药再上新药，如此七次，看痔变为黑色时则停止上药，待七日后其痔自落，略用生肌散二、三日收功。

（三十二）退管药线疡医大全

方剂组成：白砒（一两），白矾（一两五钱），制乳没

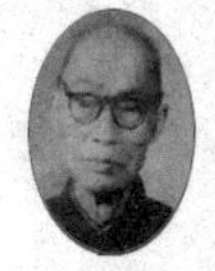

（各一钱）。

操作过程：将白砒末入罐内，次盖上矾末一两五钱，火煅矾枯喷水一口于矾上，即以棉纸盖矾上再随喷水三、五口于纸上即以锅盖盖之，看纸上有白霜为度，无霜则再喷煅，如有霜时即去纸入制乳没末各钱许盖于矾上，离火候冷取为细末，用飞面打糊成条插入管中，以管退出为度，一加蝎尾七个，生草乌末一钱枯痔甚佳，搽法如“如圣散”。

白砒当用制过熟砒为良，其法每砒一两用黄连、黄柏、黄芩各五钱，甘草、绿豆各半合，水五碗煎汤煮砒，以汁干为度，次再升打即无流弊。如用生砒则毒气入腹反生奄忽，不可不慎。

（三十三）六神丹青囊秘录

方剂组成：水银一两，火硝二两，白矾五钱，白砒一两，雄黄三钱，樟脑二钱。

操作过程：将各药共末入阳城罐中，盐泥固济罐口，火煅三香取出研细备用，用时以醋调搽患部。对癣、疥奇痒等症均有良效，亦可制成油膏涂用。

（三十四）结毒不二丹家藏抄本

方剂组成：白砒二两，白矾二两，石膏二钱。

操作过程：共为细末，用猪瘦肉四两，捣烂包药在内，外用黄泥再包，放炭火内煅红后去泥为末，面糊为丸，每空心冷茶下一钱，人虚夜服，七日痊愈。

（三十五）化管灵丹家藏抄本

方剂组成：石黄四两，硫黄一两，雄黄一两，朱砂一两。

操作过程：将各药共末入罐封固煅香六炷，取出研为细末备用，每服七厘，专治诸般痔瘘。

（三十六）复元丹戴元礼

方剂组成：硫黄、针砂各四两，五倍子二两。

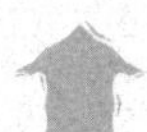

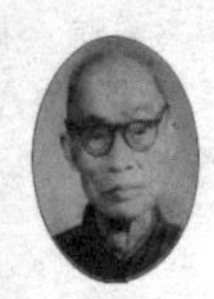

操作过程：右用砂锅将药水煮一时放冷，先拣去五倍子，次淘去针砂，次将硫黄以皮纸摊于灰上掺干用作一块，用荷叶裹安地上大火烧炼之，俟药红即去火，经宿研极细末，饭捣为丸，如皂角子大，阴干白汤下，奇治鼻衄。

（三十七）金液丹王氏博济方

窦材曰：余幼得《王氏博济方》金液丹云："此丹能治百种欲死大症，窃尝笑之恐无是理，比得《扁鹊方》以此冠首乃敢遵用，试之于人屡有奇效，始信圣人立法非不神也，乃不信者自误耳。此方古今盛行莫有拟议，及孙真人著《千金方》乃言硫黄许多利害，后人畏之遂不敢用，亦是后人干堕夭折，故弃大药而求诸草木何能起痛哉。余观今人之病皆以温平药养死而不知悔，余以此丹起数十年大病于顷刻，何有发疽之说？孙真人之过也，凡我同志请试验之自见功效。

此丹治二十种痈疽，三十种风疾，举凡一切虚痨、水肿、脾泄、注下、休息痢、消渴、肺胀、大小便闭、吐衄尿血、霍乱吐泻、目中内障、尸厥、气厥、骨蒸潮热、传尸痨瘵、阴证阳毒、心腹疼痛、心下作痞、小肠及两胁急疼、胃寒水谷不化，日久膀胱疝气、臌膈、下元虚冷、遗精白浊、女人子宫虚寒、久无子嗣、赤白带下、脐腹作痛、经血不调、小儿急慢惊风及一切疑难大病，服之无不效验。"

方剂组成：舶上硫黄十斤。

操作过程：将硫黄用铜锅熔化，麻布滤净倾入水中，再熬再倾，如此七次，研细入阳城罐内，盖顶铁丝扎定，外以盐泥封固八分厚，阴干先慢火煅红，次用烈火煅一炷香时冷炉取出，埋地中三日以去火毒，再研如粉，煮蒸饼为丸，如梧子大，每服三十至五十丸，小儿则每服十五丸，元气虚人宜常服之。功能却病延年，一切牛马六畜吐食者以硫末灌之立愈，一切鸡鸽鹅鸭瘦而欲死者饲以硫末亦可再生，且易肥

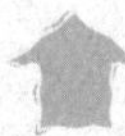

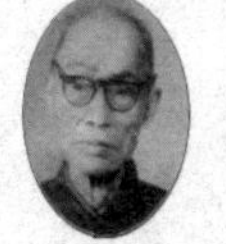

壮，唯服药后当忌一切牲畜之血。蒸饼是于清明前一日用面粉造成薄饼阴干，用时以之蒸透即可应用。（亦即寒食面）

用法：虚劳证用白汤或姜汤送下。

吐血用茅根汤或藕节汤送下。

肺胀用苏子汤下。

水肿黄疸用车前子汤或木通汤下。

注下泄泻用木通汤下。

小便闭塞用木通汤下。

大便闭结用芒硝汤下。

消渴用乌梅汤或石膏汤下。

霍乱用藿香汤下。

吐泻用姜汤下。

尸厥用姜汤下。

气厥用苏子汤下。

一切阴证用附子汤下。

阴毒用黄芪汤或附子汤下。

目中内障用木贼菊花汤下。

心下痞满用枳实，桔梗汤下。

心胃痛用元胡索汤或白酒下。

两胁牵痛用青皮汤下。

脐腹疼痛用麦芽汤下。

肚腹疠痛用白芍、甘草汤下。

小腹胀痛用小茴汤下。

妇女子宫寒冷用姜汤下。

赤带用地榆汤下。

白淫白带用樗白皮汤或沙白果汤下。

小儿慢惊用北芪、人参汤下。

女人心气痛用木通、木香汤下。

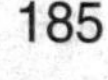

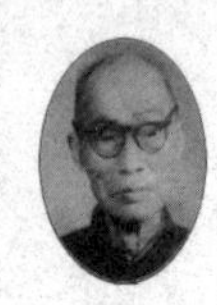

膀胱疝气用小茴、橘核汤下。

骨蒸潮热用地骨汤或川连汤或丹皮汤下。

中满用陈皮汤或木香汤下。

一切疑难杂症均用姜汤下。

尿血用栀子、木通汤或竹叶灯心汤下。

脾泄用炒焦车前子汤下。

胃寒水谷不化用干姜、麦芽汤下。

休息痢白者用椿树皮、木棉花瓣汤下。

按：此是《王氏博济方》中的一个方剂，原书制法说明文字则较此为繁。此丹对于上述各症灵活用之确有显著疗效，故为许多临床医家所采用。

（三十八）保命延寿丹扁鹊心书

此丹治痈疽虚劳、中风、水肿、臌胀、脾泄、久痢、久疟、尸厥、两胁连心痛、梦泄遗精、女人血崩、白带、童子骨蒸痨热、一切虚羸、黄黑疸、急慢惊风，百余种欲死大症皆能治之。一粒胜金液丹十粒，久服延年延寿。

方剂组成：硫黄、雄黄、辰砂、赤石脂、紫石英、阳起石，火煅醋淬三次各二两。

操作过程：上研作粗末同入阳城罐内、盖顶铁丝扎定，盐泥封固，厚约一寸，阴干，掘地作坑，下埋一半，上露一半，烈火煅一日夜，寒炉取出，研细醋丸如梧子大，每服十粒，空心白开水送下，童男女五粒，小儿二三粒，俱见功效。

（三十九）大丹扁鹊心书

此丹补肾气、驻颜色、活血脉、壮筋骨、轻步履、明耳目、延年益寿。治虚劳发热、咳嗽、咯血、骨蒸盗汗、怔忡惊悸、一切阴疽冷瘘、小儿斑疹缩陷、水肿、臌胀、黄黑疸、一切虚羸大病，功同延寿丹。常服寿可百余岁，但富贵人方得合此，贫者难合只服金液丹亦妙。

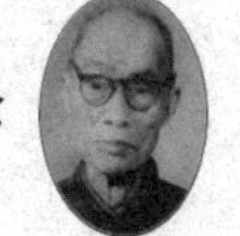

方剂组成：大朱砂一斤，要有墙壁者。

操作过程：上为粗末入阳城罐内，先用蜜拌，安砂在底，次以瞿麦末、草乌末、菠菱末各五钱，以鸡子清五钱拌匀盖在砂上，以罐盖盖住，铁丝扎紧，盐泥封固阴干，掘地作坑，下埋五分，烈火煅一日夜，寒炉取出研细。醋打半夏糊丸，芡实大，滑石为衣以发光彩，银器收贮，每服五粒或三粒，空心面东热酒下，凡入药中并为衣者俱如此制则无毒，可放心服用。

（四十）中丹扁鹊心书

此丹补肾气、壮筋骨、延年不老，治脾疟、黄黑疸、脾泄久痢、虚肿、水肿、女人血崩、白带、骨蒸热、小儿急慢惊风及暴注、肠滑洞泄、中风，诸般疮毒皆效。

方剂组成：雄黄十两，赤石脂二两。

操作过程：共为粗末，亦用前五味（即大丹中的五味）拌制如大丹法，取研极细醋糊丸芡实大，成人服十丸，小儿三、五丸，空心热酒下，或米饭下亦可。

（四十一）三黄丹扁鹊心书

此丹治中满、胸膈痞闷、中风、痰喘气急、大便虚秘，功与中丹同，但略峻耳。

方剂组成：雄黄、雌黄、硫黄各五两。

操作过程：右为粗末，制法如大丹，研极细，醋糊丸，芡实大，每服十丸，空心米饮下。

（四十二）四神丹扁鹊心书

此丹治病功与延寿丹同，治虚证更多，能止怔忡惊悸诸般大病。

方剂组成：雄黄、雌黄、硫黄各二两，辰砂五钱。

操作过程：此丹制法、合法、丸法俱如前，每服四十丸，空心白汤下。

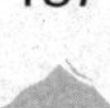

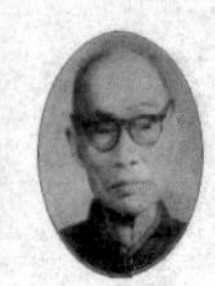

（四十三）五福丹扁鹊心书

此丹功力与延寿丹、中丹同，又能壮阳治阳痿，于肾虚之人功效更多。

方剂组成：雄黄、雌黄、硫黄、辰砂各五两，阳起石五两。

操作过程：此丹制法、合法皆如前，每服三十丸，空心米饮下。

（四十四）紫金丹扁鹊心书

此丹补脾肾虚损、活血、壮筋骨，治下元虚惫、子宫寒冷、月信不调、脐腹连腰疼痛、面黄肌瘦、泄泻滑精、一切虚损之症。

方剂组成：代赭石烧红醋淬七次，赤石脂制法同，禹余粮制法同各五两。

操作过程：共研细末入阳城罐内，盐泥封固一寸厚阴干，大火煅三炷香，冷定再研极细，醋糊丸，芡实大，每服十丸，热酒送下。

（四十五）截疟丹扁鹊心书

方剂组成：硫黄一两，雌黄（红色出阴山者）一两，砒霜一钱。

操作过程：右为末，入阳城罐内盐泥封固，阴干，打香三炷，冷定取出，醋糊丸，梧子大，每服五丸，空心米饮下，专治一切疟疾。

（四十六）二圣散扁鹊心书

方剂组成：硫黄五两，水银五两。

操作过程：共研末后入锅炒成青砂者再研细，每服三钱米汤送下，姜汤亦可，小儿一钱已足。治脾胃寒，呕吐不食及翻胃膈食，吐痰神效。

按：此丹镇呕确有特效，笔者亦常习用，唯服量在上三

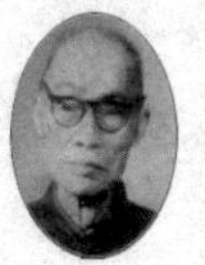

钱，每次仅一二分即收显效。《苏沈良方》名“阴阳二胜散”，处方分量是硫黄半两、水银一分，说明治各种翻胃及小儿惊吐、诸吐。如像这一处方是硫黄多而水银少服量三钱倒还适宜，故二圣散的服量方面值得商榷。

（四十七）还睛丹扁鹊心书

方剂组成：活磁石（火煅醋淬七次）、硫黄、雄黄、雌黄各二两。

操作过程：共为粗末，入罐打香三炷，冷定取出研细再配钟乳粉，醋糊丸，梧子大，每服二十丸，空心米饮下，日二服，半月觉热攻眼勿惧，乃肾气潮眼阳光复生也。热时用两手搓热揉之，揉一翻光明一翻，六十日后眼明药尽，再服一料，治脾肾虚衰精血不生，致使双目成为内障者功效极佳。

（四十八）神治诸般风气灵药扁鹊心书

方剂组成：红砒一斤，金头蜈蚣，全蝎（各等分，研末，混合）。

操作过程：将红砒入罐化汁，继将蜈蚣末，全蝎末投入砒内，以砒不起烟为度，又以砒用槐子一斗煮三昼夜，每砒一两配前金液硫一两，共为细末摊于膏药上贴患处，治诸般风气神效。

（四十九）化毒丹湖海秘录

方剂组成：水银一两，白矾一两，火硝一两，青盐一两。

操作过程：共末入罐封固升香三炷，丹成之后面糊为丸，如绿豆大，初服九粒，次十一粒，三次十三粒，四次十五粒，五次十七粒，六次十九粒，若毒重未愈时仍回转九粒照次服之，至起口炎五、六日后毒尽时再服防风通圣散以清余毒，平时则多用土苓代茶常饮。治一切杨梅大疮，鱼口便毒，下疳绣颈等症。

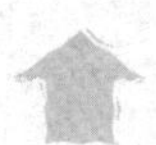

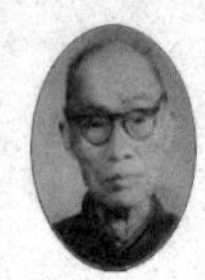

（五十）正阳丹图经本草

方剂组成：太阴玄精石、硝石、硫黄、硇砂各二两。

操作过程：将各药研细入瓷瓶中固济，以火半斤周一寸烧之，约近半日候药青紫色住火，待冷取出，用腊月雪水拌匀，入罐于中置地上阴干，又入地埋过七日取出研细，面糊为丸鸡头子大，先用热水浴，后以艾汤研下一丸，以衣盖汗出为瘥。治伤寒三日，头痛壮热，四肢不利。

（五十一）九还丹民间秘方

方剂组成：糖用石灰（产于四川泸州，专供糖厂制造蔗糖使用，外观与一般石灰无异，但其性质则大有不同，普通石灰制糖则黑，此种石灰制糖其糖特白是其不同处）十两，铁锈五钱（亦可用矾红代替），白矾一两，紫石英一两（此味特别重要）。

操作过程：将以上四物研细入阳城罐内，盐泥固济（每黄泥十两中加入食盐一两和成），武火煅三小时，以罐身通红为度，冷后取出研细是为丹坯，再将丹坯加入红砒一钱、牙消五钱、雄黄五钱、硫黄五钱即成。治虚劳咳嗽，肺病垂危及下元虚冷等症，并治疟疾。

用法：每以生姜四两配丹八分至一钱，先将生姜切碎捣烂如泥，入锅加热后再加面粉一两调成糊状，再将此糊同丹搅匀摊纱布上贴丹田处，疟疾则贴背脊。

（五十二）宝林真人谷伯阳养正丹

此丹功能祛邪辅正，助阳接真。主治阴邪交荡，上盛下虚，气不升降，呼吸不足，头眩气短，心怯胆悸，虚烦狂言，盗汗，腹痛腰痛，反胃吐食，霍乱转筋，咳逆。又治中风涎潮，不省人事，阳气欲脱，四肢厥冷，伤寒阴盛，自汗，唇青，脉沉，功能升降阴阳，既济心肾，极其灵效。近人用治霍乱吐泻，四肢冰冷，两目凹，大肉陷等等症候甚效。光绪

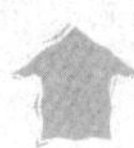

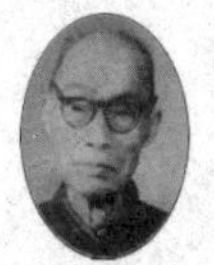

二十七年（1901年）辛丑夏间，霍乱症起自天津海岸，后来蔓延冀、鲁等处，中西医皆感棘手，死亡无算，时有青州儒生贾文先（字焕亭）为姚博施先生西席，自陈能制此丹，于是制药施送，捷应如响，咸皆一服回春，发无不中。

方剂组成：水银一斤，黑铅一斤，飞朱砂一斤，倭硫黄一斤，陈醋一斤。

操作过程：右选上好道地药料，另备新鲜柳枝一根，长三、四尺，径一、二寸，新刷一把，大锅一口，择期于夜静时施工。架铁锅于天井，用木柴燃烧，待锅大红时先下黑铅，约炼五分钟时即熔化如水，次下水银，以柳枝在锅内搅和融洽，炼五分钟时再下朱砂，仍以柳枝搅融，锅中发生蓝焰闪烁似磷，随炼随搅，约十分钟后下硫黄，仍以柳枝如前搅和，倘锅中火起即以刷帚蘸醋洒之，醋入锅中即有一股难言臭气冲起，人须稍稍远离以避免之，火起即洒以醋，随洒随搅，如此约十分钟时即撤去柴火，如锅内发火仍以陈醋洒之，俟锅冷将药铲出研极细末（如有不能研碎之铅渣宜取出勿用，此乃火候未到或醋炼不足所致），约得二十八两之数，另以糯米十二两做成干饭一大碗（饭宜稍硬，否则药下之后即成稀粥，不易成丸）入药末捣和为丸，如芡实大，干后每丸重约二钱，除手黏物挂等消耗外，制成晒干约得丸药三十六两。每服三钱，开水送下，服后不可倒卧，须略坐片，刻裨药直下入腹以免吐出。勿论病势危剧，但能入腹少顷病即若失，小儿酌减，发无不应，效验非常。

（丁）对丹类

“对丹”亦称“兑丹”，即是不经炉火煅炼的配合丹剂，按照实际情况说来以“配丹”两字来命各还比较确切。不过

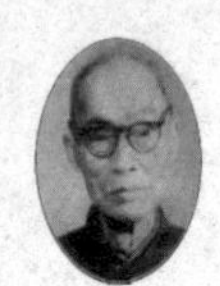

相沿已久，积重难返，只好从俗仍以“对丹”名之不必修改。

（一）七星丹师授

方剂组成：乳香、没药、儿茶、血竭、铝粉、扫粉、雄黄、朱砂、辰砂、银朱各五钱，麝香、冰片酌加。

操作过程：共研末贮瓶密封，勿使泄气。

适应症：各种疮疡均可应用，若腐肉不化者可加蒜捍灰，若溃烂太甚者可加藤黄收之，疗效显著。

（二）小灵丹抄本

方剂组成：铅粉一两，扫粉一两，黄丹五钱，白蜡五钱，龙骨五钱，海螵蛸五钱，梅片三钱。

操作过程：共研细末收贮备用。用时以生猪油八两加芭蕉头一同捣绒敷于患部。

适应症：治痈疽发背及三搭（即上搭、中搭、下搭），用之收口极有良效。

（三）六合丹师授

方剂组成：净三仙丹一钱，煅铅粉一钱，扫粉一钱，银朱一钱，冰片一钱，麝香二分。

操作过程：将各药共细末即成。

适应症：主治杨梅大疮、鱼口便毒、下疳绣头、旋肛梅、阴户溃烂等症，以香油调搽。

（四）玉红丹师授

方剂组成：血竭、儿茶、乳香、没药、密陀僧、轻粉、明矾、雄黄、枯矾、银朱、白芷、象皮、血余各一两，珍珠五粒，梅片五钱，麝香二钱。

操作过程：将血余煅炭、象皮炒焦然后共研细末。

适应症：各种疮疡皆可应用，功能生肌长肉，若腐肉不化者可加蒜捍灰腐肉自化。

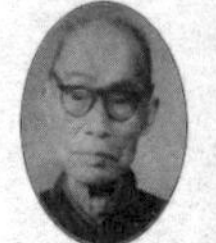

（五）梅花点舌丹验方

方剂组成：制乳香、制没药、明雄、硼砂、熊胆、血竭、葶苈、沉香、梅花冰片各一钱，当门子、朱砂、牛黄各二钱，破大珍珠三钱（一方有琥珀）。

操作过程：共研细末，另用蟾酥二钱入乳汁化开和匀捣融，作五百丸如绿豆大，金箔为衣，蜡壳收好。服时每以一丸入葱白内打碎，陈酒送下，睡卧盖暖取汗。三个时辰毒消而愈，或敷亦可。

适应症：治疔疮、脑疽、发背、红肿痈痔一切无名热毒初起及实火牙痛、喉痛、喉蛾、喉风、口舌诸疮、小儿惊风等症。

师成子方加白灵药，谓治上部初起恶毒有效；廖复阳老师方则加有梅花一两。

（六）山海丹廖复阳师授

方剂组成：山甲珠二钱，煅海马一对，水银二钱，朱砂二钱，明雄三钱，轻粉三钱，上片一分，麝香一分。

操作过程：共研细末即成。

适应症：治一切粪漏、杨梅结毒及一切恶疮等症，专供外用。

（七）紫阳丹廖复阳师授

方剂组成：铅粉三钱，儿茶三钱，明雄一钱，冰片一钱。

操作过程：将铝粉、儿茶二味煅后，共为细末即成，用时掺于患部，外以膏药盖之。

适应症：专门生肌敛口。

（八）水灵丹廖复阳师授

方剂组成：水银五钱，朱砂一钱，响锡六钱，煅龙骨一钱，扫粉二钱，铅粉五钱，浮石二钱，上片一钱。

操作过程：先将水银、朱砂、响锡三味入锅结成砂子，

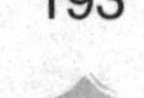

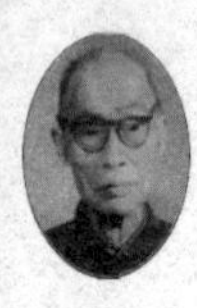

然后同后五味药共为细末备用。

适应症：各种疮疡之已溃者皆适用之。用时以陈蜡油调搽患部。

（九）利水丹廖复阳师授

方剂组成：广子石灰一两，食盐一两，川贝母五钱，巴豆四钱，冰片五分，麝香五分。

操作过程：将巴豆仁先于瓦上煅炭，次同各药研为细末，用时以糊酒调和成膏点疮，如有管者酌点管内，管即随黑血出来。

适应症：专门退管化绵。

（十）伤科紫金丹廖复阳师授

方剂组成：银朱五分，三七五分，降香一钱，血余炭（以剃下头发煅炭）一两，上片一钱。

操作过程：共为细末，以不见降香红点为度，收贮备用。

适应症：专治一切刀砍斧伤，功能止血、生肌，一次即愈，不必换药听其结痂自脱。

（十一）红灵丹廖复阳师授

方剂组成：枯矾一钱，铅粉一钱，老珠五钱，牛黄一钱，大枣五枚去核。

制作过程：将各药入锅中隔纸焙干研成细末，然后加入上片一钱再研即成。

适应症：治一切痈疽恶毒，用香油调敷患部四围，留出顶部不敷。

（十二）万应如意丹廖复阳师授

方剂组成：铅粉一两，炉甘石一两，白占五钱，黄连五钱。

操作过程：将甘石烧红先用黄建水淬七次，再用童便淬七次，然后共研细末备用。

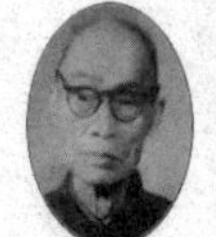

适应症：治红烂皮烧痒痛、流黄水臁疮等症奇效。

（十三）夺命丹廖复阳师授

方剂组成：硫黄一两八钱，麦面二两，莜面二两。

操作过程：将三物加适量之水拌和捣数百杵后做成锭子晒干备用，用时以水磨细涂于疮的四围。

适应症：专箍疔疮恶毒、高肿痈疽等症。

（十四）金猫捕鼠丹廖复阳师授

方剂组成：银朱一钱，黄丹一钱，白及一两，京墨五钱。

操作过程：共研细末备用。

适应症：诸疮皆适用，瘰疬疗效尤高，涂药留出疮顶。

（十五）六合生肌丹廖复阳师授

方剂组成：广丹九钱，扫粉六钱，石膏一两，海蛤粉九钱，血竭九钱，煅龙骨三两五钱，滑石九钱，冰片二钱。

操作过程：将各药共研细末即成。

适应症：凡一切红肿诸疮、汤火烂皮生脓疼痛不止者皆适用之。功能止痛、生肌。用时以生猪油同药捣融敷贴患处，外以皮纸盖覆扎紧，一日一换。

（十六）黄白二仙丹廖复阳师授

方剂组成：黄丹二钱，白矾三钱。

操作过程：共研细末备用，用时以蜂蜜调敷疮上，二次即消。

适应症：专治疔疮恶毒。

（十七）山海万灵丹廖复阳师授

方剂组成：穿山甲三钱，海马一对，水银一钱，雄黄三钱，儿茶三钱，黄柏五钱，麝香一分（与前山海丹小有差别）。

操作过程：山甲炒成珠，海马用酒炙，然后共研细末。用时以水调敷疮上。

适应症：专治疔疮恶毒。

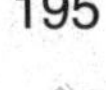

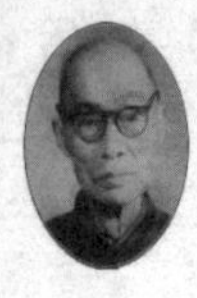

（十八）松黄烧油丹廖复阳师授

方剂组成：老松香三钱，明雄黄三钱，双苍术一钱。

操作过程：将三物共研细末备用。用时同蜡猪油拌和，黄纸包定，火上烧油滴入盔内，以油搽涂患部，二次即愈。

适应症：专治坐板疮，有特效。

（十九）地龙粉霜丹廖复阳师授

方剂组成：粉霜二钱，黄丹三钱，轻粉三钱，胡粉三钱，黄柏三钱，甘草二钱，百草霜三钱，冰片二钱。

操作过程：共研细末，用时以猪油调搽。

适应症：专治杨梅毒疮。

（二十）丹砂饮毒丹廖复阳师授

方剂组成：丹砂一钱，粉霜三钱，雄黄二钱，轻粉一钱，儿茶三钱，蜂房五分，甘草一钱，冰片三分。

操作过程：将蜂房烧成炭后共研细末，用时以猪油调搽。

适应症：杨梅下疳及诸般恶毒皆适用之。

（二一）追疔夺命丹廖复阳师授

方剂组成：朱砂二钱，月石一钱，黄丹一钱，人言一钱，硇砂一钱，斑蝥三钱，蟾酥三钱，血竭三钱，乳香三钱，没药三钱，巴豆三钱，半夏五分，麝香五分。

操作过程：共研细末。

适应症：专治疔疮。

（二二）四灵化毒丹廖复阳师授

方剂组成：轻粉一钱，雄黄三钱，蟾酥一钱，冰片一钱。

操作过程：共研细末。

适应症：治天蛇疔（一名舌头指、又名天蛇头），用时将药末装猪胆内套于指头上，一夜即消，有确效。

（二三）枯痒丹廖复阳师授

方剂组成：白砒一钱，硇砂一钱，黄丹一钱，扫粉三钱，

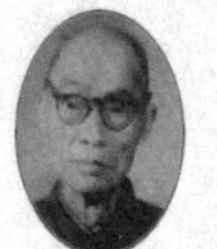

雄黄一钱，月石二钱，乳香一钱，没药一钱，斑蝥七只。

操作过程：共研细末。

适应症：专治丸子烂痒，用时以田螺二个同药末捶融敷痒子上，未化脓者三次全消。

（二四）八宝丹师授

方剂组成：炉甘石三钱，龙骨二钱，白占二钱，象皮一钱，珍珠二钱半，琥珀四钱，朱砂钱半，赤石脂钱半，白石脂一钱，麝香一分，冰片五分。

操作过程：先将象皮炒泡，炉甘石火煅童便淬七次，龙骨煅，然后共研细末。

适应症：专治一切恶疮恶毒及疳虫蚀鼻、下疳以及一切疮疖，年深月久不能收功敛口等疮，功能拔毒出脓、腐尽肌生。

（二五）紫阳丹疡医大全

方剂组成：水银、生铅、银朱、轻粉、铅粉、雄黄、百草霜、雄黄各等份，麝香酌加。

操作过程：共研细末，用时每以少许掺之外盖膏药，如治下疳则加儿茶。

适应症：功专提脓拔毒，一切疮疡可用。

（二六）渴龙涟江丹师授

方剂组成：红升丹六钱，煅石膏四钱，银朱二钱，朱砂六钱，辰砂六钱，石燕三钱，铅粉二钱，儿茶钱半，血竭钱半，雄黄二钱，麝香三分，冰片一钱。

操作过程：共研细末密贮备用，疗效与由炉火炼成者相颉颃。

适应症：治一切疮疡、下疳绣颈，功能提脓拔毒、化腐生新。

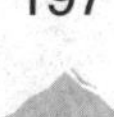

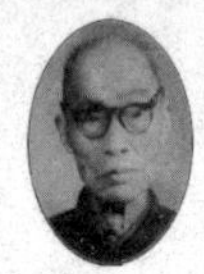

解生灵病痛于倒悬

（二七）银粉丹抄本

方剂组成：水银一两，点锡一两，铅粉一两，朱砂五钱。

操作过程：将水银、点锡先结成砂子，然后再同药共研细末即成。

适应症：治梅毒下疳及小儿绣耳疮等。

（二八）红霞鹤顶丹验方

方剂组成：儿茶、血竭、乳香各二两，银朱二两，铅粉二两。

操作过程：共研细末备用。用时以麻油调和摊油纸上以针刺孔后贴于疮上，外面再贴膏药一张以求固定。

适应症：治一切痈疽、发背、搭手、对口、肿毒等症。

（二九）拔脓丹抄本

方剂组成：扫粉五钱，陀僧一两，铜绿八钱，铅粉八钱，炉甘石三钱，麝香五分，冰片五分。

操作过程：将炉甘石火煅童便淬三次、铅粉炒黄，然后共研细末收贮。

适应症：功专提脓拔毒。

（三十）化腐八仙丹师授

方剂组成：铅粉三钱，扫粉一钱，黄丹三钱，土子三钱，铜绿三钱，龙骨三钱，梅片二钱。

操作过程：共研细末即成。

适应症：专门化腐、去绵、生肌。

（三一）生肌百灵丹师授

方剂组成：轻粉一钱，铅粉二钱，炉甘石二钱，赤石脂二钱，龙骨四钱，铜绿三钱，白占二钱。

配合过程：将炉甘石用童便煅淬七次、龙骨煅一次、铅粉炒黄后共研细末。

适应症：专门生肌敛口，唯脓腐末尽者不宜用之过早。

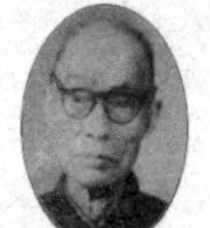

（三二）五宝丹验方

方剂组成：钟乳石二分，珍珠二分，飞朱砂四分，琥珀三分，冰片三分。

配合过程：共为极细末加飞罗面二分五厘炒黄色和匀，每日用白净土茯苓三、四两煎浓汤披碗，早晨以汤一碗送服药粉八厘，余汤徐徐当茶服之。即茶、醋、酱，此外科门中最可靠方，不可轻视。

适应症：治一切顽疮风癣、杨梅结毒皮破肉烂遍身骨节疼痛者。

（三三）万应玉红丹师授

方剂组成：轻粉五钱，银朱一两，明矾五钱，枯矾五钱，血余六钱，儿茶一两，乳香一两，没药一两，明雄五钱，珍珠五钱，密陀僧一两，象皮一两，麝香一钱，冰片二钱。

配制过程：乳、没去油，陀僧火煅醋淬七次，象皮炒酥，血余炒成碳然后共研细末收贮备用。

适应症：一切大小疮疡皆适用之，功能提脓、拔毒、生肌。

（三四）紫霞丹师授

方剂组成：水银五钱，黑铅五钱，扫粉三钱，铅粉五钱，寒水石三钱。

配制过程：将汞铅二物结砂，铅粉炒黄共研细末。用时掺于疮上外盖膏药。

适应症：专治诸疮久年不愈及溃烂根深者有良效。

（三五）七仙丹验方

方剂组成：水银一两，雄黄二钱，银朱五钱，扫粉五钱，百草霜五钱，蟾酥一两，麝香一钱。

配制过程：共研极细至不见水银星珠时为度，然后用饭捣和做成锭子阴干备用。

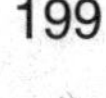

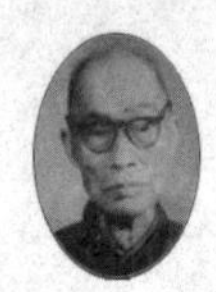

适应症：一切发背、恶毒、对口、砍头及十三种疔毒皆能内消，如红丝缠绕渐渐收拢，瘰疬等患用此丹点之上盖膏药即能内消，毒重者可拔去之。

（三六）化脓八仙丹师授

方剂组成：银朱五钱，扫粉五钱，铅粉一两，硼砂三钱，铜绿八钱，密陀僧一两，麝香五分，冰片一钱。

配制过程：将陀僧火煅童便淬七次，铅粉炒黄色共研极细末备用。用时以少许薄掺患部，上盖膏药。

适应症：凡一切疮疡腐肉不去、新肉不生者皆适用之，有确效。

（三七）透脓丹师授

方剂组成：银珠一两，铅粉二两，炉甘石一两，密陀僧一两，白蜡五钱，冰片五分。

配制过程：先将炉甘石、密陀僧二物各火煅醋淬七次，后同各药共研细末收存。

适应疮：功专化腐、提脓、生肌。

（三八）五圣丹师授

方剂组成：钟乳石五钱，珍珠五钱，琥珀五钱，朱砂五钱，冰片五分。

配制过程：钟乳石须用炼成之粉，共同研细即成。用时掺于患部上盖膏药，一日一换。

适应症：专治杨梅结毒、一切恶疮。

（三九）八物化腐丹师授

方剂组成：黄丹五钱，扫粉二钱，铅粉五钱，无名异五钱，铜绿五钱，龙骨五钱，海螵蛸五钱，梅片五分。

配制过程：海螵蛸、龙骨煅过后，同各药研成细末即成。用时掺于患部，有绵管者可以制成药捻插入孔内。

适应症：一切疮疡溃后绵腐不脱或有管者皆适用之，并

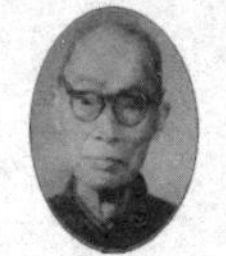

能出骨。

（四十）来复丹急救应验良方

方剂组成：太阴元精石（拣龟背者佳）一两，五灵脂二两，硫黄二两，硝石一两，陈皮去白二两，青皮二两。

配制过程：元精石细研后水飞净一两，五灵脂水澄去沙晒干取二两，硫黄、硝石共研为末放瓷皿内火炒，以柳枝搅匀，然后共研细末以好醋煎滚为丸如绿豆大，每服三十丸滚水送下，交秋后则不宜用。

适应症：治上盛下虚、里寒外热、伏暑泄泻如水、霍乱呕吐不止、六脉隐伏如无、遍体冷如冰石、汤水不进、姜附热药难救者服此丹立效。

（四一）扫疳丹灵捷医方补

方剂组成：黄丹一两，明雄一两。

配制过程：将二物水飞晒干后再研细备用。用法三岁内者用一钱匀作三服，五岁内外者匀作两服，以雄鸡肝一枚用竹刀或铜刀割碎，将药末纳入肝内蒸熟，五更时与小儿空腹服之，连服三次不可间断，非常有效。

适应症：专治小儿黄瘦、肚大脐突。

（四二）七星拔毒丹疡医大全

方剂组成：制乳香二钱，制没药二钱，元参四分，前胡四分，血竭四分，斑蝥十只，麝香四分。

配制过程：元参、前胡二物均于瓦上焙脆，斑蝥去尽头、足、翅于阴阳瓦上焙干，然后共研细末密贮备用。初起肿毒每用二、三厘，先看疮势大小，即以膏药照疮大小贴之。周围用大蒜捣如泥敷之，中留一孔入药于内，次日即起小泡，挑去水泡即消。如已溃者则掺药于疮口处。

适应症：一切疮疡皆可应用，未溃者能促使消散，已溃者能拔毒生肌，极验。

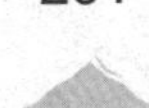

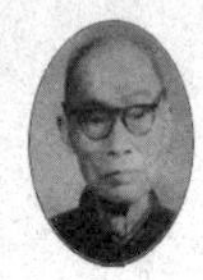

（四三）梅花点舌丹临消超真大和尚传

方剂组成：白梅花阴干一钱二分，西牛黄、蟾酥、熊胆、冰片各一钱、珍珠、麝香各六分，朱砂、月石、葶苈、制乳没、沉香、血竭、雄黄各二钱。

配制过程：上药乳细同蟾酥、熊胆为丸，每丸重三、四厘，水飞金箔为衣，晒二日后瓷瓶收贮备用。

适应症：专治对口、痈疽、发背、疔疮、瘰疬、乳疖、一切无名肿毒等症。每用一丸含于舌底，随舌运动不可停止，舌下化去一半时用白酒尽量饮醉出汗。如重者先用酒下二丸，再噙化一丸。如七岁小儿用酒服化一丸，患处不用敷膏药自能生肌长肉，收口痊愈。

（四四）毒龙丹

毒龙丹也属对丹之列，它不是炉火炼制的，据廖复阳老师说：毒龙丹原是玄门四大丹之一，后来被江湖医生窃去，更名“黄金顶”，遂成为江湖医生的囊中秘药。唯他们未得到马钱子的真正炼制方法，效力总不如毒龙丹为更有效。三桥鲁照见其携带便，药价贱，效力宏，应用范围广，而把它收入《串雅补》中。江湖医生即民间医生，他们同行中人则称作“老海”，江取其长，湖取其阔，海取其深，说明这类医生真不简单，他们挟技浪游五湖四海，行医卖药，故又叫做“走方医”。他们都各有各的特长，用药有枪响鸟落的妙处，但其间也有不少滥竽充数者。

毒龙丹是我常用的一个有效秘方，最初本未拟在此发表，还要保留一段时间。后来感到“夕阳无限好，只是近黄昏”的垂暮之年，保留起来不仅无益，而且对我国药学方面是一个损失，故现在把它公开出来，完成一整套玄门四大丹，贡献给人民。

处方：马钱子，不拘多少。

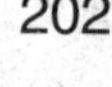

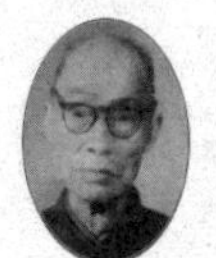

制法：先将马钱子用童便五石、五豆浸泡之，春秋二十日，夏十四日，冬四十九日。五石即丹砂、雄黄、曾青、白矾、磁石等，称五石散；五豆即扁豆、赤豆、绿豆、黄豆、黑豆等。豆须发芽，但不可发得太长，以约三分许即行，扁豆的体积较大，发芽较迟，故必须早二、三日入浸，才能及时。五石则打如米粒大小。马钱子泡浸时，有几个阶段的变化，初时黄色，次呈落霞色。到落霞色时，即取出一粒视之，如中心变白色者，即为合度之证。此时即全部取出，逐粒刮去皮毛后，再入甘草水中，煮三小时，取出晒干。干后全部都呈黑色，碾成细末，制为莱菔子大丸子备用，也可直用散剂服用，但不及丸为便利，最好是用胶囊装服。

觉人按：毒龙丹的制法是用五石、五豆浸泡，此法过于烦琐，况曾青一味，药肆中早已绝迹，真品也不易得。笔者在实践中，作一改进：马钱子先用童便泡，去尽皮毛后，再用沙炒，以锅中有爆裂声，表面鼓起呈土黄色，取出一粒以指压之即碎，里面呈棕黄色为度。若里面成为黑色，是火力太大及时间过长药已炭化，药效即失矣。

用法：每服 0.9 克，早晚各服一次，按症用引药送服。

功能：钻筋透骨，活络搜风，兴奋补脑。

适应症：此丹治症甚多，见引药项。

禁忌：服此丹时，忌食鱼腥海味、辛辣、莱菔等物，孕妇慎用。

注意：服此药时，当避风一时。如不慎受风，则发生寒战、呕吐甚至痉挛强直，失去自由。可服上等肉桂（口含）或浓生姜汤即止，浓白糖开水亦可缓解反应，并须严格掌握服量，每次最多不能过 1.5 克，否则会发生危害。各种疾病服用此丹时引药如下：

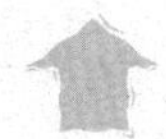

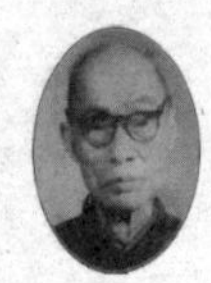

内科疾病：

1. 感冒发热者，用生姜、葱煎汤下。

2. 鼻塞者，用细辛、辛夷煎汤下。

3. 咳嗽者，用生姜汤下。

4. 头痛牵连眉棱骨者，用姜皮、竹茹煎汤下。

5. 左边头痛者，用柴胡煎汤下。

6. 右边头痛者，用桑白皮煎汤下。

7. 两太阳痛者，用白芷、石膏、藁本煎汤下。

8. 巅顶痛者，用藁本、升麻煎汤下。

9. 头脑须痛身不发热，口中发渴（是痰火）者，用薄荷煎汤下。

10. 时时头晕者（亦系痰火），用灯芯煎汤下。

11. 头晕不省人事者，用半夏、陈皮煎汤下。

12. 伤寒头痛者，用生姜、羌活汤下。

13. 大热谵语者，用黄芩、黄连、黄柏、栀子煎汤下。

14. 伤风久嗽者，用生姜煎汤下。

15. 发狂大便实者，用大黄、芒硝煎汤下。

16. 久嗽无痰干咳者，用诃子，麦冬煎汤下。

17. 咳嗽日久不止者，用冬花、五味子煎汤下。

18. 久咳有痰诸药不效者，用姜皮、陈酒下。

19. 咳嗽吐黄痰者，用黄芩煎汤下。

20. 肺热咳嗽者，用黄芩、桑白皮煎汤下。

21. 肺寒咳嗽者，用麻黄、杏仁煎汤下。

22. 痨嗽者，用款冬花煎汤下。

23. 气喘者，用苏子、桑白皮煎汤下。

24. 结痰者，用瓜蒌、川贝母、枳实煎汤下。

25. 久嗽声哑者，用诃子、麦冬煎汤下。

26. 湿痰者，用半夏煎汤下。

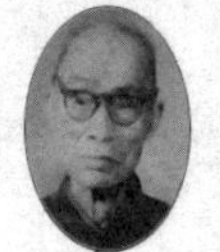

27. 风痰者，用附子、胆南星煎汤下。

28. 痰在两胁者，用白芥子煎汤下。

29. 痢属热积气滞者，用黄连、枳壳煎汤下。

30. 痰在四肢经络者，用竹沥、姜汁煎汤下。

31. 老痰者，用海浮石煎汤下。

32. 吐痰涎者，用姜汁煎汤下。

33. 呕吐者，用煨姜煎汤下。

34. 干呕者，用生姜煎汤下。

35. 痢疾初起者，用大黄煎汤下。

36. 痢疾初起或纯白者，用生姜煎汤下。

37. 痢疾红白相兼者，用姜皮、茶叶、灯芯煎汤下。

38. 久痢不止者，用炙甘草煎汤下。

39. 噤口痢不止，饮食不进者，用粳米煎汤下。

40. 里急后重者，用木香、槟榔煎汤下。

41. 水泻者，用滑石、车前、茶叶煎汤下。

42. 暑泻者，用香薷汤下。

43. 咳嗽吐痰腥臭如脓血，胸中作痛者（肺痈也），用苡仁煎汤下。

44. 劳伤虚损咳嗽带血丝者，用知母、麦芽、童便煎汤下。

45. 新疟宜截者，用常山煎汤下。

46. 久疟宜补者，用白豆蔻煎汤下。

47. 伤暑口渴者，呼水不止，用六一散、新汲水下。

48. 伤暑劳力发痧，面嘴手足变色青黑，心窝稍暖者，用元明粉末调黄土水下，俄顷战汗即苏。

49. 寒热疟疾逐日发者，用陈皮、半夏煎汤下。

50. 间日疟或三日一发者，用厚朴、槟榔、山楂、半夏煎汤下。

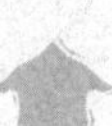

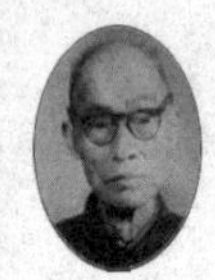

51. 吐血者，用红花加童便煎汤下。

52. 吐紫血成块（宿血也）者，用红花、归尾、甘草梢同煎，加童便、陈酒各半杯冲服。

53. 呕血者，用白茅根斤许，煎浓汤下。

54. 呕血不止者，用京墨汁冲开水下。

55. 吐血发热者，用柏叶、茅根、藕节煎汤下。

56. 嗽血者，用麦冬煎汤下。

57. 溺血管中疼痛者，用麦冬煎汤下。

58. 溺血或年老体弱者，宜早服六味丸，晚服本药，用陈皮煎汤下。

59. 溺血于盆中，少顷如虾、如絮、如石（是心肾不足）者，用牛膝 30 克煎浓汤下。

60. 便前下血者，用归身、白芍、生地煎汤下。

61. 粪后下血者，用槐花、地榆煎汤下。

62. 大便纯血者，用槐花、地榆煎汤下。

63. 大便下血沥脓不止者，用大蓟、红花煎汤下。

64. 有梦遗精者，用莲须煎汤下。

65. 无梦遗精者，用锁阳、金樱子煎汤下。

66. 白浊者，用灯芯煎汤下。

67. 淋症兼痛者，用海金沙煎汤下，沙淋萱草汤下。

68. 食米积者，用谷芽、麦芽煎汤下。

69. 肉积者，用山楂、草果煎汤下。

70. 酒积者，用干葛、黄连、乌梅煎汤下。

71. 面积者，用麦芽煎汤下。

72. 冷积者，用巴豆少许煎汤下。

73. 热积者，用大黄或槟榔、莱菔煎汤下。

74. 泄泻者，用白术、茯苓、马鞭草煎汤下。

75. 久泻者，用诃子、肉蔻、柴胡、升麻煎汤下。

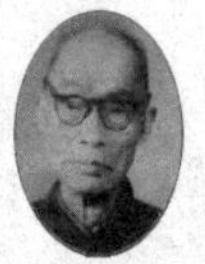

76. 脾胃虚弱者，用白术、山药煎汤下。

77. 呃逆者，用柿蒂煎汤下。

78. 痞满者，用枳实、黄连煎汤下。

79. 胀满者，用大腹皮、厚朴煎汤下。

80. 水肿者，用猪苓、泽泻煎汤下。

81. 实肿者，用丑牛、甘遂煎汤下。

82. 虚肿者，用党参、黄芪煎汤下。

83. 大便秘结者，用当归、枳壳煎汤下。

84. 背上时常作麻作疼作冷，或伏天亦怕冷者（乃五脏各处多有停痰），用煨姜煎汤下。

85. 肥人素善饮无病，忽然昏沉，如醉如痴，或蹲地不起，眼生黑花者，痰也，用生姜煎汤下。

86. 眼眶下忽煤黑者，痰也，用姜汁冲开水下。

87. 心火者，用黄连煎汤下。

88. 肝火者，用柴胡煎汤下。

89. 脾火者，用芍药煎汤下。

90. 肺火者，用黄芩、桑白皮煎汤下。

91. 肾火者，用知母煎汤下。

92. 小肠火者，用木通煎汤下。

93. 胃火者，用石膏煎汤下。

94. 膀胱下者，用黄柏煎汤下。

95. 惊悸怔忡者，用石菖蒲煎汤下。

96. 夜不能寐者，用炒酸枣仁煎汤下。

97. 自汗者，用浮小麦、元肉煎汤下。

98. 盗汗者，用浮小麦、麻黄根煎汤下。

99. 老人痰火，夜不能寐，气血不和者，用广皮、木香煎汤下。

100. 中风卒倒不语者，用牙皂、细辛煎汤下。

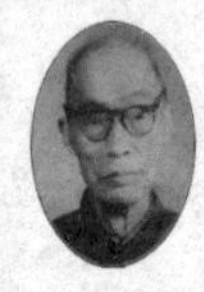

101．中风口哑者，用生芪煎汤下。

102．口眼㖞斜者，用防风、羌活、竹沥煎汤下。

103．左瘫者，属血虚，用川芎、当归煎汤下。

104．右痪者，属血虚，用川芎、当归煎汤下。

105．半身不遂，莫能起止，冷痛者，用五加皮、地榆制酒送服，半月后即能愈；如热痛者，用菊花、豨莶草泡酒服，二十日可愈。

106．中风痰气壅盛者，用南星、木香煎汤下。

107．遍身风痛怕热者，用菊花煎汤下。

108．年久风气疼，手足拘挛难伸者，用牛膝酒煎下。

109．风气痰痛，腰寒怕冷者，用烧酒下。

110．遍身骨节疼痛，又兼恶寒怕热者，用老酒下。

111．胁痛者，用木香、乳香煎汤下。

112．腰痛者，用羌活、木瓜煎汤下。

113．遍身风肿怕热者，用菊花煎汤下。

114．心气走痛者，用川椒、乌梅煎汤下。

115．积痛走痛者，用苍术、老姜煎汤下。

116．腹痛难忍者，用姜皮汤调木香末下，亦可用川楝子、乳香、木香煎汤下。

117．经年肚痛诸医不效者，用黑栀、明矾煎汤下。

118．伤寒阳证痰多者，用莱菔子、半夏、老姜煎汤下。

119．阳证热多者，用黄柏、黄芩或葱头煎汤下。

120．阳证大便干涩闭结者，用麻仁研新汲水下。

121．阳证不利者，用六一散调新汲水下。

122．阳证转作疟疾者，取向东桃柳枝各 3 寸露煎下；如阴证变疟者，用半夏、陈皮、山楂、艾叶煎汤下。

123．阳证转痢者，用苦参、艾叶、木香煎汤下。

124．阴证沉重昏睡者，用党参、黄芪煎汤下；若痰盛

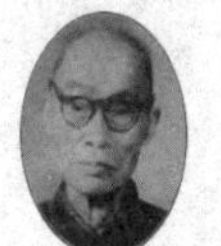

者，用姜汁、竹沥煎汤下。

125．阴证冷汗常流者，用党参、黄芪煎汤下；外用，用陈小麦煎水洗。

126．阴证痰盛者，用南星、半夏、老姜煎汤下

127．阴证转痢者，用苍术、半夏、陈皮、木香煎汤下。

128．山岚瘴气者，用槟榔煎汤下。

129．瘟疫时症者，用冷水下。

130．患病日久，梦与鬼交者，用朱砂、茯神煎汤下。

131．精神不守者，用朱砂煎汤下。

132．噎膈反胃者，用竹茹、枇杷叶、南枣煎汤下。

133．鼻塞声重者，用防风、荆芥煎汤下。

134．鼻渊者，用辛夷、苍耳煎汤下。

135．口舌生疮者，用黄连煎汤下。

136．咽喉肿痛者，用桔梗、甘草煎汤下。

137．眼痛者，用大黄、荆芥煎汤下。

138．眼中云雾者，用白蔻煎汤下。

139．眼中翳障者，用蒺藜、木贼煎汤下。

140．内障昏暗者，用熟地、石决明煎汤下。

141．青盲眼者，用蒙花煎汤下。

142．胬肉攀睛者，用石决明煎汤下。

143．羞明怕日者，用荆芥煎汤下。

144．眼有翳膜者，用木贼煎汤下。

145．目痛赤涩者，用甘菊、桑皮煎汤下。

146．眼患热痛者，水煎百沸，置露天处露一宿后，再温热调淮山药末敷眼眶周围，并用开水送服本丹。

147．哮喘痰火者，用陈皮煎汤下。

148．痰多气急者，用白芥子、半夏、南星泡汤和姜汁下。

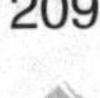

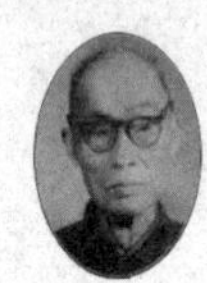

149. 疝气者，用小茴香、川楝子、肉苁蓉煎汤下。

150. 下元虚弱者，用牛膝、木瓜煎汤下。

151. 痿躄者，用党参、黄芪煎汤下。

152. 肢节痛者，用羌活煎汤下。

153. 半身不遂者，用首乌、川乌、草乌煎汤下。

154. 诸痛在上者，属风，用羌活、桔梗、桂枝、灵仙煎汤下。

155. 诸痛在下者，属湿，用牛膝、木通、防己、黄柏煎汤下。

156. 四肢无力，遍身筋骨疼痛异常，反侧艰难者，用木通煎汤下。

157. 消渴者，用天花粉煎汤下。

158. 痔疮者，用黄连、槐角煎汤下。

159. 脱肛者，用升麻、柴胡煎汤下。

160. 诸虫者，用使君子、槟榔煎汤下。

161. 脚气湿热者，用苍术、黄柏煎汤下。

162. 遍身骨节疼痛，兼畏寒怕热者，用独活、老酒煎汤下。

163. 牙痛者，用良姜或花椒煎汤下。

164. 噎食者，用生姜、丁香煎汤下。

165. 痰迷心窍者，用琥珀煎汤下。

166. 石淋者，用海金沙煎汤下。

167. 沙淋者，用萱草煎汤下。

妇科疾病

1. 妇人经闭者，用桃仁、红花煎汤下。

2. 血枯经闭者，用生地黄煎汤下。

3. 血热未及期而经来者，用苏木煎汤下。

4. 血虚过期而经不来者，用益母草煎汤下。

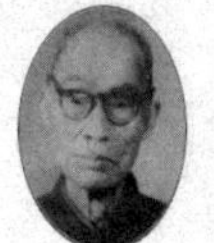

5. 血崩者，用甜杏仁皮煅过黄酒下。

6. 血不止者，用五灵脂煎汤下。

7. 月经或后者，用红花煎汤下。

8. 带下者，用炒干姜煎汤下。

9. 热淋痛甚者，用车前子、地肤子草捣汁，冲陈黄酒下。

10. 胎动不安者，用条芩、白术煎汤下。

11. 产后虚热者，用黑姜煎汤下。

12. 产后恶露不行腹中作痛者，用益母草煎汤入童便半杯下。

13. 产后血块痛者，用益母草、姜汁煎汤下。

14. 产后乳汁不通者，用山甲、王不留行煎汤下。

15. 产后小便不利者，用木通煎汤下。

16. 产后头晕目黑者，用四物汤下。

17. 产后大便不通，肛门壅肿者，用归身、红花煎汤下。

18. 产后发热者，用四物汤加益母草煎汤下。

19. 产后伤寒者，用吴茱萸煎汤下。

20. 产后呕吐不止者，用藿香煎汤下。

21. 难产者，用川芎、当归煎汤下。

22. 孕妇小便不通者，用灯芯煎汤下。

23. 孕妇遍身发肿者，用大腹皮煎汤下。

24. 骨蒸发热者，用地骨皮煎汤下。

25. 潮热盗汗者，用浮小麦煎汤下。

26. 经色紫黑，腹中作痛者，用苏木煎汤入姜汁下。

27. 胃脘时时作痛者，用良姜煎汤下。

儿科疾病

1. 小儿吐乳者，用生姜煎汤下。

2. 小儿夏日中暑者，用藿香煎汤下。

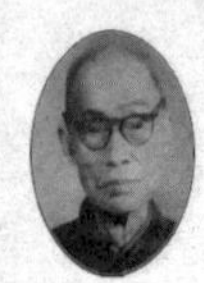

3. 胎黄者，用茵陈煎汤下。

4. 小便不通者，用灯芯煎汤下。

5. 大便燥结者，用蜜三匙，冲开水下。

6. 慢惊风者，用人参、钩藤煎汤下。

7. 暑泻者，用灯芯煎汤下。

8. 急惊风者，用钩藤、薄荷煎汤下。

9. 慢脾风泄泻者，用莲子、薄荷、老姜煎汤下。

10. 天哮者，用杏仁、薄荷、钩藤煎汤下。

11. 喘症、痫症者，用灯芯煎汤下。

12. 发热惊叫者，用朱砂、银花煎汤下。

13. 咳嗽痰升喘急者，用贝母、知母煎汤下。

14. 痰迷心窍四肢逆冷者，用姜皮泡麝香 0.15 克下。

15. 吐乳夜啼者，用薄荷、砂仁、姜皮、半夏、蝉蜕煎汤下。

16. 重舌者，用灯芯煎汤下。

17. 呕吐者，用生姜煎汤下。

18. 痧后咳嗽不止者，用枇杷叶煎汤下。

19. 啼哭无常者，用雄黄煎汤下。

20. 小儿疳积者，用芦荟、芃术煎汤下。

21. 疳积潮热时剧者，用麦冬、黄连煎汤下。

22. 疳积腹痛者，用使君子煎汤下。

23. 疳积面青体瘦，目黄性急，发热不止，小便黄赤，喜食酸物，多食无厌，或吃泥土喜睡者，用元枣、炙甘草煎汤下。

24. 肾疳面黑体瘦，头发直竖，小便多热，不食，喜食咸物者，用桑白皮煎汤下。

25. 脾疳面黄体瘦，大便泄泻，唇口生疮，喜食甜物，多食无厌，或吃泥土喜睡者，用元枣、炙甘草煎汤下。

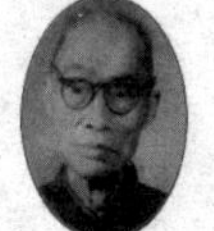

26. 肺疳面白体瘦，小便如米汤色，鼻流清涕，周身毫毛直竖者，用马料豆煎汤下。

27. 心疳面红发热，小便短少，喜吃辛物者，用茯苓、灯芯煎汤下。

28. 食积肚痛者，用五灵脂煎汤下。

29. 水泻不止者，用白术、车前草煎汤下。

30. 冷泻如水直出者，用人参、白术煎汤下。

外科疾病

1. 无名肿毒者，用银花（重用）煎汤下。

2. 诸毒初起者，内服此丸，外用艾火灸之。

3. 痈疽者，用金银花煎汤下；如臭烂不生肌肉者，用土苓煎汤下。

4. 发背，疔毒，流注者，用金银花、山茶花、栀子煎汤下。

5. 痈疽势危者，用皂角煎汤下。

6. 梅毒、天泡等疮者，用银花、土茯苓煎汤下。

7. 瘰疬、结核秽烂不堪者，用夏枯草、连翘、土茯苓煎汤下，外用千槌膏或七星锭子。

8. 喉癣者，用银花、板蓝根煎汤下。

9. 双单喉蛾者，用明矾煎汤下。

10. 五臌肿胀不论久近者，用五加皮煎汤下。

11. 五淋痛甚者，用生车前草捣汁下。

12. 通肠痔瘘脓血淋漓秽疼难忍者，用土茯苓煎汤下。

13. 四肢浮肿者，用木瓜煎汤下。

14. 梅毒者，用黄连、栀子、土茯苓煎汤下。

15. 鱼口便毒者，用山甲、木鳖煎汤下。

16. 破伤风者，用南星、防风煎汤下，或蝉蜕酒下。

17. 狂犬伤者，用斑蝥煎汤下。

18. 跌打损伤者，用童便、好酒下。

19. 附骨疽者，用黄酒下。

有人说：用引药是完全依靠引药治病，主药则是一个幌子，没有什么作用。这话诚然有一定道理，单用引药的确也是可以治病的，可是单用引药而不用主药配合，其疗效是不能尽如人意的。我国古代的丹道医家，用丹药治病，就是要用引药，而且还重视引药。因为引药是把主药的药力从经络循行道路直接引向病区，使其能顺利地达到治疗目的。这样一来，不但主药能够充分发挥它的固有作用，而且也可利用引药来完成它的治疗作用，使所患疾病得到迅速痊愈，丹道医家则把这类主要丹药叫做丹头。丹头药力都是霸道而不王道的，因此，病愈后就应停止使用，否则会把好事变成坏事。这种一药多引的方剂，在祖国历代医学文献中，随处可见。如明代陈司成《霉疮秘录》中的“生生乳”，就是一个显明例子。他说：“把生生乳加入到风药中就可以治大麻风，加入痰药中就可以治痰，配痨药而治传尸痨，配虫药而治诸虫疾，配膈药而治噎膈反胃，配疮药而治顽毒顽癣，久瘘骨痛种种奇效。不独广疮梅毒之圣药也。”《师成子灵药秘方》中的“五气朝元丹”，也说：“丹药成后听凭内外丸散中每斤加入此丹三钱和服则诸药皆灵。”其他类似方剂，尚属不少，可见利用引药治病，并不是没有根据的。此外，赵学敏《串雅内编》序论中，也有“药有最验者曰丹头，即劫药是也，病愈后必不可再用，走医多挟此博效，人每诧为神奇。”这也说明这类药服到病愈即止，不可当成家常便饭长期服用，造成不良结果。

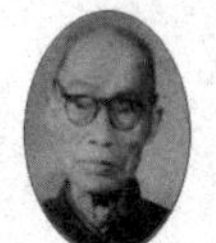

附

1. 玄门八宝

玄门丹药秘诀《青囊秘授》是贵州平越福泉山高真观廖复阳老师的丹药秘本囊已抽出部分在前面作了分散介绍。此处的“玄门八宝”（分升八宝和降八宝两个类型）是倪静庵师的口授方，特在此整套公开，两位老师都是南派有名丹道医家，因其过分保守故授徒不多，现都一无存在，有用宝贵方术因此竟成绝唱。此书所介绍者虽仅鸿爪之痕，但祖国有效宝贵丹药遗产总算借此得到部分保留，也是不幸中之一大幸。

（甲）升八宝

乾宫黑升丹

方剂组成：白砒一两打碎，扫盆四两，白矾二两，朱砂五钱，蟾酥二钱。

制炼方法：将后四味研末后再加砒块入锅，上覆丹碗盐泥固济，以文火升香二炷，候冷取出，将碗上药刮下用草纸数层包裹，埋土中三昼夜退火后取出研末收贮备用。

适应症：专治内外痔疮、诸般瘘症、各种瘰疬、一切结核推之能动及诸疮溃后久不收口、中有胬肉、日流清水并一切粉瘤、翻花瘤、乳核、蟮拱头等症皆有显效。

坎宫黑升丹

方剂组成：水银一两，硫黄一两。

制炼过程：右二物共入铁勺内炒之，炒至青烟起时急以浓醋喷之，又炒至青烟起时又用醋喷，如此数次直炒至白烟起时方取起研末，又用水银一两、黑铅二两入铁勺内熔化后倾在地上候冷取起研末，再用雄黄二两、朱砂三两研细，然

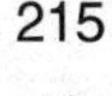

后同前后五味药物一起研匀入铁罐中盛之，上盖铁盏，并以盐泥固济缝口，末后再用铁丝缠紧，坐于炉上以白炭武火炼香三炷为度。在烧炼时频频以水擦盏勿令盏干，火毕放冷，开炉取出盏上丹药备用。

适应症：此丹专治杨梅结毒大症，或咽喉腐坏日甚者有特殊疗效。

用法：1. 治寻常症每丹药一钱加扫盆五钱研匀掺之，上盖膏药（不拘何种膏药均可）。

2. 治咽喉症每丹药一钱加煅过人中白二钱研匀吹之，内中再服硫黄一钱其痛即止。

艮宫红升丹

方剂组成：水银一两，火硝一两，白矾一两，朱砂一两，硼砂六钱。

制炼方法：将各药共研入锅，覆上丹碗盐泥固口，用一文一武火法升之，冷后取碗上丹药备用。

适应症：凡痈疽疮疡已溃、腐肉未脱者用此化腐生新。

震宫红升丹

方剂组成：水银一两，火硝一两，白矾一两，黄丹五钱，扫盆五钱。

制炼方法：右将各药共研为末，入铁锅内上覆丹碗，周围缝口以石膏末调封严密，再用河沙掩护，碗底压以重物，然后将锅安于炉上下以白炭火烧之，初炷香火约以寸深，二炷香火约以二寸深，三炷香火约三寸深，炭架蒲炉口底锅底烧之，至三炷香将完视碗底上色纸焦黑一半则为火候已足之证，将锅提起放空盆上，去沙取碗则丹结于碗内，用刀刮下研细收贮备用。

用法：1. 丹药升成刮下每一两药加生石膏末二两和匀，入银窝内盏盖封固再以火升一炷香则用之不疼。

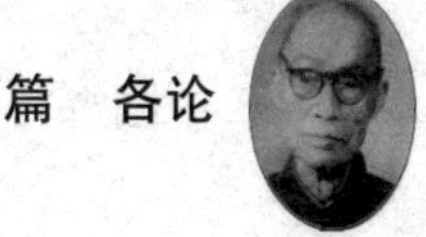

2. 凡丹药用时不拘首尾俱要加入冰片。
3. 色红而微有肿痛者加生石膏。
4. 色不红不肿而痛甚者加马钱子。
5. 红肿痛甚者加寒水石。
6. 微有腐肉者加辰砂。
7. 腐肉多者加辰砂、月石。
8. 胬肉突起者加蜈蚣、银朱、雄黄。
9. 用以拔毒者加血竭。
10. 色紫者加乳香、没药。
11. 微有水者加赤石脂、白芷、龙骨。
12. 水多者加巽宫升丹。
13. 脓水清而少者加离宫升丹。
14. 渗者加枯矾。
15. 臭者加麝香。
16. 疮口宽大而深者加八宝红升丹。
17. 欲速收口者加蟹黄。
18. 欲生肉者加白蜡。
19. 不收口者加鸡内金。
20. 日久疮口坚硬肉色黯黑者加离宫降丹。
21. 口已收小如绿豆大但较深者加血余灰、鸡蛋油。
22. 肉已长平而皮不生者加珍珠。
23. 顽疮烂痛者加银朱。
24. 杨梅毒疮加坎宫升丹。

适应症：此为痈疽疮疡已溃通用之丹，灵活用之颇有作用。

巽宫紫升丹

方剂组成：水银一两，火硝一两，白矾一两，青盐二分，铜绿三钱，胆矾三钱，海爬一钱，密陀僧二钱。

制炼方法：将各药共研细末，以石决明二钱铺于锅底，

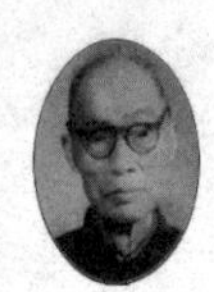

次将各药末盖于石决明上，覆以丹碗，固以盐泥，用一文二武火升之，丹成刮下研末备用。

适应症：凡痈疽疮疡溃后脓水清稀、肌肉生迟者用之。

离宫红升丹

方剂组成：水银一两，火硝二两，白矾二两，银朱五钱，黄丹三钱。

制炼方法：共为细末，以石决明二钱铺于锅底，再以各药末覆之，碗盖封口用一文二武火升之，丹成刮下研细收贮备用。

适应症：治痈疽疮疡已溃，无腐，新肉生迟者，有促进生肌敛口之功。

坤宫黄升丹

方剂组成：水银一两，火硝一两，白矾一两，皂矾三钱，青盐三钱，月石三钱。

制炼方法：将各药研末入锅照一般红升丹法升炼之。

适应症：凡痈疽疮疡溃后腐肉不脱及一切瘘管余骨不出者皆适用之。

兑宫白升丹

方剂组成：水银一两，火硝二两五钱，白矾二两五钱，皂矾五钱，月石五钱，青盐二两五钱，朱砂一钱，雄黄一钱。

制炼方法：将各药共研细末入锅，碗盖封口，先以文火炼二炷香，次以武火炼炷半香，升成时刮下备用。

适应症：一切痈疽疮疡、发背、肾痈、肚痈、附骨疽、疔疮、脑疽、大疽锐毒、天柱发等诸般大症初起便有根盘者，速以此丹一粒放于疮顶正中，外盖膏药，以根盘收束，疮顶起发，溃脓根出时方可换药调理。

此丹乃外科门中用治大症初起，转重就轻，移深居浅之药，不可忽视。

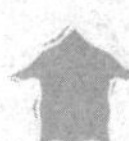

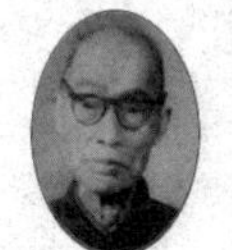

（乙）降八宝

乾宫黑降丹

方剂组成：水银一两，火硝两五，白矾两五，皂矾两五，食盐两五，月石五钱，朱砂五钱，雄黄二钱。

制炼方法：右共为末，以大银窝一只放炭火上微微烧之令热，徐徐将药入窝，俟药熔化时以微火逼干取起用大瓷盘一个，以窝口合盘心上，外以石膏末水调封口，又在地下挖一坑，用大碗盛水放坑内，将盘置碗上，以瓦围盖盘边，窝底及窝周围以白炭密盖一层烧之，以烧足三炷香为度，去火候冷取盘上丹药备用，凡降丹火法均以此为准则。

适应症：专治痈疽发背、疔疮、诸般恶症。初起者每以少许用冷水调敷患处，即立刻起泡消散；成脓者用之即溃；有腐者用之即脱；有管者做捻插之即能化出，非常灵效。

坎宫黑降丹

方剂组成：水银一两，白矾二两五，皂矾二两四，白砒六钱，朱砂、辰砂、银朱、月石、硇砂、雄黄各五钱。

制炼方法：右共入锅照白降丹火法炼之。

适应症：专治一切瘘症管坚骨硬而添附于骨者。

艮宫黄降丹

方剂组成：水银一两，火硝一两，白矾一两，皂矾一两，青盐一两，月石五钱，朱砂二钱，红砒一钱。

制炼方法：共末入锅照乾宫降丹火法炼之。

适应症：治各种瘘症管浅者。

震宫紫降丹

方剂组成：水银一两，火硝二两，白矾一两，皂矾一两，朱砂一两，红砒一钱，雄黄五钱。

制炼方法：共末入锅照乾宫降丹法降之。

适应症：凡一切痈疽疮疡溃后，腐未尽而骤用生肌药物，

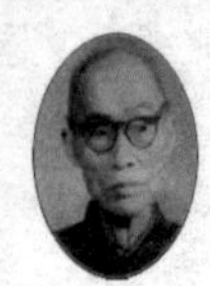

致令新腐夹杂，难于生口者皆适用之。

巽宫红降丹

方剂组成：水银一两，火硝二两，白矾一两，皂矾六钱，朱砂五钱，银朱五钱，雄黄五钱。

制炼方法：共末入锅照乾宫降丹法降之。

适应症：凡失荣症、翻花瘤、乳岩、顽臁，诸般逆症；溃后疮口坚硬、肉化如莲、色紫而黑、痛苦异常、日流败脓浆腥秽难闻者皆适用之。

离宫红降丹

方剂组成：水银一两，火硝四两，白矾一两，皂矾六钱，朱砂五钱，雄黄五钱，银朱二钱。

制炼方法：共末入锅照乾宫降丹法降之。

适应症：一切痈疽疮疡已溃疮口坚硬黑黯者用丹少许，鸡翎扫之立刻红活，又能拔毒去腐、生肌、敛口。

坤宫黄降丹

方剂组成：水银一两，火硝一两，白矾一两，皂矾一两，青盐一两。

制炼方法：共末入锅照乾宫白降丹法降之。

适应症：诸般痈疽疮疡脓成不溃、其人畏惧刀针者以此丹一粒放于有脓处用膏盖之，次日即溃而出脓。并治一切内痔、黑痔、疣子等症。

兑宫白降丹

方剂组成：水银五钱，火硝二两，白矾二两，食盐二两，辰砂、月石、朱砂、银朱、扫盆、雄黄各一钱五分。

制炼方法：共末入罐照乾宫降丹法降之。

适应症：凡鼻痔、舌痔、牙痔、喉痔、喉风、喉闭、双单蛾子、诸疮疔毒以及各种痔疮顽癣等症用丹少许冷水调扫患处，轻者扫之即散，重者扫之即收束一团不能散开。

按：降丹所说之锅不是铁锅而是能耐高热的“坩埚”，银窝即坩锅的一种。

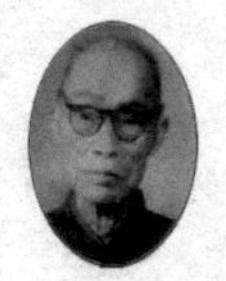

2. 各家丹药处方用途一览表

方　名	配　伍	作　用	来　源
拔粹丹	水银一两，火硝一两，白矾一两，生铅一两，青盐一两，升香三炷	提脓、生脓、化腐	疡医大全
五虎丹	水银两五，火硝二两，白矾二两，朱砂一两，雄黄八钱半，升香三炷	治发背、疔疮、恶疮、起钉、拔箭、喉痹并效	疡医大全
五虎红降丹	水银二两，火硝二两，白矾二两，皂矾五钱，食盐五钱，降香三炷	化腐、去管、出骨	家藏抄本
五虎丹（1）	水银四两，火硝一斤，白矾四两，皂矾五钱，雄黄五钱，升香三炷	化腐、生新	家藏抄本

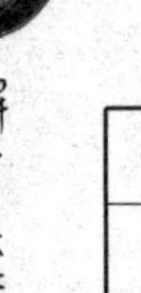

续表

方名	配伍	作用	来源
五虎丹（2）	水银一两，火硝一两，白矾二两，皂矾二两，食盐五钱，降香三炷	一切疮毒，未溃者可消散，取痒子、瘘管尤妙	活人心书
五虎丹（3）	水银一两，火硝一两，白矾五钱，朱砂一钱，白砒五钱，皂矾二两五钱，降香三炷	烂肉迅速	家藏抄本
五虎丹（4）	水银一两，火硝一两，白矾一两，硼砂二钱，斑蝥五只去头翅，红娘五只去头脚翅，降香一炷	化管去绵	家藏抄本
五虎丹（5）	水银二两，火硝二两，白矾二两，辰砂三钱，月石一钱，扫粉五分，升香三炷	化腐、去绵、取管	急救良方
五虎丹（6）	水银两五，火硝两五，白矾两五，硇砂一两，月石一两，铜绿五钱，升香三炷	专取痒子，化管、出骨	寿世仙方

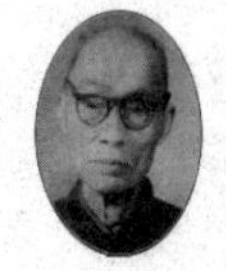

续表

方　名	配　伍	作　用	来　源
五虎丹（7）	水银五钱，火硝五钱，白矾两五，皂矾六钱，银朱五分，升香三炷	治一切烂疮，扫之生肌，若疮口脓不出者用纸捻蘸药插入孔内	集验方
加味五虎丹	水银一两，火硝一两，白矾一两，雄黄一钱，朱砂一两，皂矾一两，升香三炷，丹成加浮石二钱，煅茧二钱，冰片一分	每用一分荞面为丸，圆肉包吞，能治杨梅、鱼口、便毒、臁疮、疔毒、痒毒、背搭、痈疽恶疮，冷开水送服，忌热食	师授
佛金滚脓丹一名硇砂丹	水银一两，火硝一两，白矾一两，胆矾二钱，白砒五钱，朱砂二钱，铜绿二钱，硇砂二钱，佛金五十张，降香三炷	化腐、提脓、拔毒、去管，功效极佳，可用到多方面去	师授
万应灵丹	水银五钱，火硝两二，白矾两五，皂矾一两，青盐五钱，月石五钱，雄黄钱半，白砒钱半，降香三炷	一切痈疽诸疮，怕开刀者，以针挑破浮皮，用丹一厘调点患处，即溃头出脓。如根盘大者则用丹五厘，贝母末一钱，浓茶调敷周围必起泡，黄水流出其毒即消	疡医大全

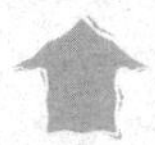

续表

方　　名	配　　伍	作　　用	来　　源
大乘丹	水银一两，火硝四两，白矾一两，辰砂一钱，铅粉二钱，升香三炷，丹成加麝、片各五分	如用以提脓则加红粉一钱，铅粉一两，扫粉五钱，银朱五钱	家藏抄本
点喉丹（甲）	水银两五，火硝二两五，白矾二两，黑铅二两，月石五钱，轻粉二钱，升香三炷，丹成加麝香五分、冰片二钱	凡患喉痛急症者先以吹喉散吹之，吹后听其流涎，俟涎尽时即可以此丹点之，不可多，多则一米粒，少则半米粒	师授
点喉丹（乙）	水银二两，火硝二两，白矾二两，青矾三钱，雄黄二钱，月石四钱，银朱三钱，升香三炷，丹成番硇五钱，冰片五钱	用前吹点药后其病即当退去八九，如尚未净尽者则用此丹照前法点之，无有不效	师授

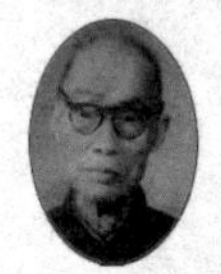

续表

方　名	配　伍	作　用	来　源
附吹喉散方	蚕蛾纸五钱烧过，五倍子三钱，白矾四钱，马勃灰二钱，人中白一两瓦上煅过，冰片一钱，共研细末，收贮备用	配合吹喉丹用	师授
八宝化腐丹	水银一两，火硝一两，白矾一两，月石六钱，皂矾六钱，胆矾六钱，雄黄六钱，朱砂六钱，升香三炷	提脓、拔毒、化腐	家藏抄本
八宝生肌丹	水银一两，火硝一两，白矾一两，浮石三钱，月石三钱，辰砂三钱，蜈蚣二条，升香三炷，丹成加糯粉五钱，麝香一钱，冰片一钱	生肌、敛口	寿世金针

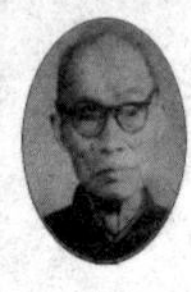

解生灵病痛于倒悬

续表

方名	配伍	作用	来源
七星丹（1）	水银一两，火硝两五，白矾两五，石膏一两，黄丹一两，升香三炷，丹成加麝、片各二分	治一切疮癣、杨梅诸毒，无不神效	家藏抄本
七星丹（2）	水银八钱，火硝七钱，白矾六钱，青矾六钱，月石三钱，铜绿三钱，青盐六钱，降香三炷	拔毒、去腐、化管、出骨	家藏抄本
七星丹（3）	水银两二，火硝两二，白矾两二，辰砂三钱，升香三炷，丹成加蜈蚣三条，全虫三钱，麝香二分，冰片二分	用于一切外科疮疡	家藏抄本

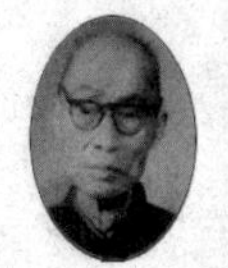

续表

方　名	配　伍	作　用	来　源
七贤丹（1）	水银一两，火硝一两，白矾一两，扫粉二钱，珍珠二钱，银朱三钱，升香三炷，丹成加麝香五分，冰片五分	拔毒、化腐、生肌、敛口	活人心鉴
七贤丹（2）	水银一两，火硝一两，白矾一两，皂矾一两，升香三炷，丹成加朱砂三钱，白及末五分，麝香五分，冰片一钱	生肌、敛口	师授
八宝丹（1）	水银一两，火硝四两，白矾一两，朱砂三钱，珍珠三钱，琥珀三钱，玛瑙三钱，珊瑚三钱，升香三炷，丹成加麝香三分，冰片五分	治蚁虫鼻疳、杨梅毒疮、癣癞等症，作丸内服，并在患部搽之，效力极好	师授

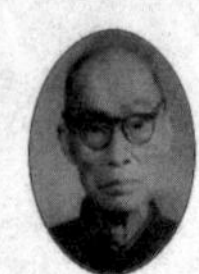

续表

方名	配伍	作用	来源
八宝丹（2）	水银一两，火硝一两，白矾一两，朱砂一两，珍珠三钱，红砒三钱，黑铅五钱，升香三炷	专治一切痈疽等症，功能化腐生肌	家藏抄本
八宝丹（3）	水银一两，火硝一两，白矾一两，灵砂四钱，珍珠二钱，海金沙四钱，阳起石八钱，升香三炷	专治杨梅、下疳、鱼口、便毒等症，其效甚神	师授
八宝丹（4）	水银二两，火硝二两，白矾一两，珍珠二只，月石一钱，玛瑙三钱，升香三炷，丹成加麝香二分，冰片一钱	化腐、生肌、收口	活人金鉴
九龙丹（1）	水银一两，火硝一两，白矾一两，白砒五钱，扫粉五钱，青盐一两，降香三炷	托毒、化腐	师授

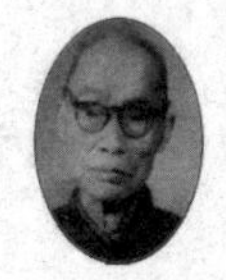

续表

方　名	配　伍	作　用	来　源
九龙丹（2）	水银一两，火硝四两，皂矾五钱，甘石三钱，珍珠三钱，黑铅一两，升香三炷，丹成加麝香五分，冰片八分	不论阴阳二症，功能去腐化毒	家藏抄本
九龙丹（3）	水银两五，火硝四两，白矾二两，明雄二钱，朱砂二钱，铜绿二钱，胆矾二钱，轻粉二钱，滑石二钱，皂矾二钱，升香三炷	化腐、退管、托毒，极有效力	家藏抄本
九龙丹（4）	水银一两，火硝二两，白矾两五，朱砂三钱，扫粉五钱，月石三钱，甘石三钱，升香三炷，丹成加辰砂三钱，扫粉五钱，麝香五分，冰片五分	提脓、化腐、生新	师授
九龙丹（5）	水银三钱，火硝三钱，白矾三钱，月石二钱，银朱三钱，扫粉二钱，朱砂三钱，琥珀一钱，升香三炷，丹成加麝、片各三分	治杨梅诸疮结毒	疡科一得

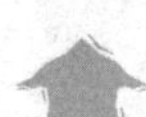

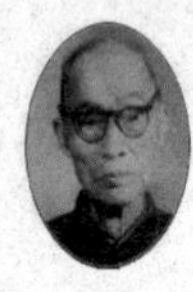
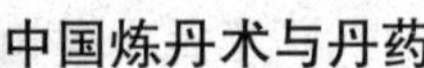

续表

方　　名	配　　伍	作　　用	来　　源
九龙丹（6）	水银一两，火硝八钱，白矾一两，朱砂五钱，银朱五钱，百草霜五钱，升香三炷，丹成加麝香二分，冰片三分	治杨梅结毒、鱼口绣颈、腊竹花、汤火伤、杖伤，麻油调搽，一切烂疮干掺，外用白玉膏盖之，生肌收黄水最效	师授
九转丹	水银一两，火硝一两，白矾一两，银朱一两，铜绿四钱，胆矾三钱，黄丹五钱，轻粉四钱，升香三炷，丹成加麝、片各三分	治一切下身诸疮、多年不愈癣疮诸药不效者用之有效	师授
十全丹	水银五钱，火硝五钱，白矾五钱，升香三炷，丹成加入银朱一钱，扫粉一钱，朱砂一钱，珍珠一钱，甘石一钱，麝香、冰片各一分	一切杨梅结毒、鱼口便毒、绣颈下疳及诸疮不收口者用之皆效	湖海秘录
水火丹	水银五钱，扫粉一钱，铅粉五钱，甘石五钱，铜绿三钱，锡皮五钱，硫黄五钱，雄黄五钱，升香三炷	去毒拔脓、生肌长肉，凡一切久不收口之疮皆可用之，并治烫火伤，神效	湖海秘录

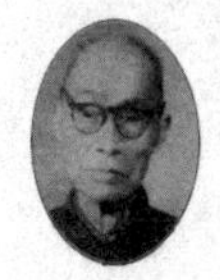

续表

方　名	配　伍	作　用	来　源
滚脓丹（1）	雄黄五钱，硼砂五钱，白矾五钱，文火升三香，丹成刮下退火，用时制成线条插入瘘孔	将药线插入疮孔脓管尽化，俟管尽后再用生肌丹药收口，神效	湖海秘录
滚脓丹（2）	水银五两，火硝两五，白矾二两，银朱三钱，朱砂三钱，蜈蚣三条，升香三炷，丹成加白蜡二钱	提脓、生脓	师授
滚脓丹（3）	水银一两，火硝一两，白矾两五，扫粉四钱，升香三炷，丹成加银朱一钱，朱砂二钱，麝、片各五分	提脓、拔毒	良方集验
滚脓丹（4）	水银一两，火硝二两五，白矾两五，银朱三钱，月石五钱，辰砂三钱，朱砂三钱，扫粉五钱，升香三炷	提脓、拔毒	外科金针
滚脓丹（5）	水银二两，火硝二两，白矾二两，珍珠五钱，龙骨五钱，轻粉四钱，升香三炷，丹成加麝、片各一分	提脓拔毒、化腐生肌	回生集

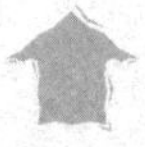

解生灵病痛于倒悬

续表

方名	配伍	作用	来源
大滚脓丹	水银五钱，火硝五钱，白矾五钱，青矾五钱半，胆矾二钱半，淮盐二钱半，铜绿五分，升香九炷，丹成后做成线条备用	化腐、提脓、生肌	外科十三方考
小滚脓丹	水银一两，火硝一两，白矾一两，胆矾五钱，青矾一两，淮盐五钱，升香五炷，丹成制成药捻用	同大滚脓丹，唯力量比较平和	外科十三方考
五虎滚脓丹	水银二两，火硝二两，白矾二两，月石五钱，铜绿五钱，朱砂五钱，升香三炷	为鼠疮、瘘疮、顽疮要药	家藏抄本
五福滚脓丹	水银一两，火硝一两，白矾一两，皂矾一两，铜绿五钱，朱砂五钱，升香三炷	一切疮毒脓水不尽、口小里大者以此丹滚之	回春集
扫蛮丹	水银四两，火硝六两，白矾一两，黑铅二两，食盐一钱，升香三炷，丹成埋土退火后用	专治鼠疮、瘘疮、顽疮	家藏抄本

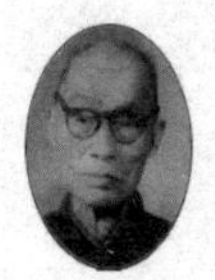

续表

方　名	配　伍	作　用	来　源
五色夺命丹	水银二两，火硝二两，白矾二两，青矾四两，扫粉五钱，黑铅一两，升香三炷	专治一切溃烂顽疮	家藏抄本
五灵升药	水银五钱，火硝八钱，白矾八钱，朱砂三钱，雄黄二钱五分，升香三炷	凡一切无名肿毒如溃久肉败、四边紫黯色，将丹水调研匀扫于黑黯肉上可立刻红活，死肉脱去再上生肌药收功，瘘管则用捻上，七日其管即随捻脱出，灵效非常	种福堂方
五宝丹（1）	水银一两，明矾二两五，皂矾二两五，朱砂二两五，雄黄二两五，升香三炷，丹成加乳香、没药各三钱	治痈疽恶疮、杨梅等症	家藏抄本
五宝丹（2）	水银五钱，火硝八钱，白矾一两，雄黄二钱，银朱二两，升香三炷	专治杨梅毒疮	怀德堂方
五宝丹（3）	水银五钱，火硝一两，白矾一两，青盐五钱，皂矾一两，升香三炷	治一切恶疮怪症	家藏抄本

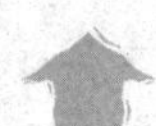

续表

方　　名	配　　伍	作　　用	来　　源
五仙丹	水银一两，火硝一两，白矾一两，石膏五钱，扫粉五钱，升香三炷，丹成加麝、片各三分	诸疮通用	家藏抄本
五蕴丹	水银一两，火硝一两，白矾一两，金精石一两，银精石一两，升香三炷	治一切疮毒如神	家藏抄本
五气丹（1）	水银两五，火硝两五，白矾两五，皂矾两五，青盐一两，升香三炷	无说明	曹畸庵
五气丹（2）	水银一两，火硝一两，白矾一两，皂矾一两，青盐一两，升香三炷	无说明	曹畸庵
五仙丹	水银二两，火硝二两，白矾一两，青盐一钱，红砒二钱，降香三炷	专取痒子，用时以饭为丸如黄蒲子大，一日一换，小者三天掉落，用天然散生肌、收口	外科十三方考
五彩丹	水银一两，火硝一两，白矾一两，青盐一钱，朱砂五钱，升香三炷	专治杨梅毒疮	家藏抄本

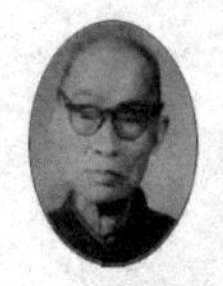

续表

方　名	配　伍	作　用	来　源
开天丹	水银二两，火硝一两，白矾五钱，皂矾二两，黑铅五钱，朱砂五钱，白砒三钱，升香七炷	化管、去绵、提脓、排毒	家藏抄本
四孔丹	水银一两，火硝一两，白矾一两，银朱一两，前三味升三炷香，丹成后加入后一味	生肌、敛口	便民集
四圣丹	水银一两，火硝一两，白矾一两，辰砂五钱，升香三炷，丹成后加大黄三钱，象皮五钱	生肌、敛口	家藏抄本
六合丹（1）	水银一两，火硝一两，白矾一两，青矾三钱，月石三钱，升香三炷，丹成加麝，片各五分	一切热毒溃烂各疮	家藏抄本
六合丹（2）	水银一两，火硝一两，白矾一两，珍珠一钱，升香二尺八寸，丹成加麝香、冰片各五分	生肌、敛口	家藏抄本

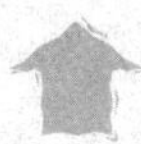

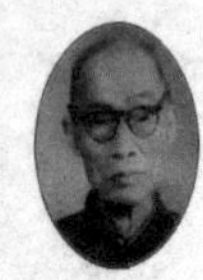

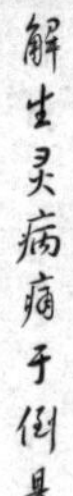

续表

方名	配伍	作用	来源
六合丹（3）	水银一两，火硝一两，白矾一两，甘石一两，朱砂一两，升香三炷，丹成加麝香二分	杨梅毒、风火癣	师授
六成丹（4）	水银一两，火硝一两，白矾一两，胆矾一钱，铜绿一钱，月石一钱，磁石一钱，升香三炷，丹成后加麝香二分，冰片五分	诸疮脓清不收口者有良效	师授
六成丹（5）	水银一两，火硝两五，白矾一两，胆矾一两，雄黄一两，硫黄五钱，升香三炷，丹成加麝香二分，用飞面做成锭子，如取痒子，则加食盐一两同升	一切烂疮、取管甚灵	师授
六成丹（6）	水银一两，火硝一两，白矾一两，铜绿一两，银朱五钱，铅粉一两，升香三炷	治瘰疬、杨梅结毒及极痒之疮甚灵	师授

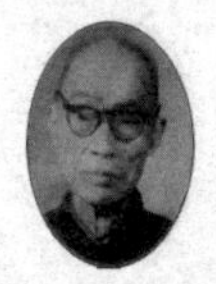

续表

方　名	配　伍	作　用	来　源
六神止痛如神丹	水银一两，火硝一两，白矾四钱，月石二分，雄黄三分，升香丹四寸，丹成加麝、片各一分	将丹掺于膏药上贴疮立能止痛	回生集
七仙丹	水银一两，火硝三两，白矾一两，青矾六钱，食盐三钱，黑铅六钱，升香三炷，丹成加麝、片各三分	治诸疮之阴阳不分者	急救方
七仙丹	水银一两，火硝一两，白矾一两，银朱五钱，胆矾四钱，升香三炷，丹成加入铅粉一两，铜绿四钱，胆矾五钱，甘石二钱，麝香二分，冰片一钱	化腐、生肌、收口	师授
七星丹（1）	水银一两，火硝四两，白矾两八，青矾五厘，扫粉一分，银朱三分，朱砂三分，升香二炷	一切疮疡均可通用	济世权变录
七星丹（2）	水银五钱，火硝五钱，白矾五钱，银朱六钱，扫粉三钱，珍珠二钱，升香三炷，丹成加麝香三分	一切阴癣烂疮杂症均有良效	验方选录

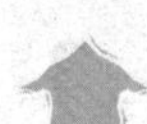

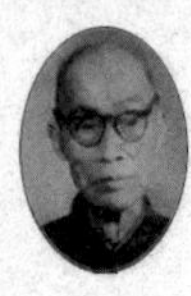
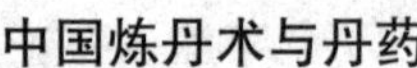

续表

方　名	配　伍	作　用	来　源
七星赶月丹	水银一两，火硝一两，白矾一两，青矾三钱，青盐三钱，白砒五分，雄黄一钱，升香三炷，丹成加冰片一钱	治诸瘘及踏骨黄等症有效	海上良方
八仙丹	水银一两，火硝两五，白矾两二，雄黄五钱，朱砂五钱，扫粉三钱，雌黄五钱，升香三炷，丹成加入麝香二分，冰片三分	治诸疮及杨梅下身各疮	家藏抄本
八宝丹（1）	水银二两，火硝一两，白矾一两，青矾三钱，月石五钱，雄黄五钱，朱砂三两，食盐二两五，升香三炷，丹成加麝二分，片五分	生肌、收口	寿康宝鉴
八宝丹（2）	水银一两，火硝一两，白矾一两，月石五钱，珍珠五分，玛瑙五分，琥珀五分，前四味升香三炷，丹成加后加麝、片各五分	治鱼口便毒、腐烂诸疮，收口干水神效	师授

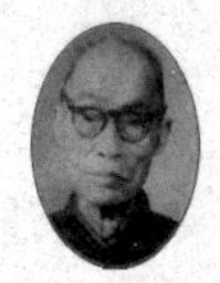

续表

方名	配伍	作用	来源
八宝丹（3）	水银一两，火硝一两，白矾一两，朱砂五钱，雄黄四钱，雌黄四钱，月石五钱，升香三炷，丹成加麝香三分，冰片一钱	治一切杨梅毒疮	家藏抄本
十全丹	水银一两，火硝五钱，白矾一两，轻粉五钱，海牛五根，海马五根，雄黄五钱，雌黄五钱，丹成加入冰片一钱	不论阴阳二证，功能化腐生肌	济众录
老君丹	水银两五，火硝二两，白矾两五，食盐一两，月石五钱，胆矾一两，朱砂一两，雄黄五钱，石膏两五，升香三炷，丹成加冰片二钱	一均外科疮疡均可应用	家藏抄本
车丹	水银一两，火硝二两五，青矾二两五，白矾二两五，红矾二两五，食盐二两五，朱砂三钱，雄黄三钱，升香三炷	化管、去绵、脱腐、出骨、取痒子神效	师授

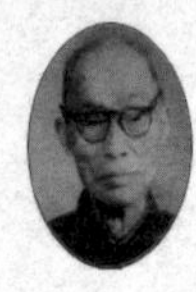
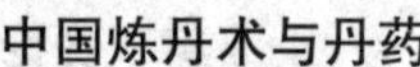

续表

方　　名	配　　伍	作　　用	来　　源
妙神丹	黑铅九钱，辰砂五钱，朱砂五钱，月石五钱，升香三炷	治虚弱人诸疮无脓者	师授
牵羊丹（1）	水银一两，火硝一两，白矾一两，青盐一两，食盐二两，月石六钱，寒水石一两，鹅管石一两，升香三炷，丹成加麝香三分，冰片三分	为治鼠疮、取管子要药	师授
牵羊丹（2）	水银五钱，火硝七钱，白矾五钱，胆矾七钱，食盐七钱，升香三炷	取痒子及一切烂疮	家藏抄本
牵羊丹（3）	红砒五钱，樟脑八钱，食盐五钱，硇砂三钱，巴豆四钱，巴戟八钱，降香三炷	专取痒子、化管、脱绵	师授
黄龙出洞丹	水银二两，火硝三两，白矾二两，皂矾一两，硇砂二两，豆砂一两，信石一两，银黝一两，降香三炷	专取痒子，用时以饭为丸如黄荆子大贴于疮顶，一日一换，小者三日脱落，大者不过半月必脱	外科十三方考
梅毒粉霜	水银一两，火硝两五，白矾两三，皂矾两三，升香三炷	专点杨梅，点一个落一个	家藏抄本

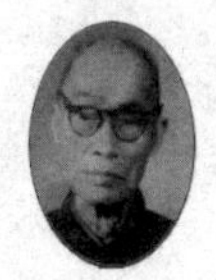

续表

方　名	配　伍	作　用	来　源
粉霜	水银二钱，火硝二钱，白矾二钱，皂矾两三，升香三炷	用途同上	仙拈集
红灵药	水银一两，火硝一两，白矾一两，朱砂四钱，雄黄三钱，黑铅九钱，升香三炷		外科金鉴
红粉	水银一两，火硝一两，白矾一两，朱砂三钱，升香三炷	一切顽疮及杨梅大疮、口喉疳、下疳、豆子等症立效	外科辑要
灵药	水银一两，朱砂五钱，白矾一钱，雄黄三钱，硫黄三钱，喉烂者以人中白易雄，升香三炷	杨梅结毒特效	家藏抄本
结毒灵药	水银一两，朱砂五钱，硫黄三钱，雄黄三钱，升香三炷，约有丹一两五钱	治杨梅结毒、腐烂作臭或咽喉唇鼻腐烂日甚者，原书有详细用法说明可考	疡医大全
灵药丹	水银一两，辰砂五钱，朱砂五钱，硫黄一两，升香二炷	治杨梅下疳、鱼口便毒等症，功效神速	家藏抄本

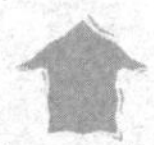

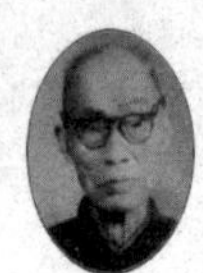

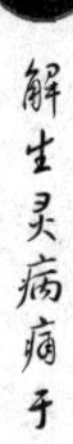

续表

方　　名	配　　伍	作　　用	来　　源
黄灵药	水银二两，朱砂一两，硫黄一两，辰砂一两，雄黄五钱，升香三炷，若杨结毒腐烂作痛者加扫粉拌匀，若咽喉唇鼻坏者用药一钱加人中白二分研匀吹之，内服不二散	杨梅结毒	师授
三龙丹	水银一两，火硝一两，枯矾三钱，甘石三钱，无名异三钱，升香三炷，丹成加冰片三分	粪门生疮	家藏抄本
水擒丹	水银两五，黑铅一两，水粉八分，先将铅汞入罐升一炷香开视如雪，再加水粉同研	治一切热毒火症	家藏抄本
圣灵丹	胆矾一两，白矾一两，火硝一两，石膏一两，扫粉一两，升香三炷	一切疮疡皆可应用	师授
龙虎至宝丹	朱砂液八两，黑铅精八两，广银八两，升香三炷，丹成加麝香三分	一切沉疴顽疡不治之症，此丹一粒入腹百病消除，不但去病亦可延年	济世活人书

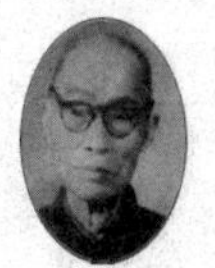

续表

方　　名	配　　伍	作　　用	来　　源
加味白灵药	水银二钱，火硝一钱，枯矾一钱，月石二钱，升香三炷，丹成加象皮一钱	收口、生肌	外科辑要
生肌白灵药（1）	水银二钱，火硝一钱，枯矾一钱，月石二钱，升香三炷	生肌、收口	外科辑要
生肌百灵药（2）	水银二两，火硝二两，枯矾二两，黑铅一两，青矾二两，升香三炷	凡疮久不收口者掺上少许其口易完，若入收敛药中同用其效尤捷	外科辑要
补漏丹	水银一两，硫黄五钱，朱砂钱半，雄黄二钱，铅矿八钱，升香三炷	专去瘘管，功效迅速	利人集
珍珠纹银丹	水银一两，火硝四两，白矾一两，月石五钱，雄黄五钱，海马五钱，鹅管石五钱，纹银五钱，珊瑚三钱，花蕊石一两，降香三炷，丹成加阿魏五钱，三七三钱，扫粉一钱，琥珀五钱，制乳没各三钱，麝香五分	统治一切疮疡，去腐生肌，功效神速	师授

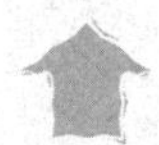

续表

方名	配伍	作用	来源
化苦丹	水银二两，火硝二两，白矾二两，青盐三钱，雄黄三钱，朱砂八钱，白砒三钱，硇砂三钱，月石三钱，升香三炷	专门化管、去绵、脱腐	师授
回疔丹（1）	水银二两，火硝二两，白矾二两，青盐二两，信石二两，硇砂二钱，雄黄五钱，朱砂三钱，辰砂三钱，升香三炷，丹成加麝、片	专治疔疮如神，散黄者可内服二钱	师授
回疔丹（2）	水银二两，火硝二两，白矾二两，青盐二钱，白砒一两，雄黄二钱，硇砂二钱，升香三炷，丹成加银朱二两，麝、片各二钱	专治疔疮，内外兼用	家藏抄本
大乘丹	水银一两，火硝一两，白矾一两，扫粉三钱，辰砂三钱，升香三炷，丹成加冰片一钱	一切杨梅恶疮、痔瘘等症皆适用之	家藏抄本

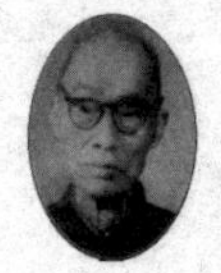

续表

方　名	配　伍	作　用	来　源
金钩钓毒丹	水银二两，火硝二两，白矾二两，琥珀二钱，珍珠五分，轻粉四钱，朱砂三钱，龙骨一两，浮石四钱，蜈蚣一条，雄精四钱，地牯牛十只，蓖麻子炭一钱，升香三炷，丹成加麝、片各三分	一切疮疡溃后可以普遍应用	师授
白银丹	水银一两，好锡一两，铅粉一两，先将锡熔化，后同水银结成砂子，研成细末，再加铅粉再研，然后加入麝香一钱	治一切杨梅阴疮，绣颈以及疥疮，杀虫通用，先搽淡猪油，然后再搽此药，灵效非常	家藏抄本
十神丹	水银七钱，火硝两五，枯矾钱半，朱砂钱半，滑石二钱，胆矾钱半，石膏二钱，阳起石钱半，升香三炷	生肌，化腐	济贫利乡集
冯氏六合丹	水银一两，枯矾三两，火硝三两，黑铅七钱，朱砂三钱，雄黄三钱，升香三炷	统治一切溃烂各疮	青囊秘录

续表

方名	配伍	作用	来源
百灵丹	水银一两，火硝一两，朱砂五钱，雄黄五钱，胆矾五钱，升香三炷，丹成加麝、片各三分	专治眼症	济世良方
大升丹	水银一两，火硝一两，白矾一两，青矾六钱，雄黄五钱，朱砂五钱，升香三炷	消坚溃结，大症用丹一分，小症用丹半分，以纸刺孔里丹肺上，勿令着肉，能起泡作痛，慎之	曹畴庵
小升丹	水银一两，火硝一两，白矾一两，皂矾一两，朱砂三分，雄黄五分，升香三炷	提脓、去腐、生肌	曹畴庵
降龙丹	水银一两，火硝一两，白矾一两，青盐一两，轻粉一钱，升香三炷	杨梅邪毒化为浊延，瘀血从龈渗出，可内服，亦可外用，奇效	曹畴庵
白玉丹	水银八钱，火硝七钱，青矾七钱，朱砂七钱，升香三炷	用同降龙丹	曹畴庵

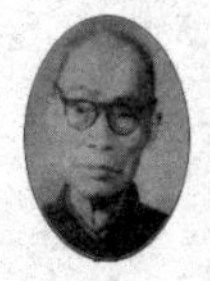

续表

方　名	配　伍	作　用	来　源
八龙吐水丹	水银一两，火硝一两，白矾一两，皂矾一两，白砒三钱，食盐一两，降香三炷，丹成加雄黄、血竭、乳没各一钱，槐花米末，焙山栀各一两，糊丸菜子大备用	治杨梅诸癣，用时以冷水吞服，亦可外用	师授
四瑞丹	水银一两，火硝一两，白矾一两，青矾六钱，升香三炷	化腐，生肌	家藏抄本
三气丹	水银一两，火硝一两，白矾一两，寒水石一两，甘石三钱，铅粉三钱，青礞石五钱，赤石脂三钱，升香三炷	治恶毒诸疮及砍头疮等，功能托毒、化腐、干脓，用时以蜡油调和涂之，效力确实	师授
伏龙丹	水银一两，火硝二两，白矾二两，雄黄三钱，朱砂三钱，升香三炷	梅疮点之即灭，用时以清水研化，搅澄去渣，蘸点疮上，百用百灵	师授
水子莲花丹	水银一两，火硝一两，白矾一两，雄黄五钱，青盐五钱，青矾五钱，白砒五钱，硇砂二钱，降香三炷	专取余骨、绵管、疬核，神效之至	师授

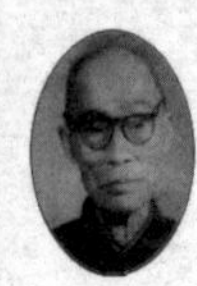
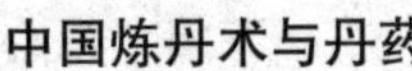

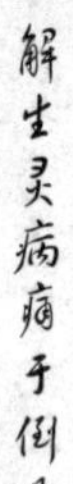

续表

方　名	配　伍	作　用	来　源
五气朝阳丹	水银四两，火硝六两，白矾六两，皂矾十两，食盐十两，月石四两，雄黄四钱，朱砂四两，降香四炷	治杨梅鱼口、筋骨疼痛、绣头阴癣、又能化管拔毒，做成黍米大丸，每服七粒，先服防风通圣散一剂，并用黄泥水噙之，如口热甚者可用海带四两炖老鸭食之	师授
滚脓丹	水银一两，火硝一两，白矾一两，扫粉一钱，铅粉一两，升香三炷	治诸疮脓尽时收口生肌	青囊秘授
朱红丹	水银八钱，火硝一两，白矾三钱，朱砂三钱，珍珠三钱，石膏八钱，樟六钱，升香三炷	去腐、生肌、敛口	海上良方
红灵丹	水银一两，火硝二两，白矾三两，黑铅一两，甘石五钱，龙骨三钱，升香三炷	拔脓、排毒、去腐、生新	青囊秘授
珍珠丹	铅粉一两，珍珠一两，石膏一两，轻粉三钱，朱砂三钱，升香三炷，丹成加麝香三分，冰片一钱	治一切烂疮久不收口及妇人奶花、肚痈、背搭等症皆有良效，功能干水	家藏抄本

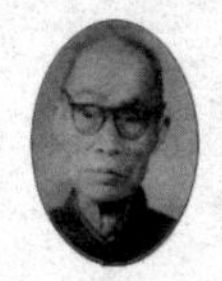

续表

方　　名	配　　伍	作　　用	来　　源
白云丹	水银五钱，火硝两五，枯矾两五，皂矾五钱，月石五钱，食盐四钱，升香三炷	化腐、取管	家藏抄本
蓬花丹	水银一两，火硝一两，白矾一两，潮脑二钱，冰片二分，前三味升成后加入后二味即成	对一切阳证痈疡有效	家藏抄本
白凤丹	水银五钱，白矾五钱，火硝五钱，皂矾三钱，豆砂三钱，甘石五钱，升香三炷，丹成加入麝香三分、冰片五分	专门生肌、敛口	济世全书
十三太保丹	水银一两，火硝一两，白矾一两，土子五钱，黄丹四钱，青黛三钱，青盐四钱，滑石四钱，朱砂三钱，辰砂三钱，潮脑三钱，银朱四钱，铅粉二钱，前三味升成后加入后十味即成	一切疮疡均可应用疡医囊中不可无此	师授

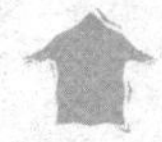

续表

方名	配伍	作用	来源
黑虎丹	水银一两，火硝一两，白矾一两，银朱一两，扫粉五钱，龙骨五钱，象皮五钱，甘石五钱，前五味升成后加入后三味即成	干水、生肌、敛口	经验良方
如意丹	水银一两，火硝一两，白矾一两，扫粉一两，升香三炷，丹成加麝香三分，冰片五分	化腐、生新	家藏抄本
黑虎丹	水银一两，火硝一两，白矾一两，月石五钱，辰砂五钱，朱砂五钱，阳起石一两，升香三炷，丹成加入冰片五分	阴证生肌	经验良方
东丹	水银一两，火硝一两，白矾一两，青盐五钱，月石五钱，朱砂五钱，红砒四钱，石绿三钱，丹成加蚊蛤末，涎巴虫焙干研，麝香二分，冰片三分	治一切臁疮、肥疮、癣虫等症有佳效	寿世医鉴

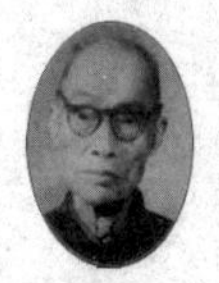

续表

方名	配伍	作用	来源
朝阳丹	水银两五，火硝一两，白矾一两，青盐一钱，皂矾三钱，食盐一两，雄黄五钱，朱砂三钱，降香三炷	治杨梅结毒、鱼口绣颈、筋骨疼痛、母猪风治久不效，用此内服外搽，并治痔瘘、流痰，去管，出骨神效	师授
黄金丹	水银一两，火硝一两，白矾一两，朱砂五钱，辰砂五钱，珍珠五钱，升香三炷，丹成加青黛五钱，麝香五分，冰片一钱	治一切痈疽，化腐甚速	一壶天
红宝丹	水银一两，火硝两五，白矾两五，铜绿五分，扫粉五分，月石三钱，樟脑三钱，空青一两，升香三炷	疔疮、瘰疬、瘘管，坚硬不化者用之最妙	师授
吕祖四齐丹	水银两五，火硝两五，白矾两五，朱砂三钱，银朱五钱，云母石三钱，潮脑三钱，升香三炷，丹成加熊胆五钱，麝香五分，冰片三分	治杨梅结毒，周身恶疮，下疳，阴疮等症	家藏抄本

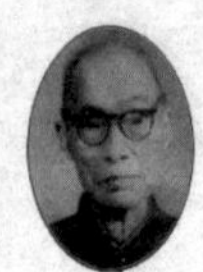

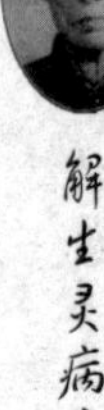

续表

方　　名	配　　伍	作　　用	来　　源
九品丹	水银两五，火硝二两五，白矾两五，皂矾二两五，月石五钱，扫粉五钱，朱砂五钱，银朱三钱，寒水石一钱，升香三炷	治下疳、杨梅及一切秽疮，百试百灵	同寿录
东医八宝丹	水银一两，火硝一两五，白矾一两，铅粉一两，广丹四钱，珍珠四钱，银朱六钱，扫粉四钱，金末一钱，高丽参一钱，冰片一钱，前六味升三炷香，丹成加入后四味研匀即成	提毒、生肌、敛口	师授
海山七宝丹	水银二两，火硝两五，白矾三钱，朱砂三钱，银朱二钱，云母石三钱，扫粉五钱，雄精五钱，银末一两，升香三炷，丹成加金银精石各一钱，珍珠二钱，玳瑁二钱，丁香一钱，阳起石一钱，上片二钱	此丹用途极为广泛，举凡一切外症疮疡均可应用，效力极佳	师授

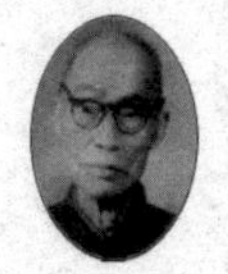

续表

方　　名	配　　伍	作　　用	来　　源
华山九龙丹	水银二两，火硝两五，白矾三两，朱砂四钱，雄黄四钱，扫粉四钱，滑石六钱，胆矾六钱，青盐一两，硇砂五钱，金银末各一两，降香三炷	凡痈疽毒重者用之提脓、拔毒、化腐甚效	师授
七雄剥皮丹	水银一两，火硝两五，白矾两五，青盐三钱，红砒七钱，皂矾五钱，硇砂五钱，降香三炷	治癣专药，治诸癣则用半丹半底调香油搽，牛皮癣则用净丹调搽	师授
美女寻夫丹	水银一两，火硝两五，白矾三两，石膏五钱，金精石五钱，银精石五钱，阳起石五钱，升香三炷，丹成加麝香、冰片各二钱	治痈疽发背及上、中搭，甚验	家藏抄本
真武七星丹	水银两五，火硝两五，白矾两五，银朱三钱，朱砂三钱，云母石二钱，银末一钱，升香三炷，丹成加麝香、冰片各三钱	专治杨梅冲顶	一壶天

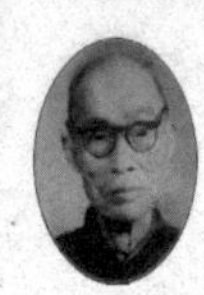
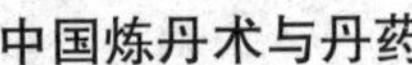

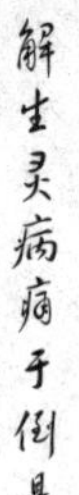

续表

方　　名	配　　伍	作　　用	来　　源
七星降真丹	水银两五，火硝两五，白矾三两，红砒五钱，青盐七钱，雄黄三钱，硇砂两五，降香三炷	扫顽固瘰疬，取脓管、出骨、效力可靠	家藏抄本
八虎闯幽州	水银两五，火硝两五，白矾三两，白砒七钱，雄黄四钱，朴硝三钱，青盐四钱，月石一两，硇砂一两，鹅管石一钱，降香四炷，丹成加麝香、冰片各二钱	拔毒、取绵管、出骨	师授
奇效滚脓丹	水银一两，火硝一两，白矾一两，扫粉一两，甘石一两，铅粉一两，前四味升三炷香，升成后加后二味即成	诸疮腐尽时用以生肌、收口，奇效	师授
四马投唐丹	水银一两，火硝两五，白矾二两，硫黄三钱，雄黄三钱，朱砂三钱，银朱三钱，银末一两，海螵蛸三钱，升香三炷，丹成加乳没、麝香、上片各五分	治顶上痈疽、恶疮，生肌、敛口，奇效	师授

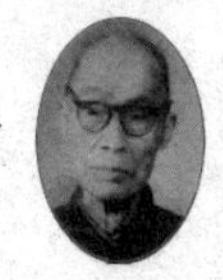

续表

方　名	配　伍	作　用	来　源
五凤朝阳丹	水银两五，火硝二两，白矾三两，胆矾二钱，滑石二钱，阳起石一两，升香三炷，丹成加麝香五分，冰片六分	治阴证疮转阴为阳	家藏抄本
清水洗甲丹	水银二两，火硝二两，白矾两五，朱砂三钱，珍珠三钱，龙骨三钱，云母石三钱，金末一两，银末二两，升香三炷	治周身一切黄水疮奇效	师授
白粉丹	水银一两，火硝一两，白矾一两，食盐一两，青盐一两，皂矾一两，人言一两，硇砂一两，降香三炷	专取痒子，特效	师授
六龙守洞丹	水银一两，白矾三两，红砒五钱，白砒三钱，雄黄三分，食盐七分，降香三炷	治瘰疬、管子，能扫能取，一切顽疮皆效	师授
仙人背剑丹	水银三两，火硝四两，白矾二两五，朱砂五钱，月石三两，银末二两，升香三炷，丹成加麝香三分，冰片五分	统治一切痈疽恶毒无不应效	师授

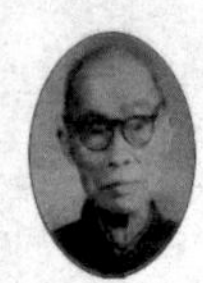

续表

方　名	配　伍	作　用	来　源
万应八宝丹	水银二两，白矾二两，珍珠两五，玛瑙两五，珊瑚一两，琥珀一两，金末二两，银末二两，升香三炷	生肌、长皮非常灵效	师授
八将擒王丹	水银一两，黑铅一两，雄精四钱，银朱三两，铅粉五钱，蟾酥一两，百草霜五钱，先将铅汞结成砂子，后同各药升三炷香，丹成加麝香五分，冰片一钱研合使用	治一切大疮恶毒、发背、对口、砍头、十三种疔皆可内消。如红丝缠满渐渐收拢；如瘰疬者，用丹点，上膏盖即能内消；若疮满毒重者用之亦能拔毒，屡用屡效	师授
水火金丹	水银四两，火硝三钱，白矾六钱，扫粉钱半，白砒二钱，硫黄二钱，朱砂三钱，月石一钱，降香三炷	专治痔疮、瘘管、痒子	家藏抄本
牵羊出洞丹	水银二两，火硝三两，白矾六两，白砒一两，雄黄一钱，朱砂八钱，硇砂五钱，朴硝三钱，金末八钱，银末八钱，降香四尺，丹成加乳香一两，月石六钱，猫头灰五钱，红娘卅只，粳米粉蒸熟做捻用	专取瘰疬、马刀、串珠等等结核	师授

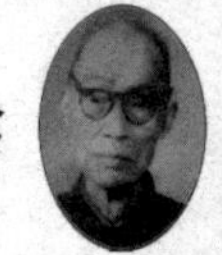

续表

方　名	配　伍	作　用	来　源
五虎擒羊丹	水银一两，火硝一两五，白矾两二，扫粉钱半，白砒三钱，硫黄二钱，朱砂三钱，月石一钱，降香三炷	专取痒子	师授
四季不老丹	扫粉二钱，月石二钱，银末二两，赤石脂三钱，升香三炷，丹成加入冰片一分	专治杨梅鱼口、颈疮溃烂	经验选方
雪花六合丹	水银一两，火硝两五，白矾一两，朱砂一两，浮石五钱，银朱五钱，阳起石五钱，红宝石五钱，升香二尺五寸*	诸疮溃烂，脓水淋沥、臭秽不堪久治不愈者，用之良效	奇方纂要
九重透甲丹	水银一两，火硝两五，白矾二两，红砒两五，白矾一两二，硇砂五钱，降香三尺	点诸疮可迅速穿头	师授
九龙归大海	水银一两，白砒三钱，青盐六钱，雄黄五钱，潮脑四钱，海石五钱，白砒八钱，月石一钱，皮硝三钱，降香三尺五寸	诸疮皆效，并能取管	师授

* 旧时香长度为1尺，现南云庙中也出售，燃香1尺，即为1柱，时间约30～45分钟。

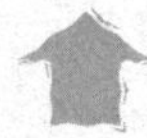

续表

方名	配伍	作用	来源
仙传八厘丹	水银二两，黑铅一两，朱砂三两，雄黄四两，铅矿一斤，升香三炷，丹成用米糊成丸如麻子大，每服八厘，加铁等分服之，并可生肌敛口	治恶疮	家藏抄本
七贤丹	水银一两，火硝二两，白矾一两，朱砂三钱，轻粉二钱，雄黄二钱，硫黄一钱，桑柴火降香五炷	治足上顽固臁疮及久不收口诸疮皆效	村居要方
四虎丹	水银二两，火硝二两，皂矾一两，青盐一两，降香三炷，丹成加尿制炉甘石一两	治烂疮、出骨、绵管	家藏抄本
导痰丹	水银一两，火硝两五，皂矾两五，月石五钱，朱砂二钱，雄黄三钱，食盐两五，降香四炷	导出顽痰、积饮	家藏抄本

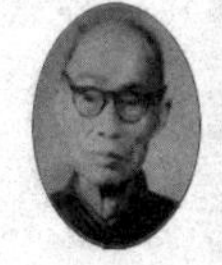

续表

方　名	配　伍	作　用	来　源
先天大造丹	水银五钱，白砒一钱，猪精肉一块去尽筋膜切如米大颗粒同砒末拌匀，入锅内煎干，加朱砂三钱为末，和水银共入罐内升四炷香取出配合灵药，琥珀、乳没、朱砂各一钱，枣肉为丸，如绿豆大，初服五丸，每加一丸，至十丸后每次又减一丸，直减至一丸时止，如昏闷恶心者服猪肉汤即止，灵效非常	此是梅毒特效专药，过去民间医生视为囊中至宝，绝不轻易告人	师授
烧炼三仙丹	水银八两，硝酸四两，白矾五钱，将三物混和一起，待其熔化烟尽时入坩埚烧之，直烧至丹成红色为止	提脓、生肌，配入硇砂更能化管、脱骨	师授

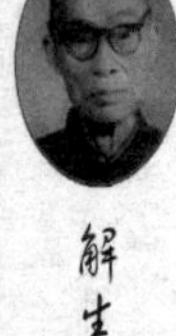

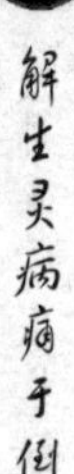

续表

方　名	配　伍	作　用	来　源
鸡骨三仙丹	水银一两，扫粉八钱，铅粉三钱，先将银窝以炭火煅红，再下水银、扫粉，仍煅红开裂，定取起，次下乌鸡足胫骨，又将煅过汞粉二物盖于骨上又下火煅红，直至烟尽为度，冷定取出拣去鸡骨又下前二味，次下铅粉盖面再煅，俟粉带红色时取出即成	此是一种烧丹，对于各种疮疡的每个阶段都可使用，疗效极高	师授
大乘丹	水银一两，火硝一两，白砒二两，寒水石二两，食盐一两，月石五钱，青矾四两，硇砂二钱五分，升香三炷	专治乳痈，治愈率达100%	成都第一门诊部张惠卿方
神授至宝丹	水银二两，火硝二两，枯矾二两，石膏五钱，月石五钱，皂矾二两五钱，朱砂三钱，寒水石八钱，升香三炷	专治一切恶疮溃烂，去腐、生新，较红升滚脓为佳	寿世奇方

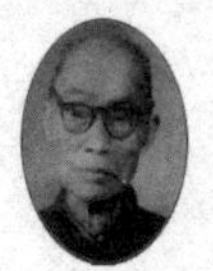

续表

方　名	配　伍	作　用	来　源
升降五虎丹	水银两五，火硝二两，白矾二两，月石五钱，雄黄五钱，此丹可升可降，但在降时须加食盐一钱或青盐五钱，升香三炷，降香四炷	化腐、提脓、拔毒	师授
紫升丹	水银一两，火硝一两，白矾一两，青盐二分，铜绿三钱，胆矾三钱，海爬一钱，陀僧二钱，共研末后以石灰铺底，然后以前药覆之，封固升三炷香即成	治痈疽疮疡已溃无腐，新肉生迟者	师授
红降丹	水银一两，火硝二两，白矾一两，皂矾六钱，食盐两五，月石五钱，朱砂五钱，雄黄三钱，降香三炷	治痈疽、发背、疔毒及诸般恶疮已溃，疮口坚黑者，用丹少许扫上可立转红活，又能拔毒、去腐、生肌，功效良好	师授
黑降丹	水银一两，火硝两五，白矾两五，皂矾两五，食盐两五，月石五钱，朱砂三钱，雄黄二钱，将药先入罐坐胎，后降香三炷	治痈疽、发背、疔疮及诸恶毒，初起者以水调少许敷于患处可立刻起泡消散，成脓者用之即溃，腐者即脱，有管者做捻上之亦脱，非常灵效	师授

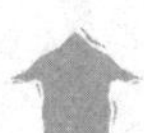

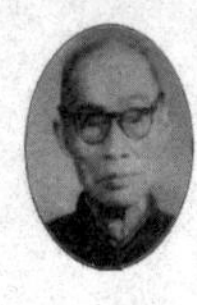
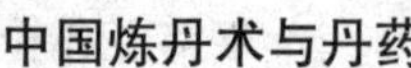

解生灵病痛于倒悬

续表

方名	配伍	作用	来源
太极丹	朱砂五钱，空青五钱，雄黄五钱，胆矾五钱，磁石五钱，将各药入瓦盆内再用一瓦盆盖之，封固后用茅草烧三日三夜取出丹药，每用少许为条，插入孔内，少顷朽骨腐肉即出，未尽再上，至尽为止	治一切瘘症管骨坚硬，诸药不效者此丹最佳	罗春生方
阳丹	水银二两，火硝二两，白矾二两，朱砂一钱，珍珠二钱，升香三炷，丹成加麝香二分，冰片三分	拔毒、提脓、生肌	家藏抄本
阴丹	水银二两，火硝二两，白矾二两，红砒五钱，白砒五钱，硇砂五钱，降香三炷，丹成加麝香三分，冰片五分	化腐、点头、退管、出骨	家藏抄本

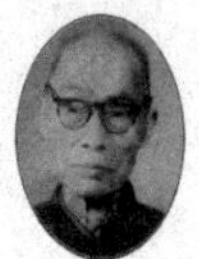

续表

方　名	配　伍	作　用	来　源
金钩钓毒丹	水银二两，火硝二两，白矾二两，琥珀二钱，珍珠五分，轻粉四分，朱砂四钱，龙骨一两，浮石四钱，蜈蚣一条，雄精一钱，蓖麻子一钱，地牯牛十个，升香三炷，丹成每净丹一钱加麝香一分，冰片二分	专门拔毒、去腐、生肌，一切外科疮疡均可应用	集验良方
黄灵丹	水银一两，火硝二两，白矾二两，广黄丹一钱，浮石一钱，珍珠五钱，儿茶四钱，薄荷一钱，青黛二钱，川椒一钱，前三味升成后加后五味，再加冰片五分	一切阳证疮疡均可应用，功效显著	家藏抄本
慈航救苦丹	水银二两，火硝二两，白矾二两，轻粉一钱，海螵蛸二钱，龙骨五钱，决明二钱，芳香一钱，铅粉一钱，甘草一钱，升香三炷，丹成每一钱中加入麝香二分，冰片三分	一切外科疮疡统可应用	家藏抄本

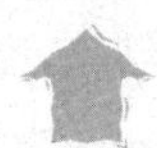

解生灵病痛手倒悬

续表

方名	配伍	作用	来源
滚脓丹	水银二两，火硝二两，白矾二两，珍珠五钱，轻粉四钱，朱砂五钱，龙骨五钱，升三炷香，丹成每净丹一钱中加入麝香二分，冰片三分	滚脓、拔毒	寿世良方
四时吉祥丹	水银二两，火硝二两，白矾二两，黄丹三钱，浮石三钱，儿茶四钱，川去淋二钱，青黛五钱，薄荷五钱，石膏一钱，升三炷香，丹成加麝香三分，冰片一钱	未溃者可以消炎退肿，已溃者可以化腐生肌	家藏抄本
扫毒丹	水银五钱，牙硝一两，白矾一两，青矾一两，食盐五钱，月石五两，降香三炷，丹成以饭为丸，如黄豆大，青黛为衣备用	专治杨梅毒疮，临时以圆肉包好，用鲢鱼汤送下，每服四至五分，如口内生热龈肿者可服防风通圣散或泻心汤	救世良方
棉花丹（1）	水银一两，火硝五钱，白矾一钱，月石五钱，上锡二钱，朱砂一钱，降文武火各半炷香	专治棉花疮	洞天秘录

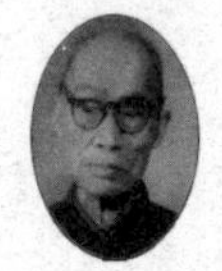

续表

方　名	配　伍	作　用	来　源
棉花丹（2）	水银一两，火硝六钱，升香三炷，丹成后加入黄丹、朱砂、黄柏研匀备用	专治棉花疮	家藏抄本
棉花丹（3）	水银一两，火硝量，皂矾一两，食盐五钱，朴硝五钱，升香三炷	治棉花疮，用时以饭为丸，如绿豆大，初起每日二服，每服七丸，五日后每日一服，圆肉包药、土茯苓汤下	家藏抄本
五虎丹（1）	水银一两，火硝一两，白矾一两，皂矾一两，食盐五钱，升香三炷	治疗梅毒，以圆肉包裹、土苓汤下	家藏抄本
五虎丹（2）	水银一两，火硝一两，白矾一两，升香三炷，丹成加麝香四分，冰片五分，糊丸，如桐子大，每服三丸，猪肉汤下，忌盐七日，外用香油调丹搽之	一切疮疡均可应用，内服外敷极有良效	师授
五虎丹（3）	水银一两，火硝一两，皂矾一两，青盐二钱，草碱二钱，降香三炷	专治一切久年烂疮，中有出骨、管子者做线条插入	锦囊集

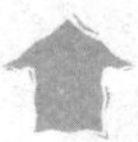

续表

方名	配伍	作用	来源
白云丹	水银二两，点锡二两，扫粉五钱，炒铅粉五钱，升香三炷	治诸红热肿痛，溃烂黄水漫延久不生肌者，用少许掺之，功能生肌、定痛、退火、杀虫	师授
九龙丹	水银一两，火硝二两，白矾二两，朱砂五钱，月石五钱，辰砂五钱，皂矾二两，扫粉五钱，升文武火各三炷香	用于一切疮疡，功能化腐、提脓	师授
无极丹	水银二两，火硝两五，白矾二两，辰砂一两，朱砂一两，月石五钱，皂矾二两，扫粉五钱，升文武火各二炷香	提脓、拔毒、生肌	师授
七珍丹	水银二两，火硝一两，白矾一两，皂矾一两，青盐三钱，扫粉三钱，白砒三钱，降香三炷，丹成加蟾酥一钱	凡一切疮毒年深月久、欲溃不溃、欲软不散者皆可用之	师授

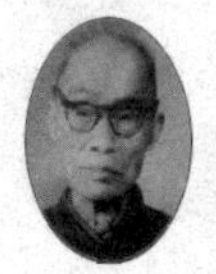

续表

方　名	配　伍	作　用	来　源
万应水丹	白矾二两，皂矾五钱，胆矾六钱，潮脑五钱，雄黄五钱，石黄五钱，铜绿五钱，扫粉五钱，乳香五钱，没药五钱，阿魏三钱，海金石五钱，蛇含石六钱，麝香三分，冰片五分，共末装入碗中，再用一较小碗覆之，固缝，坐入水浴中，升五炷香后取用	治一切新久腐烂诸疮，功能止痛生肌，极效（此方及下一方均是水升丹药）	师授
白雪丹	月石五钱，甘石四钱，青盐二钱，煅食盐二钱，白矾三钱，潮脑三钱，寒水石二钱，雄黄三钱，海螵蛸三钱，铅粉三钱，轻粉三钱，阳起石三钱，上片五钱，共末入碗中封固隔水升之，约二时久，收取碗上丹药	专治一切外科大热疮疡，痛不可忍者，功能清热，甚效，并可点眼	师授

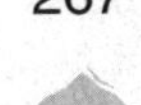

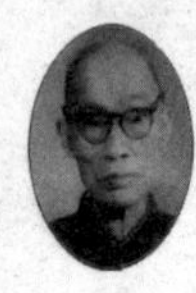

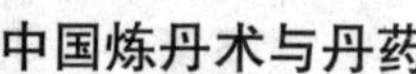

续表

方名	配伍	作用	来源
水火丹	雄黄五钱，月石五钱，朱砂三钱，升香三炷，丹成加琥珀，麝香、珍珠各五分	一切溃疡，提脓拔毒	利人集
水火丹	水银一两，火硝一两，白矾五钱，青矾五钱，食盐二钱，降香三炷	化腐、取管、拔核、出骨	壶天录
万灵九老丹	水银一两，火硝两五，白矾五钱，皂矾三钱，青盐一钱，银朱五钱，朱砂五钱，辰砂五钱，樟脑二钱，升香三炷，每服二厘，枣肉包好，土茯苓汤下	治杨梅结毒、下疳、鱼口等毒极效，重服土茯苓汤	师授
锡恶丹	水银二两，火硝二两，白矾二两，皂矾二两，朱砂一两，月石五钱，硇砂三钱，雄黄五钱，白砒三钱，降香三钱，丹成用米饭做成条子备用	专门退管、化绵、出骨	家藏抄本

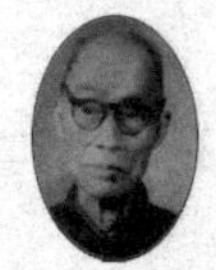

续表

方　名	配　伍	作　用	来　源
截疟丹（1）	硫黄一两，雌黄一两，砒霜一钱，升香三炷，丹成用醋糊为丸，如梧子大，每服五丸，空心米饮下	专截疟疾	扁鹊心书
截疟丹（2）	水银一两，硫黄六钱，先结成砂子，后加人言五钱，入炉升打三炷香，丹成取出以黑豆四十二粒，水浸研烂为丸，如赤小豆大，朱砂为衣备用	治疟疾发过三四次时用，于该发日五更时用井花水服一丸，熟睡一时即愈，过五更服则无效	录竹堂验方
取管八宝丹	水银五两，火硝九两，白矾九两，赤金一两，纹银一两，月石三两，银朱五两，朱砂五两，硫黄一两，升香三炷，共升九次，第七次后加月石，第九次配银朱、朱砂	专治内外痔瘘，勿论有管无管皆效，亦可拔取余骨，倘要减轻疼痛则加入蟾酥	周伯纯方

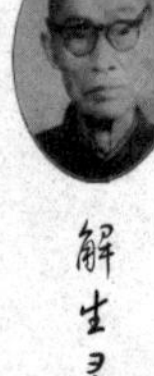
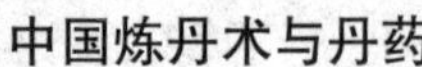

续表

方　名	配　伍	作　用	来　源
化腐七仙丹	水银一两，火硝一两，白矾两五，青盐五钱，硇砂五钱，扫粉五钱，白砒三钱，升香三炷，丹成加冰片二分做成药线备用	消坚、去块、取核	师授
神效止痛丹	黄连四钱，薄荷四钱，花椒五钱，冰片一两，细辛一钱，月石五钱，石膏二两垫于锅底，余药匀铺面上，文火升三炷香	镇痛，一般溃疡或将要溃时用紫草油调上立能止痛，效力极好	师授
七雄除霸丹	水银两五，火硝两六，白矾二两，青矾一两，红砒五钱，白砒五钱，扫粉一钱，降香三炷	专门取管、出骨	师授
十二园觉丹	水银一两，火硝一两，白矾一两，青矾五钱，青盐五钱，朱砂一两，月石三钱，白砒五钱，辰砂五钱，纹银一两，升香三炷，丹成加麝香三分，冰片五分，米饭为条	内外一切瘘疮、痔瘘及久年不愈有管疮甚效	师授

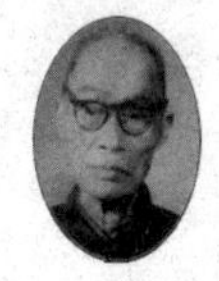

续表

方　名	配　伍	作　用	来　源
红五福丹	水银一两，火硝一两，白矾两五，皂矾七钱，银朱七钱，升香三炷	治一切烂疮，扫之能化腐生肌，若疮孔脓不出者可制捻插入，奇效	效验良方
六仙丹	水银一两，黑铅五钱，朱砂五钱，明雄三钱，白矾四两，火硝三两，先将汞铅结成砂子，然后入锅升三炷香	统治一切溃烂疮疡	效验奇方
五彩丹	水银五钱，火硝一两，白矾五钱，雄黄五钱，银朱五钱，升香三炷	治一切痈疽、发背	效验奇方
五行丹	水银一两，火硝七钱，白矾六钱，朱砂六钱，甘石一两，升香三炷	排脓、生肌、敛口	效验奇方
扫毒万灵丹	水银一两，火硝一两，白矾一两，朱砂一两，月石五钱，雄黄六钱，扫粉五钱，升香三炷，丹成加麝、片	专治杨梅大毒恶疮	师授

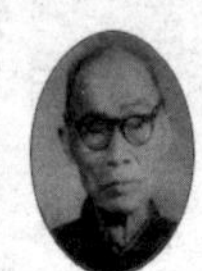

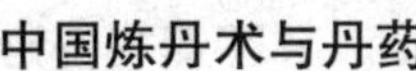

续表

方　　名	配　　伍	作　　用	来　　源
取管八宝丹	水银一两，火硝一两，白矾一两，青矾五钱，胆矾五钱，银朱五钱，食盐五钱，樟脑五钱，降香三炷	专门取管、化茧	大用法师方
五灵丹	水银五钱，黑锡五钱，火硝五钱，白矾五钱，皂矾三钱，升香三炷	各种疮疡久不收口者特效	洞天清录
金丝盘龙丹	水银一两，火硝一两，白矾一两，皂矾五钱，食盐三钱，雄黄三钱，轻粉三钱，阳起石五钱，鹅管石五钱，降香四炷，丹成加冰片三分	专取痒子奇效	洞天清录
紫金双龙丹	水银一两，黑铅一两，白砒四两，火硝四两，皂矾四两，月石四两，朱砂二两，文武火升七炷香	眼科开瞽、退翳、明目	师授
开瞽配法	双龙丹一钱，白矾六分，珍珍豆腐煮三分，制乳没各三钱，七飞甘石一两，飞黄丹一两，麝香五分，梅片三分，共为极细末点服	开瞽	同上

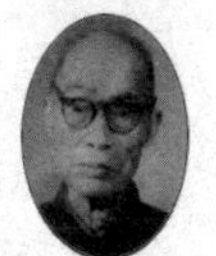

续表

方名	配伍	作用	来源
退翳配法	双龙丹一钱，牛黄五分，青盐一钱，琥珀一钱，海螵蛸一钱，熊胆五分，白丁香二钱，共研极细末点服	退翳	同上
仙人背剑丹	水银三两，火硝四两，白矾三两，朱砂五钱，月石三钱，升香三炷	通治诸疮	家藏抄本
救苦丹	水银一两，黑铅八钱，铅粉一两，扫粉一两，银朱三钱，升香三炷	一切疮疡，拔毒、提脓、生肌	家藏抄本
大六合丹	水银一两，火硝二两，白矾二两，黑铅五钱，朱砂二两，雄黄二两，升香三炷，丹成加银朱一钱，扫粉一钱，青黛一两，铅粉一钱，花蕊石一钱，白丁香一钱，麝、片各一分	诸疮可用，非常灵效	师授

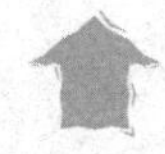

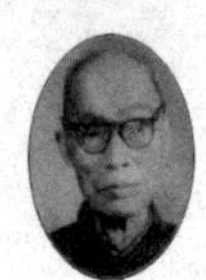

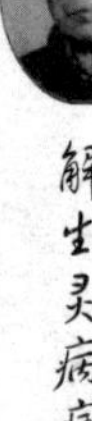

续表

方名	配伍	作用	来源
十龙过江丹	水银一两，火硝一两，白矾一两，青盐六钱，皂矾六钱，金鼎砒一两，黄金末一两，纹银末一两，硇砂五钱，降香五尺	治瘰疬、瘿瘤、结核，化脓管、去腐肉，力量雄厚，胜过一切取药	大用法师方
灵效六合丹	水银一两，火硝两五，白矾一两，朱砂五钱，银粉三钱，石燕三钱，升香三炷	生肌、敛口，灵效	古伞验方录
敛口白灵药	水银二两，火硝二两，白矾二两，黑铅一两，先将汞结成砂子，然后再同各药混合入罐，升三炷香	凡疮不收口者掺上此丹少许其口易完，若入收敛药中其效更捷	外科辑要
点眼灵飞散	水银五分，火硝八分，黑铅五分，月石二分，先将铅汞结成砂子，次同硝，硼研匀，入罐升香三炷，丹成是名灵药，再同七淬童便甘石一两，朱砂一钱，珍珠、琥珀、牛黄、熊胆各一钱配合即为灵飞散（灵药用二钱）	消肿、解毒、止泪、明目、去翳、退赤、收湿、除烂，并治一切目疾	摄生福剂

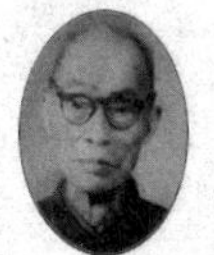

续表

方　　名	配　　伍	作　　用	来　　源
灵药	水银一两，朱砂三钱，雄黄三钱，硫黄三钱，升香三炷，丹成后投入水中出火毒，后取出加珍珠、青黛、凤凰衣末用	诸疮百毒通用	尹道真医师方
十灵丹	水银一两，火硝一两，白矾一两，皂矾一两，赤石脂一两，月石五钱，升香三炷，丹成加轻粉八钱，佛金七张，麝香一钱，冰片一钱共末备用	专治疱骨流痰	同上
扫毒紫金丹	水银一两，白矾一两，钟乳石一两，雄黄二钱，朱砂二钱，火硝两八，升香三炷，丹成加冰片，每两丹药中加片三分	治痈疽、天泡、杨梅下疳、鱼口便毒、新久臁疮、远年痔瘘，用时以蛋黄油调涂膏封	外科辑要
生肌白灵药	水银、火硝、枯矾、月石各二钱，铅粉六钱，炒燥后入锅，升香三炷	生肌、敛口	外科辑要
敛口白灵药	水银二两，火硝二两，白矾二两，皂矾二两，黑铅一两，升香三炷	收口甚速	外科辑要

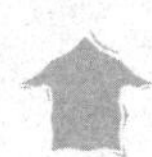

续表

方　名	配　伍	作　用	来　源
万应红灵药	水银一两，火硝一两，白矾一两，皂矾一两，黑铅一两，甘石一两，升香三炷	诸疮不收口者用之最捷	师授
五虎红升丹	水银一两，火硝二两五，皂矾二两五，朱砂二钱五，升香三炷，丹成于每丹六钱中加入乳香五分，没药五分，麝香二分，冰片三分用之	凡痈疽疮疡溃后黑腐甚多不化及杨梅诸疮皆有显著疗效	师授
化管五神丹	朱砂、雄黄、礜石、空青、磁石各等分，升香三炷，丹成于每丹六钱中加入乳香、没药各五分用之	一切瘘症，中有管骨坚硬不出，诸药不效者用之皆灵	师授
祛梅扫毒丹	水银、火硝、白矾皂矾、朱砂、火炎金各二两，照升丹法升三次，第一次紫色，二次嫩黄色，三次雪白色，丹成同硫黄、白砒、百草霜、绿豆粉各一两配合成丸	专治杨梅大毒恶疮，每服梧子大七丸	赵济普方

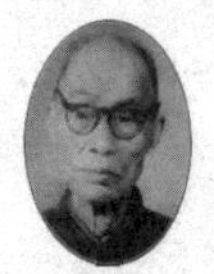

续表

方　　名	配　　伍	作　　用	来　　源
抓痨丹	水银一两，火硝两五，白矾二两，皂矾七钱，红砒三钱，白砒三钱，朱砂三钱，食盐五钱，硇砂三钱，石膏五钱，升香三炷	专取痨核、腐骨、绵管，要不痛则加蟾酥	师授
八虎平蛮丹	水银五钱，火硝五钱，白矾五钱，寒水石五钱，青矾五钱，红砒三钱，朱砂三钱，雄黄三钱，升三炷香，丹成加冰片三分	治湿痰流注、凝筋罐骨、绵腐等症，如绵不化时可加寒水石二钱，蟾酥二分，制捻插入孔内	赖慕韩方
二炼白虎丹	食盐、白矾、火硝、皂矾、水银各二两，先将前四物入锅炒干，再入水银微火炒死，然后入罐降五炷香，丹成同生石膏四两研匀，再入罐打三炷香即成	去一切腐肉、绵管，极灵	赖慕韩方
铅汞生肌丹	黑铅、水银各一两，先将黑铅化开，次入水银制死即成，再加麝香三分	凡一切疮疡腐已尽时掺上少许即可生肌收口	家藏抄本

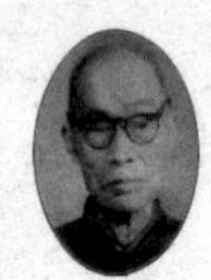

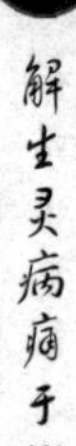

续表

方　　名	配　　伍	作　　用	来　　源
降龙丹	水银一两，火硝八钱，白矾一两，皂矾一两，月石一两，朱砂一两，青盐一两，玄精石五钱，白砒五钱，降香三炷	去腐生新、化绵退管	济世奇方
六雄除霸丹	水银一两，朱砂一两，白矾一两，雄黄五钱，青盐一两，硇砂五钱，降香三炷	此丹善取瘰疬恶核，用时以针刺破患部皮肤，将丹掺膏药上贴之，或同等分核桃肉同捣贴	吴会龙方
化秃丹	水银五钱，皂矾一两，白砒半两，火硝一两，雄黄一两，白矾一两，降香三炷	专治癞头瘌痢，用清油搽患部	师授
八贤丹	水银一两，火硝一两，白矾一两，铜绿三钱，朱砂三钱，轻粉三钱，雄黄三钱，降香五炷，丹成加入制炉甘石一两配用	远年臁疮久不收口者甚佳	集效良方
六品丹	水银一两，火硝两五，胆矾一两，食盐一两，皂矾一两，黄丹三钱，升香三炷	久年疮疡腐肉不尽、新肉不生奇效	家藏抄本

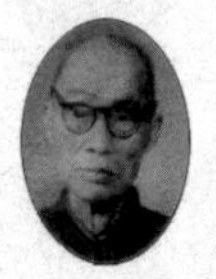

续表

方　名	配　伍	作　用	来　源
八宝乌龙丹	水银一两，白矾五钱，火硝五钱，朱砂一两，珊瑚一钱，全虫三钱，僵蚕三钱，升香三炷，丹成加麝、片用	一切外科疮疡皆可应用	枕中秘录
九成丹	水银一两，火硝一两，白矾一两，僵蚕一钱，全蝎三只，红娘五只，斑蝥八只，朱砂一钱，辰砂一钱，升香三炷，丹成加麝香二钱，冰片一钱	一切疮疡腐不去者皆可用之	映雪堂方
六和丹	水银一两，火硝一两，白矾一两，轻粉钱半，银朱钱半，升香三炷	提脓、拔毒、生肌	奇效良方
黄龙丹	水银三两，白银二钱，火硝三两，白矾三两，皂矾二两，铜绿九钱，古钱二钱，月石一两，白砒五钱，升文武火二小时	顽疮瘘管，用于溃孔深的瘘管时可做成药捻插入，无管者则掺于创面	吴文斋方

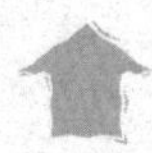

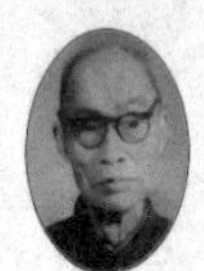

续表

方　　名	配　　伍	作　　用	来　　源
黑龙丹	水银、火硝、白矾各二两五钱，黑铅五钱，雄精两五，轻粉五钱，蜈蚣一条，月石一两，升香三炷，丹成加冰片三分，麝香二分	拔管出骨，用时与黄龙丹二分之一配合，使余骨管子更易拔出，在本丹内加入珍珠可使一般疮疡更易生肌	吴文斋方
七宝丹	水银一两，火硝二两，白矾一两，食盐三钱，朱砂八钱，雄黄五钱，白砒三钱，升香三炷	化腐、排脓、解毒，各种疮疡皆适于用	家藏抄本
紫灵药	水银一两，朱砂三钱，硫黄三钱，雄黄三钱，共末入罐升香三炷	腐烂诸疮灵药五钱，轻粉五钱和匀掺用，咽喉烂者用灵药一钱，人中白二分研匀用	疡医大全
化管丹	水银二两，火硝二两，白矾二两，皂矾一两，食盐二两，朱砂五钱，雄黄三钱，硇砂三钱，降香三炷	化管出骨，用米粉糊做成捻子用之，愈陈久愈不痛	郑雨苍方

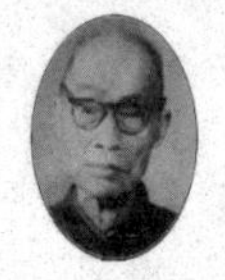

续表

方　名	配　伍	作　用	来　源
六仙丹	水银一两，火硝一两，白矾一两，白铅五钱，朱砂五钱，雄黄五钱，升香三炷，丹成加冰片三分	治杨梅癣特效	吴禹臣方
化腐白灵药	水银一两，火硝七钱，白矾六钱，皂矾五钱，青盐五钱，月石三钱，朱砂五钱，降香三炷，丹成加冰片三分	化腐、排脓、出核	刘幼承方
梅毒倒提丹	水银二两，绿矾二两，火硝二两，白矾两五，樟脑钱半，升香三炷，用时以丹二分同饭成丸，每服五丸	专治梅毒，服后齿龈浮肿者以冷水噙之，至七八日后毒即全净	外科图说
黄降丹	明雄一两，白矾二两，共末入阳城罐内升打三炷香取丹使用	化腐不疼	师授

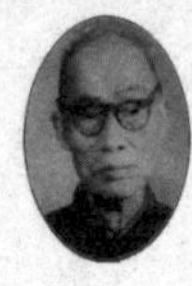
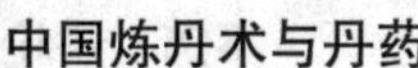

续表

方名	配伍	作用	来源
硇砂大丹	水银一两，火硝一两，白矾一两，白砒五钱，胆矾二钱，月石三钱，铜绿二钱，朱砂三钱，硇砂二钱，升香三炷，丹成加麝香三分，冰片三分	化腐、提脓、拔毒	师授
锄霸丹	白砒五钱，辰砂五钱，青矾三钱，红娘三钱，斑蝥三钱，食盐四钱，降香五炷	取管、化绵、脱腐	吴雨依方
七雄除霸丹	水银二两，白矾两五，火硝两五，皂矾七钱，红砒五钱，白砒五钱，食盐五钱，朱砂五钱，硇砂五钱，降香三炷，丹成加冰片三分	瘰疬出核、去管化绵、极其神效	熊文林方
六龙补瘘丹	水银一两，火硝一两，白矾一两，白砒五钱，轻粉五钱，蜈蚣一条，升香三炷，丹成加银朱三钱，麝香三分，冰片四分	痔瘘化管作药捻用	郑复初方

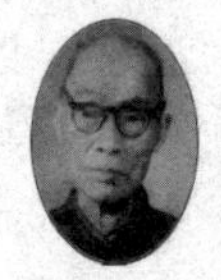

续表

方　名	配　伍	作　用	来　源
九转大丹	水银二两，火硝两五，白矾三两，皂矾一两，黑铅六钱，灵磁石六钱，白砒四钱，雄精五钱，辰砂三钱，降香十二炷	治痈疽发背、蛇咬犬伤、疔毒等症，用银针刺破患处上药	吴梦九方
四皓丹	水银一两，黑铅七钱，先结成砂子，火硝一两，月石六钱，共末入罐，升香三炷	用于外科一切疮疡	郑师夔方
五仙丹	水银一两，火硝一两，白矾一两，升香三炷，丹成加水银一两，黑铅一两，结成青砂头研末用	去腐生新，屡试皆效，并治下疳等症	林茂先方
梅花丹	水银一两，火硝一两，白矾一两，潮脑三钱，另以白矾一两，硫黄五钱同炒和入，升三炷香，丹成加煅铅粉三钱，扫粉二钱，银朱三钱，梅片二钱，麝香二分	善治陈年疮毒、下疳等症，如取管骨则加硇砂少许同研用之极灵	张少浦方

续表

方名	配伍	作用	来源
提疬丹	水银、火硝、白矾、皂矾、月石、食盐各一两，朱砂二两，升香三炷，丹成取出和米饭捣和为丸。如绿豆大，朱砂为衣，每以一丸放疮上，绵纸封二三层，一日夜揭起则核即随纸带出，极验	专取瘰疬、疫核	串雅编
五虎威灵丹	水银五钱，火硝五钱，白矾五钱，共末入罐升香三炷，丹成加冰片五分	治棉花疮神效，用时加麝香五分	朱邦彦急验方
五星聚奎丹	水银一两，火硝一两，白矾一两，银朱一两，樟脑一两，降香三炷	专治天穿地漏梅毒，每服一分，用龙眼肉包服	家藏抄本
四灵丹	水银二两，火硝一两，白矾一两，皂矾五钱，升香三炷	专治诸疮将溃化腐提脓，亦能生肌，但力较弱	李勉之方
四神丹	水银一两，火硝一两，白矾五钱，青矾五钱，升香三炷，丹成糊丸如梧子大、每服一丸	治筋骨疼痛、寒湿入骨者良效	家藏抄本

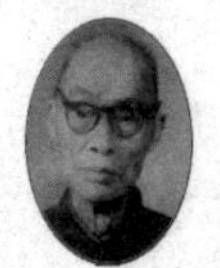

续表

方　　名	配　　伍	作　　用	来　　源
内服三仙丹	水银三两，火硝三两，白矾三两，升香三炷	治梅毒升天陷鼻、好肉尽去者，用时以豆腐挖空包丹一分在内，囫囵吞下免药染喉	家传秘方
八宝滚脓丹	水银二两，火硝两五，白矾两五，银朱三钱，轻粉三钱，朱砂五钱，皂矾三钱，青盐三钱，珍珠三钱，升香三炷	拔毒、排脓	郑师夔方
万用百灵丹	水银一两，朱砂三钱，雄黄三钱，硫黄五钱，升香三炷，丹成取出沉入水中一宿以出火毒，然后加入珍珠二钱，青黛三钱，凤凰衣三钱备用	普遍用于各种溃疡	拯瘼良方
化腐神丹	朱砂、赤石脂、黄丹、儿茶各五钱，雄黄一两，桑螵蛸五钱，象皮五钱，硇砂一钱，升香三炷，丹成加银朱、轻粉、黄丹、冰片四味	化腐肉、脱绵管妙在不痛，并治疮疡生蛆	师授

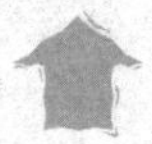

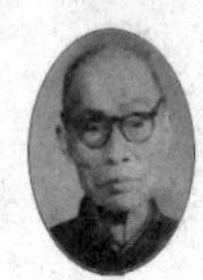

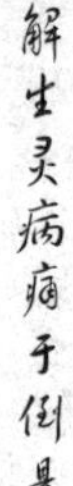

续表

方　　名	配　　伍	作　　用	来　　源
六合丹	水银一两，朱砂三钱，扫粉三钱，牙硝五钱，月石一钱，白矾两五，升香三炷，丹成加麝香五厘	凡痈疽疮疡已溃或久溃不敛或敛而难于收口者均宜，功能化腐生肌	外科金针
八宝红升丹	水银两五，牙硝一两，白矾两五，银朱钱半，朱砂钱半，珍珠一钱，扫粉一钱，龙骨三钱，照六合丹法升之	功用较红升丹为胜	外科金针
神效滚脓丹	白矾一两，雄黄一两，月石五钱，甘石五钱，升文火三香，丹成刮下退火备用	用时制成捻子，一天一换，外用膏药贴上脓管自化，俟管尽后上生肌药收功	湖海秘录
九灵丹	水银一两，火硝一两，白矾一两，赤石脂一两，皂矾三钱，月石五钱，丹成后加轻粉八钱，佛金七张，冰片一钱，麝香一钱，照《金鉴》五灵升药法升炼	疤骨流痰	杨亚华方

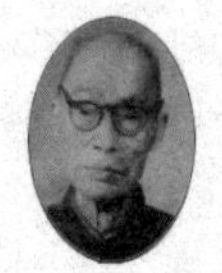

续表

方　名	配　伍	作　用	来　源
四象丹	水银一两，火硝一两，轻粉一两，白矾一两，升香三炷	治溃疡已成瘘管或结核性溃疡及骨结核	罗君明方
回阳丹	水银一两，火硝一两，枯矾一两，月石五钱，矾红五钱，升香三炷，丹成调为油剂备用，用时或上粉剂或做捻子均可，外贴膏药以护伤口	阴疽、疤骨流痰	杨辅辉方
拔核丹	水银六钱，火硝六钱，白矾一两，青盐四钱，银朱少许，升香三炷，丹成配地牯牛末十个，饭捣为丸，用时以一粒放痒子上外贴膏药，连换十次其痒子落于膏药上连根拔出	颈淋巴结核（痒子）	黄开文方

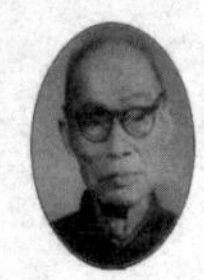

续表

方　　名	配　　伍	作　　用	来　　源
脱核丹	水银六钱，火硝一两，白矾一两，皂矾一两，胆矾一两，青盐五钱，升香三炷，丹成加40%地牯牛末，5%硇砂备用，用时如有炎症则用包药（半夏、南星、草乌、狼毒各等分为末）箍拢束后将丹放于疮顶，盖以膏药，对天一换，如核落时则上红升丹	颈淋巴结核	黎光焰方
扫花丹	水银四钱，火硝一两，白矾一两，轻粉三钱，升香三炷，丹成加珍珠大者七粒，冰片四分，琥珀二钱，麝香二分	专治花柳毒疮，屡试屡验，每以九分为一服，再用小枣三枚煮熟去核为丸，开水送服，不忌口，服药中口含柳条	续命集

本章附表所列丹药方剂共计300余之多，这些方剂有的是由各地名师传授得来，有的是由同道友朋交换得来，有的是花大价钱收买，有的是由家藏抄本录出。这一大群方剂中有的是药味同而分量不同，有的是分量同而药有出入，有的是药味同而升炼方法有别，有的是方名同而内容大异。这说

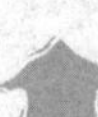

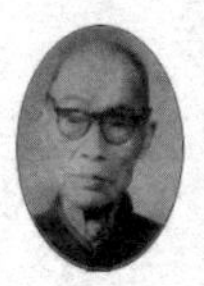

明中国的丹药方剂多种多样丰富多彩，方剂尽管多，但都是从“三仙丹”这一基础方上发展起来的，所以每一丹药方剂中都少不了水银、白矾、火硝这三种东西。为了容易识别方剂的异同，因此都把这三味药安排在方的前面。因笔者过去爱好丹药，曾被“炼丹术”占去了一段漫长的宝贵时间，浪费了不少银钱，为了炼丹寻师访友也遭受过不少的欺骗和磕索，因此深深感到这些方剂的来之不易。除这里发表的300多个外，还有几十个未遑一一加以整理并入。这样我觉得对祖国外科学上是多多少少有了一些贡献。这些方剂绝大多数都是经过笔者实际操作和临床使用的。谁都知道，在保守思想极度严重的封建社会里，要想学得这些丹药方剂有着重重困难，因此我过去也抱着敝帚自珍态度不肯轻易告人，由于党的教育启发解放了我的保守思想，才把五十年的所学所得全盘公开出来请教大家，使从群众中来的东西仍然回到群众中去，使这些宝贵东西都发挥出它的应有作用来。末了必须附带交代的是，书中很多方剂来源都标有“家藏抄本”字样。笔者这些“家藏抄本”计有五六十册之多，有的是由笔者几位老师遗留下来的，有的是由同道友朋抄赠或借抄的，有的是从各地名医身后物色来的，有的是付出相当代价购买来的，有的是自己从几十年中的访问、学习来的。这些抄本中关于丹药方面的方剂有不少自然是很宝贵的“验方”和“秘方”。但也有不少是从各有关文献中转抄来的，这类转抄方剂只要是笔者所了解到的都未引用，但笔者未曾见到的转抄方剂肯定还有，像这样的转抄方剂称为“家藏抄本”自然不够合理。唯祖国医药典籍浩若烟海，一人之眼光有限，欲其做到毫不息目则势所不能，故这一点要请大家原谅。

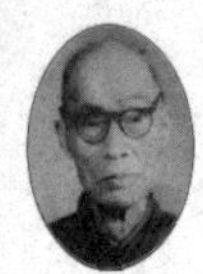

附　篇

一、编后琐言

（1）中国炼丹术的发明较世界任何国家为早，远在公元前2世纪时就有人在搞炼丹的活动，但他们那时的炼丹目的是“求长生”、“成神仙”。他们以为人为“万物之灵”，只要把自己身上的精气神加以锻炼就可以达到“长生不死”或者“白日登天”的目的。这在他们的术语中叫“内金丹”（简称内丹）。他们又以为黄金“入火则百炼不销，入土埋之则毕天不朽”是物质界中最宝贵的东西，因此他把《本经》上品药中的“丹砂”用来制造黄金。理由是黄金成，既可以作仙丹，又可利用它来再制作多量的黄金。这在他们的术语中则叫做“外金丹”（简称外丹）。因此后来的炼丹家由于要求和目的的不同遂形成“炼丹”和“炼金”两大派系。唐以前的每朝皇帝都迷信丹药以求长生，结果却没有一人得到长生反而速死。唐朝时的李抱真服仙丹达20000粒之多，结果终于“尸解”（这些术士为了求得后来者的信仰，遂颠倒黑白而把服丹中毒死亡者美其名曰“尸解”。据彼道中人谈：某人死亡时忽于路隔千里或者万里的某一地方发现亡者，而且亡者还托其向他家中亲人带回口信，并说会见亡者的年月日时正是亡者死亡的年月日时，这就叫做“尸解”。请问谁人亲眼见过，这可说是滑尽天下之大稽的事）。实际上则是中毒而死不是尸解成仙。唐太宗和唐玄宗虽然比较聪明些不肯随便乱服丹药，可是他们却都曾经找炼丹家为他们合过“还丹”，

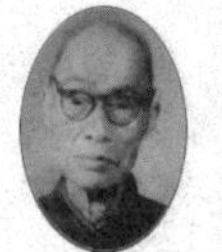

炼过“黄金”。赵翼《廿二史答记》卷十九“唐诸帝多饵丹药”条则载：“唐诸帝皆好服丹药，太宗、宪宗、穆宗、敬宗、武宗、宣宗皆服丹药中毒死。”因此炼丹家在那些时候也就感到“点金乏术”、“却老无方”而怀疑起来，且在比这还早的以前就产生出一首“服食求长生，反为药所误……”的歌谣来表示服丹却老的不可靠。炼丹家制仙药和炼黄金的目的虽然未达，但由于他们的大胆尝试，却在无意中发现和制造了不少新的东西来，对社会需要有了莫大的贡献。如像镀金、镀银等技术都是社会上制作日用器物的重要部分。它如丹砂、银朱、胡粉、铁丹、赭石、大青、石青、曾青、回青、空青、绀青、铜绿、石绿、石黄、紫粉、紫泥等除开医药使用外，在绘画、印色、髹漆、瓷器、建筑等方面也相当的重要。这些颜料的出现与炼丹家的炼丹关系是分不开的。此外如指南针、印刷术、火药等三大发明也都和炼丹术一脉相通。炼丹家早就认识到磁石有指极性故制造出“指针”。《鬼谷子》反应篇说：“若磁石之引针。”《淮南子》览冥性说：“磁石能连铁。”恋大初见汉武帝时即磨铁针、磁石为屑，拿鸡血调和涂在棋子头上，棋子就会互相碰击起来，武帝见了非常喜悦。遂重用了他而叫他炼黄金。北宋沈括《梦溪笔谈》也说“指南针”是方家创造的（所谓方家也就是指炼丹家），他说：“方家拿磁石磨成针后能指南，不过稍偏东而不全南”。至于印刷术一般说是始于隋代，但再往上推却是导源于刻符。《抱朴子内篇》说：“入山带的符是把字刻在二寸见方的枣心木上的。”因此这种木刻符和后来的“印刷术”也有相当关联。“火药”的发明肯定说是由炼丹家所创始，这在讲化学史的学者老早就一致公认了的。例如孙思邈《千金方》的“伏硫黄法”、《真元妙道要略》的“伏硝石法”、《清虚子铅汞甲庚至宝集成》的“伏火矾法”等都是火药制

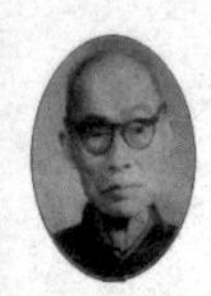

造的初步规模。他们“制仙药”、“炼黄金”的幻想虽未成功但却替近代化学打下了良好的基础，也给后来的医药家奠定了丹药的制炼方向。医用丹药百分之百是由道家的“炼丹术”衍化出来的，为了“追本穷源”所以把道家的炼丹过程写在前面，使大家知道中国的炼丹术是怎样发生和发展的。笔者过去沉湎在炼丹术的时间颇不为短，登山涉水，访友寻师，安炉立鼎，筑坛造室等等过程就占去了一段漫长的生命里程，前段时间的重点也是为了“炼外丹”、“求长生”而不是为了炼丹药做治疗。放弃炼外丹求长生的幻想行为而炼医用丹药还近 30 年中的事。谁都知道，在保守思想极端严重的旧社会中，要想学到一方一法，尤其是有化学作用的“炼丹术”是难于登天的。在这发扬祖国医学遗产的时代中，特抓紧日暮崦嵫的这点仅有时间来写出我的点滴心得，请教大家，目的是不让这些宝贵遗产淹没失传。党曾经指出，不管它是一点一滴的东西，只要它是有利于人群的都应把它很好地接收下来。“集腋为裘”、“凑少成多”一定会成为有作用、有系统的整套专门学问，为伟大的社会主义建设服务。

（2）炼丹工具有的是用丹锅，有的是用丹罐。用丹罐则不用丹碗而用铁盏，但有时也有用两个丹罐上下扣合起来升炼的。用丹罐的则有“底火”、“中火”、“口火”等三个阶段。换句话说就是“文火”、“中火”、“武火”三种火力。文火是火焰只及罐底，中火则是火焰达罐的二分之一处，武火则是火焰直到罐口处。青杠炭的火力虽然强而耐久但没有焰。故同时须准备一些泡木炭。因泡木炭的耐久力虽不及杠炭高但它却能产生出极理想的火焰来，使炼丹工作者容易掌握火候，故熔铜化银皆用泡炭而不用坚炭。

（3）“丹罐”就是一般人所称谓的“阳城罐”。真正地道的阳城罐在很久前就无从购得了，但也不必一定要阳城罐才

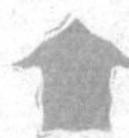

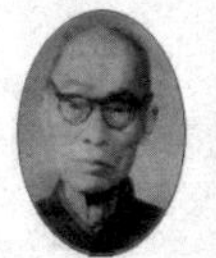

能炼出丹来。市面上有一种口小肚大的粗陶罐也可以代用，实在不便就是近来各单位伙食团用来蒸饭的素烧粗陶碗也可代用。这些代用工具升炼出来的丹药与用阳城罐升炼出的丹药并不两样，关键在于能不能很好地掌握好火候。故尽可能就地取材，合法利用。

（4）升炼丹药的生火工具有的是用小泥炉或小铁炉，有的是用圆圈三足架，有的则两种都不用而以三根长铁钉竖插地下土中成品字形以承丹锅或者丹罐。以具体情况来说，三足架却比炉子为适用。因其加炭要比炉子为方便，需要文火时则炭火只烧锅底足矣，要中火时则使火焰到达半罐，要武火时则可随其需要加炭以达到其底火、中火、顶火的三个要求。在冬季炼丹时则更有一简便方法以进行操作，就是利用火盆中取暖的火力以炼丹药，既可取暖，又可升丹，是一举两得的便利事，唯不适于降丹之用。

（5）用罐升丹的装置法是将药装于较大罐中先烧好胎，次将较小的空罐倒覆于大罐上使两个罐口对合起来，然后再用铁丝绑紧，末后再用盐泥固好罐口。俟泥干后方才上炉烧炼，但此法较为烦琐，也较为原始，远不如锅升法来得便利省事，故近来一般炼丹工作者皆用锅升而少用罐升，降丹则非用罐不可。

（6）降丹一般用木盆盛水以资冷却，但木盆贮水易热，水愈热则愈可影响到丹的生成。最好的方法是把三足架安置在流水处（乡村间的小溪流最合要求），然后再安上全部装置，碗底则浸入水中以操作之。如此所获丹量就一定可以达到预期理想，因流动水是永远都不会热的，故丹碗也是永远保持冷的，同时所获丹药也就自然会要多些。但承受器须用瓷碗而不用磁盆，免致流水动荡时浸入盆中破坏丹药。

（7）白降丹的主要作用是腐蚀，其主成分是氯化高汞，

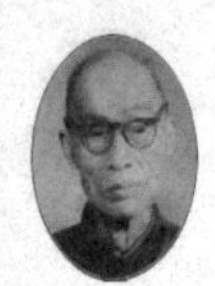

以纯白而呈长柱状者为上品，粉末状者次之，黄色者是火候过度，故效果也就比较差些。在临床使用上有三个类型：一是“纯制品”，是以研细的净丹直接撒布创口然后盖上膏药，一般多用于疮疡已经化脓而不穿头的阶段以代替开口引流；二是“配合品”，是根据疮口内部腐蚀情况而配成“九一丹”或“八二丹”用，一般多用于痈疽及一切肿疡切开后而有腐肉以及溃疡之有腐不脱者；三是“药线”，是直接插入瘘管及较深疮孔腐肉中的一种药条，一般多用于瘘管及创口过小溃疡的引流或深部溃疡之有绵管、多骨者。其他一般的升降丹药都可这样使用，并不局限于红升、白降两丹。

（8）烧炼降丹的主要关键是在“结胎”（有的则叫“坐胎”或“汗胎”）一步功夫。如火候过老，在烧炼时则有全部坠下的可能（行内称“堕胎”），若太嫩，则在烧炼时亦有从罐壁流下的不幸（行内称“流产”），故“结胎”一步功夫关系着整个降丹的成功和失败。

（9）封口材料有用盐泥者，有用六一泥者，有用煅石膏者，有用罐子泥者，有用蚓蝼泥者，种种不一。以笔者的习用经验则用盐泥为最合理想。因为盐泥在烧炼时有愈烧愈硬而不开裂的优点，如用赤石脂代替黄泥则更理想，因赤石脂的质地较黄泥为细腻，故不虑其裂缝和剥离，只是在开罐去泥时要多吃力些。

（10）水银本来也就是汞，而中国的古代炼丹者却把水银和汞分成了两件东西，说水银是从水银矿中提炼出来的，而汞则是从朱砂中提炼出来的。凡升炼丹药都是要用汞而不用水银。他们的取汞法是用阳城罐一个，在罐的底部先钻一小孔，另用一罐贮水，将地下掘一坑安罐，罐口齐上，再将钻孔罐垒上，随将接口处固济，罐内先用稻草烧灰铺底，继将朱砂轻轻放上，然后封固擦盏炼之，至半支香时去水以炭

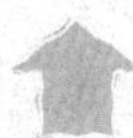

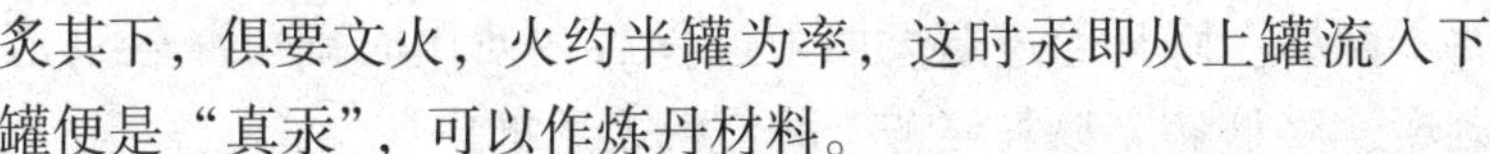

灸其下，俱要文火，火约半罐为率，这时汞即从上罐流入下罐便是“真汞”，可以作炼丹材料。

（11）炼丹所用的硫黄：古代的炼丹家都采用倭硫黄而不用土硫黄，理由是说土硫黄性烈不纯有损丹的质量，如不得已而采用时也有死硫一法。其法是将硫黄加一次工然后使用，操作方法是将硫黄打如豆大颗粒，先用黄泥水煮一日，次用醋煮一日，三用侧柏叶水煮一日，四用浮萍水煮一日，五用青苔水煮一日，六用萝芙水煮一日，七用豆浆煮一日，八用猪头大肠汤煮一日，九用鸭子水煮一日。这些方法极烦琐而浪费，我认为大可不必，也可说是术士们故排迷阵以高身价的一种行为，姑存其说以供参考。

（12）丹药的打法（即升炼法）习用的只有升降两法，但尚有过桥打法（两罐并立中有桥梁管子通气者），有重胎打法，有两罐横放串打法，有一罐之中先升后降打法，有一罐中先降后升打法，有一罐之中隔作三、四层打法，种种打法不一而足。但有的固然是有意义的，有的却是故弄玄虚的，故可从可不从。

（13）丹的颜色升者红而降者白是尽人皆知的，但也有升而白者、青者、黑者，如束针状者则为人所未晓，兹略举一二说明炉中造化的不可思议。

（14）一般丹药都由高温炼成故性质偏燥，无论内服外用都须经过一次退火工夫使用起来才不会有乖效。退火方法甚多，有用黄泥水煮一、二天的，有以绿豆水、甘草水各煮一、二天的，有埋入土中七天的，有于井中离水尺许悬七天的，有以绿豆水、甘草水各煮一天取出佩于人身半个月的，有埋入食盐中七日的，种种方法各有千秋，不一而足。笔者用丹则采用甘草水煮或埋入土中的两个方法。前面所说煮一、二天的时间未免太长，笔者煮丹时间从不超过二小时，作用

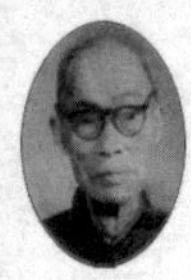

并不两样。降丹经过退火加工过程后在使用时确可减轻局部刺激，降低病家精神痛苦，故值得采用推广。

（15）升降丹药都以越陈久者为越良好，如陈至二、三十年者尤为可贵。故在条件许可之下可多炼些出来听其久存备用，纵一代人使用不完亦可留存下一代人使用。

（16）儿时闻乡间父老辈谈及某处因兴工动土或者从事耕作时，忽然挖出一缸或者一罐黄金或白银来，正在要起出来时，这些金银忽然变成了破铜烂铁或者清水，人们便往往把这种情况归之于命，以为命中不该享受这些宝物所以在临时发生了变化。这大概都是埋藏地下未经发掘的人造金银，这种窑藏东西在未接触空气和日光时固然没有变化，一经发掘出来接触空气、阳光起了变化并不算是稀奇事。几年前曾在某日报上看到消息，说某一地方在土中挖出了埋藏的朱砂达七、八十斤之多。这大概也是某时代的炼丹家埋藏下来未经发掘的“灵砂”一类东西。笔者于民国二十年（1931 年）时也曾在四川合川县与该县铜梁洞的住持道士谭遁九（是当时川东道教联合会的会长、不但文化很高而且修养有素，对道家南宗、北派功夫都有甚深造诣，外丹工法尤其特长。笔者对外丹的实践得益谭氏不少，是当时道教中的特出人物）合作炼过一次“灵砂”。这批灵砂约有二十多斤，炼成之后就交由谭氏埋入该山土中退火。后来笔者因事离开合川，致这批“灵砂”久未掘出使用，不意谭氏在抗日战争结束时物化，这批“灵砂”是由谭氏经手埋藏，埋在何处因笔者当时未加过问，故不知道埋藏处所，也不知这批“灵砂”要在何年甚月才能被人掘出。没准掘出来时倒是一种有用东西呢，因为这批“灵砂”是经过九次过程炼成的“九转灵砂”，在本草中早就承认是有着相当使用价值的一种药物，只是在将来掘出时是否能认识出它是“九转灵砂”，铜梁洞是唐朝时

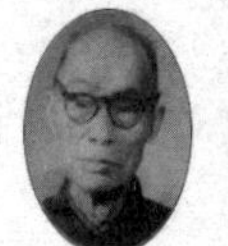

闾丘道士的炼丹处，自今凿在石崖上的丹室、丹井都完好无恙，说不定将来掘出这批“灵砂”时或许会误认为是闾丘的遗留物呢。

（17）本资料中所收入的丹药方剂共有300余首之多，这些丹药的烧炼方法除了个别不同的单独提出叙述外，其余都是大体相同的。因此把它归入到每一有关章节中的一览表，且只标出了“升香几炷”和“降香几炷”的简略字样。这些“升香几炷”、“降香几炷”的丹药炼法大体都是与一般丹药炼法有共通性的，只消掌握好升、降丹药的一般规律即可烧炼出来，因此只作出概略说明而不一一举出它的细致过程。

（18）一般丹药的治疗作用大体上也是有共通性的，升的丹药一般都能提脓、拔毒、生肌、敛口，降的丹药一般都能化腐、消毒、出骨、退管。再简化些说，就是升的丹药能“生新”，降的丹药能“化朽”。因此笔者只在“红升”、“白降”丹中介绍比较详细的用法和用途，其他都可触类旁通，故不一一都写出它的用法和用途以避重复。

（19）丹药最好是以自炼自用为特好，市售品有不少都掺有充填物。据以往所知道的红升丹大都是在三仙丹中加以朱砂、雄黄，而白降丹中可以掺入的东西就更见多了，石膏粉就是一种最常用的充填物。这样一来无形中就影响到丹药的使用价值，故丹药是以自炼自用为特好。上面所谈到的是旧社会中的一般现象，现在经过党的不断教育，每一人的政治水平都有了提高，这种欺骗行为肯定是不会再有的，不过买成药用总不如自己炼制心中有数。

（20）《周易参同契》是后汉魏伯阳所作的一部炼丹作品，但有不少近代化学家都众口同声地说它是外丹、炉火的经典著作。这种看法我却不敢同意，据我涉猎该书后的体会认为它是在讲内丹而不是讲外丹。虽然书中有些语句类似外

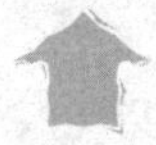

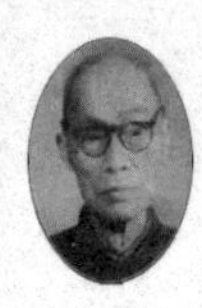

丹，黄白但都是一些借物比喻辞，与书的本质是有着相当的距离。这事笔者也曾请教过不少道家名流都有着同样的否认，后来我又把这一问题从信函中请教陈樱宁老师（现北京中国道教协会会长），陈老也和我的看法一致，并提出了如下的一些指示“《参同契》本旨是专讲内丹，它不赞成外丹，如云‘挺出武都、八石弃捐’、又云‘竭殚家产、妻子饥贫、自古及今、好者亿人、迄不谐遇、希有能成、广求名药、与道乖殊’、又云‘世间多学士。高妙负良方、邂逅不遭遇，耗火亡资财’、又云‘捣治羌石胆、云母及矾磁、硫黄烧豫章、泥汞相炼飞、鼓铸五石铜、以之为辅枢、杂性不同类、安肯合体居、千举必万败、欲黠反成痴’、以上都充分说明了用杂类烧炼结果无成，但书中有时又似乎真的是在讲外丹、如‘以金为提防至刀圭最为神一章共二十八句’、又如‘升熬于甑山兮至交积相支柱’一段共二十四句这些都是借外丹之法象来比喻内丹之作用、不是当真地要做炉火烧炼那件事、外丹中有旁门也有正道、旁门用金石杂类、正道用四象五行、金石杂类是误人的当然要把它摒弃掉，四象五行是内丹和外丹所共同的一个理论就不妨借外言内、你对于《参同契》的见解是不错的……”、党指示任何学术都要采取“百花齐放”、“百家争鸣”的态度来进行争辩，然后才有完整无缺的伟大成就，因此我大胆地暴露出我的体会和认识借与大家共同商榷，说《参同契》是外丹经典著作的作俑者是约翰生，自他在《中国炼丹术考》中提出《参同契》是外丹的经典著作后大家遂众口同声地拥护他的这一说法，直到现在竟成为牢不可破的一个错误问题，希望大家能把五代彭晓与宋朝陈上阳、俞琰及明朝朱元育、陶素耜等所注释的《参同契》拿来仔细玩味一下，就一定会恍然大悟的。我想中国每个朝代的《参同契》实践者的认识最起码也是要比一个外行的外国

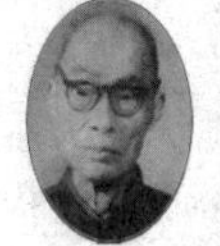

人要内行得多，如其不然可把中国历代这些《参同契》的注释本集合起来细嚼一番就自然会领略到它的真实内容。

(21)《外科十三方》的“三打灵药”一般都用作内服而不知尚可作为外治，且更不知在局部外用时具有“红升”、“滚脓”之长，用法是看患部有没有窦道。有窦道的则看窦道的深浅和大小来决定措施，窦道小而深的则把灵药做成线条插入，窦道浅的则用涂有凡士林的纱条黏惹丹药塞入疮口。若患部没有窦道只有不愈合的创口，则只将丹药撒布疮面就行了。撒布丹药的工具以理发师用的绒毛球最合理想。其法是以绒毛球黏惹丹药用指轻轻弹到疮口面上去。这法子既使丹药易匀而又减少药的浪费，是极合理想的给药工具。中型的窦道也可以棉纸捻用凡士林润湿后黏惹药末塞入，也可用饭捣和做成药条插入。在初用的头几天时疮中的分泌物会特别增多，这是好的现象可不必顾虑，过几天后就自然会逐渐减少起来的，同时窦道也会逐渐由浅而趋于愈合。凡久不愈合的疮疡大都经常分泌清水而不成稠脓，上药条后清水就自然会变成稠脓，为疮口建立起优良的愈合条件。设上药条后清水始终是清水者就要注意到疮内是否有异物存在，如有则非把它彻底清除不可。设无异物而水清不稠者就要加紧滋补强壮疗法的措施才能获得好转。灵药外用时尚须配合以下几种药物方可达到理想目的：

灵药二钱、铅粉二分炒黄、麝香五厘、冰片一分、煅炉甘石五分、共研极细收贮备用。

上药捻或药末后都要再用一种滋膏将疮口掩护起来，同时并用绷带固定，滋膏以白玉膏（由生石灰、桐油或猪油配成者）为最合用。如所患是骨结核者则以下方为尤好：

当归尾、生南星、生半夏、生川乌、生草乌、紫荆皮、赤芍药、石菖蒲、羌活、独活、肉桂、细辛、郁金、白及各

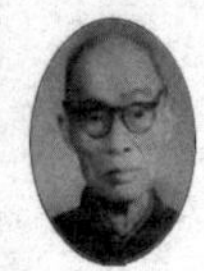

等分。

共研细末，以面粉同烧酒调和厚厚敷之，要是窦道中有了绵管或多骨时灵药力量有时尚嫌不够，这时改用腐蚀作用强的“银强丹”或《外科十三方》的“药线”方才能蚀去绵管或者排出多骨。“银强丹”的腐蚀力量相当强大，因为它是烧制成的“红降汞”。临时看疮的情况上药二至三次，绵管或多骨出来时即停止使用。另用生肌敛口药物以求结痂愈合。如果绵管、多骨都去尽后再上此丹就会引起疮口的发炎疼痛。这是值得注意的一个重点。丹的用法也和灵药一样，有窦道的用药捻、纱条，无窦道的用药末撒布，腐肉去尽，新肉红活时即停止使用。

(22) 古时的丹药命名各有其相当的意义，有的以开罐时所见的颜色形状来命名，如“光明丽日”、“流霞鲜翠”、“含晖吐曜”、“堕月惊心”等，有的以想象的功效来命名，如“还魂”、“驻魄”、“通神”、“役使”等，有的是以所依据的神仙来命名，如“太乙”（神名）、“羡门”（仙名）、“裴君”、“韩众”、“马鸣生”等，有的以丹的制度来命名，如“九变”、“九成”、“九转”、“九还”、“七返”、“三打”等是。

(23) 约翰生博士认为炼丹的术士可以分成三种类型：“第一种是寻求知识的哲人，第二种是争求恩宠的政棍，第三种是妄想发财的寒士或流氓。第一种人多隐居深山，养性修道以求‘长生不死’；第二种人常出入于王公贵人之间拍马游说以求显贵；第三种人大概既没有第一种人的素养，又得不到第二种人的机会，便受财富贪欲的冲动，自动地向黑暗中去摸索”。郑贞文先生则谓“人类有二大欲望，曰‘富’与‘寿’是也。因欲‘致富’，故思‘点石成金’，因欲‘求寿’，故思‘炼丹却老’。道家术士研究于下，帝王僧侣提倡

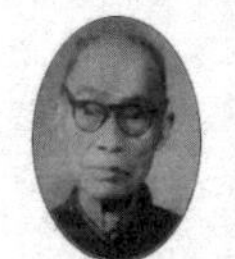

于上，中古之世炼丹术遂盛极一时。其后虽哲人石经不可得而金石提炼之法则传，不老之方莫能知而药石疗病之功渐著，玄妙神秘之化学遂依附医药、冶金而为世人所注意矣”。这两种看法都有正确的估价，是见道人语。

（24）“长生和致富”是东西方炼丹者的一致目标。在中古的欧洲时则前一目的远不如后一目的来得显著，因为基督教特别重视所谓“来世”，因此无须炼丹以求不死。欧洲在13世纪时发生了一种新颖的观念，认为“哲人石”这种东西有“去病延年”的功能。故荷兰都氏（Hollandus）曾在他所著的 Opus Saturni 书上说：若以麦粒大小的哲人石一颗溶于酒中然后予病人服下，则此酒可以渗入心脏，发散于全部体液之中，当病人在发汗之后即可痊愈，且较以前强壮愉快。若每九日一服则病人将羽化登仙。所罗门·脱利莫参（Solomon Trimosin）也说：“老人吞下哲人石一粒即可”返老还童，其黄皱之皮肤将变化为白润、灰发变黑、已弓之背骨皆变直、总之将彼返老还童一变而如花般之少女。可见中古欧洲的一般炼丹家的主要目的则不是在求长生，而是想把贱金属来变成黄金。英国大哲罗伯特·培根（Robert Bacon）说：“真正的黄金是用水银和硫黄依适当的混和比例相作用而成，若要从贱金属制成黄金则需要一种物质移去贱金属的劣点，同时还有疗治疾病的功能”。因此中古欧洲的炼丹家用以完成这种企图的即是“哲人石”。阿伯塔·马格拉（Albertus Magmus）曾很诚心地寻求这种“哲人石”，并在他所著的炼丹术小言（Libellusde Alchimie）中举出如下寻求“哲人石”的八项清规戒律：

①炼金术士必须有谨慎和沉静的态度，不可将烧煅的结果泄漏外人。

②炼金术士要住在一所秘密室内，室所二、三间，宜与

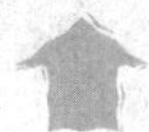

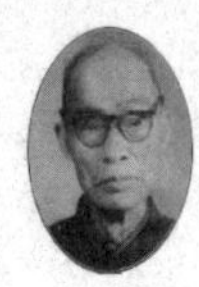

外界隔绝，以便从事秘密工作。

③工作的目的和时间须慎重地选择。

④炼金术士还须有忍耐、勤劳和坚笃的习惯。

⑤当进行研末、升华、固定气体、熔烧、溶解、蒸馏或凝固等工作时俱依照一定的规定。

⑥所用器皿仅限于玻璃器或带釉的陶器。

⑦须有充分之金钱以供实验时的应用。

⑧须禁绝与王公贵爵发生关系。

这八条清规戒律同中国炼丹术士的清规戒律比较起来有显著的不同；中国炼丹术士清规戒律迷信部分太多，而西方炼丹术士的清规戒律则重在“谨慎”、“勤劳”、“坚笃”，尤其是“不与王公贵爵交际”的一条，更与中国炼丹术士的行动处于极端相反的地位。

（25）中国古代文献中常有炼丹家制炼伪金和伪银的记载，有的固然成功，有的则遭到失败。这种炼制金、银在当时则称为“药金”。《宝藏论》列举用药制的金 11 种、用药点化的金 4 种、用药制的银 9 种、用药点化的银 4 种。用药制的合金是由两种或三种金属溶解化合而成，用药点化的金银即是镀金和镀银。炼丹家虽然没有成功金银但发现了合金和镀金、镀银，扩大了单纯的金属使用范围。这对社会上制作日用器物方面来说是有了不小贡献。隋末唐初的成弼能制药金，故太宗特给他五品官做，叫他炼黄金数十万斤充裕国库。这种药金在当时则叫做“大唐金”，并且专销外国，说明这种药金的质量不低。汉之王扬，唐、宋之王捷、成弼等皆成“鸦嘴金”以助国用者，都有显明记载，故不可谓世无此法。

（26）在脓疡疮口发白流水而不成脓时可将红升丹撒上，次日即可看到疮变为红润、成脓而不流水。再换药时即可将

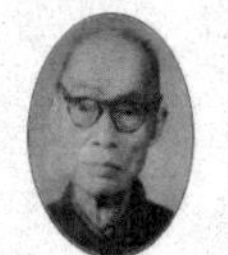

红升丹、拔毒丹配合使用。如有手术后久不愈合的创口则可用凡士林纱条代替药捻填入创口窦道中去。在初用的几次时分泌物常会增多，这是必然现象可不必顾虑，往后自会逐步减少。这与“三打灵药”外用时有同一作用。如在上升丹纱条或药捻期中，窦道不见好转者是其中有异物，如余骨或手术时的残留物（纱线或棉花纤维等），有了这种现象时必须尽量寻出疮口才可愈合。关于结核溃疡在初用升药时也同样有分泌增多的现象，但很快即可使溃疡面由缩小而至痊愈。在疮已有了窦道时最好是将疮口皮肤扩开，如此则大可缩短疗程。如内部尚有余波未平时最好是不汲汲于争取结痂收口，免致复发造成多事。

(27) 高锦亭说：“升降二丹最为疡科圣药，升者春生之气，既可去腐又能生新；降者肃杀之气，可暂用以蚀其恶肉而不可多用以伤其新肉，所谓单刀之将一战成功……”。高氏此说确已掌握了升降二丹的特性。

(28)《黄帝九鼎神丹真诀》的丹法“用赤土釜，此釜有上下釜（上釜即铁盏之类）以六一泥泥土釜内外，暴之令干燥，取铅粉烧之令如金色，再同玄黄和醋泥土釜内外，亦暴之令干燥，纳药下釜内，用六一泥固济，先温火，逐渐加猛，最后猛火，寒之发釜药皆飞著上釜内（此“内”字有商榷处，如上口处是铁盏而铁盏是仰置的，丹药升上时是在盏底而不是盏内，如上面是用另罐倒合以吸取升华物则即不能称为釜，这是说明上的语病问题），以羽扫取”。这一做丹方法是预先制好六一泥及玄黄，其装置法十分具体而适用，为后世升炼丹药者开阔了光明道路，盖所谓的“赤土釜”即是后人所用的“阳城罐”，其装置法分上下釜可随升降丹药的不同而异其装置。降丹的装置法则可用两只赤土釜口对口地对合起来，药罐在上，空罐在下而收取丹药。升丹的装置法则

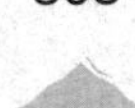

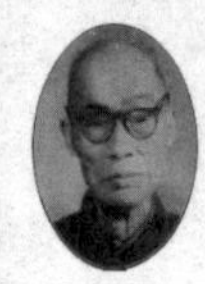

是用铁盏作上釜，下罐装药，上釜吸收丹药，以六一泥及玄黄涂釜内外是防备在烧炼过程中走丹，先温火逐渐加猛，最后猛火是先文火、次中火、末后武火，后世以阳城罐烧炼丹药的方法肯定说是肇端于此。

（29）炼降丹有用丹碗、有用瓷盆、有用擂盆、有用火盆、铁锅、有用内面有釉瓦盆代丹碗、各师各教万有不齐，可见炼丹工具并非铁定不易，只要合乎要求者尽可任便使用。

（30）丹罐在未用前有先涂盐泥二、三分厚，阴干备用的一法最为妥当，因罐子本身是否有小沙眼孔窍殊难保证，涂护泥后则可保证其不泄气。此法千妥万妥，笔者亦常采用。在涂泥时最好是一层纸一层泥，如此则绝无干后开裂之虞。

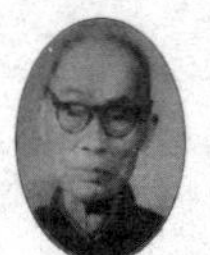

二、中国炼丹术大事年表

公元纪年	中史纪年	大事
前 1429	商南庚五祀壬申	老子李耳诞生，一云殷武丁三十四祀庚寅（公元前 1291 年）诞生。
前 1030	周成王廿三年辛亥	老子度函谷关（今河南新开）以道德五千言授关令尹喜后西去（年龄事实不符待考）。
前 659～621	东周襄王时	肖史与秦穆公炼飞云丹，发明“轻粉”。（年代与人物不符待考）
前 400 左右	东周威烈王至安王左右	老子传道德经、主道生一、一生二、二生三、三生万物……显著地把一切物质视为由一基本物产生的理论，为后来炼丹家的理论依据（年龄尚待考）。
前 221～210	秦始皇廿六年至三七年	为巴蜀寡妇清筑“女怀清台”，地址在四川长寿县南。

续表

公元纪年	中史纪年	大事
前140～87	汉武帝时	《淮南子》览冥训说："磁石能连铁"恋大初见汉武帝时以磨铁针磁石为屑，同鸡血涂棋子头上使棋子相互碰撞起来……淮南万毕术并记载了铜铁的取代作用"白青（胆矾）得铁即化为铜"
前140～87	汉武帝建元元年辛丑至后元二年甲午	李少君制炼药金成功，一云武帝时李少君用丹砂未成失败。
前二世纪		司马迁《史记》中记载了宋无忌、正伯乔、充尚、羡门子高等方士姓名。
前69～49	汉宣帝地节元年壬子至黄龙元年壬申	刘向用淮南王《枕中鸿宝苑秘书》法炼黄金未成死去。
25	东汉光武建武元年己酉	张道陵诞生。
156	后汉桓帝永寿二年丙申	张道陵物化。

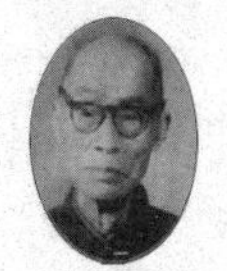

续表

公元纪年	中史纪年	大事
98～170	东汉和帝永元十年戊戌至灵帝建宁三年庚戌	魏伯阳作《周易参同契》。创论铅同胡粉的取代作用。“胡粉投火中、色坏还为铅”。近代化学家认为是最早炼丹术的经典著作，一云大约在公元142时。
126～220	东汉顺帝永建元年丙寅至献帝建安二十五年庚子	郑康成在《周礼天官冢宰篇》注“五毒之药”，为医用丹药的最早记载。
196～220	东汉献帝建安元年丙子至二十五年庚子	张仲景《金匮要略》创制蜜丸及朱砂上衣法：“蜜丸以真丹作色”。
220	东汉献帝末年时	炼丹家与新兴道教合流。
	晋	张华博物志载“封烧铅锡成胡粉”。
265～314	西晋武帝泰始元年乙酉至愍帝建兴二年甲戌	《崔氏方》载“水银霜”制炼法（见外台秘要三十二卷）。

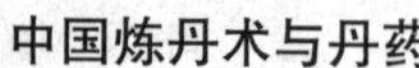

续表

公元纪年	中史纪年	大事
315	西晋愍帝建兴三年乙亥	《抱朴子内篇》记载丹砂与水银的相互关系：“铅性白也而赤之以为丹，丹性赤也而白之以为铅”。
	西晋愍帝	葛洪《肘后方》发明以水银为基础剂制成软膏法：“将猪脂置器内，熟研水银消尽”或“熟研使消”或“研水银使去星”。
420～478	南朝宋武帝永初元年庚申至顺帝升明二年	《胡洽居士百病方》创用汞剂“水银丸”利尿，治大腹水肿：“姚同，葶苈，椒目各一升，芒硝六两，水银十两，水煮水银三日三夜，乃以合捣六万杵，自相合丸、服如大豆丸，日三服、日增一丸、至九丸更从一起……”比欧洲“撒利汞”(Mersalyl)要早1300多年。
452～536	南朝宋文帝元嘉廿九年壬辰至梁武帝大同二年庚辰	陶弘景反对服食丹药，把炼丹术与医药结合起来“道经仙方，服食断谷，乃至飞丹转石之奇，云腾雨化之妙。莫不以药导为先，用药之理一同本草，但制御之途小异世法”。

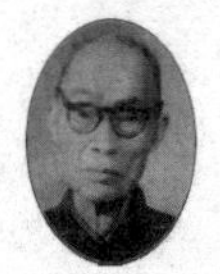

续表

公元纪年	中史纪年	大事
581～682	隋文帝开皇元年至唐高宗永淳元年	孙思邈《千金方》成，记载“飞水银霜法”。
627～649	唐太宗贞观元年丁亥至二十三年己酉	天竺方士那罗尔婆娑寐为太宗炼延年药无效放还本国（旧唐书卷198载“太宗时得天竺方士那罗尔婆娑寐，自云寿200岁，云有长生术，太宗深加礼敬，馆于金飚门内造延年之药，令兵部尚书崔敦礼监主之，发使天下采诸奇药异石不可称数，历岁月药成服竟不效，后放还本国”）。
682	唐高宗永淳元年壬午	孙思邈创“伏火硫黄法”，所用原料是初期的火药成分。
661～683	唐高宗龙朔元年辛酉至宏道元年癸未	唐高宗诏胡僧卢伽阿逸多合长生药，药成未服（旧唐书卷198载“有胡僧卢伽阿逸多受诏合长生药，高宗将会饵之，郝处厚谏曰‘修短有数，未闻万乘之主轻服番夷之药……’高宗然之，不服其药”）。

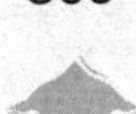

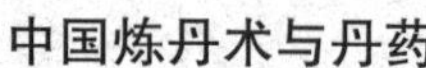

续表

公元纪年	中史纪年	大事
664	唐高麟德元年甲子	支法林译《金石簿五九数》，载丹药原料产地及鉴别真伪法，有助于炼丹者的原料选择。
627～649	唐太宗贞观元年丁亥至廿三年己酉	成弼替太宗造“药金”数万斤，名“大唐金”，外国视此金为宝货。
702～765	唐中宗嗣圣十九年壬寅至代宗永泰元年乙巳	亚拉伯炼丹家 Geber 到东方探求“哲人石”及“不老之药”。
713～741	唐玄宗开元元年癸丑至二十九年辛巳	《三洞琼纲》辑成，计 3700 余卷，是《道藏》的起源。
752	唐元宗天宝十年壬辰	王焘《外台秘要》引梁姚僧垣《集验方》用轻粉法“敷乳疮……诸热疮，黄烂浸淫汁，痒疮，丈夫阳蚀痒湿，小儿头疮，目蚀耳疮，蜗疮等并以敷之”。
760	唐肃宗上元元年庚子	楚泽先生著《太清石壁记》载“造水银霜法”。
758～762	唐肃宗乾元元年戊戌至代宗宝应元年壬寅	《太清石壁记》把“轻粉”同“白降丹”做出了区别（造水银霜法，见第 20 页）。

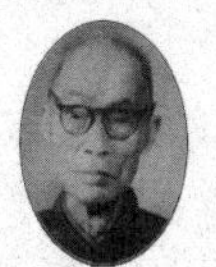

续表

公元纪年	中史纪年	大事
713～741	唐元宗开元元年癸丑至廿九年辛巳	三原县尉陈藏器著《本草拾遗》，增加了110种无机药物，扩大了炼丹术的使用范围。
806	唐宪宗元和元年丙戌	梅彪著《石药尔雅》，解释了许多无机药物隐名。
808	唐宪宗元和三年戊子	清虚子辑《铅汞甲庚至宝集》创“伏火矾法”，所用原料具备火药成分。
850	唐宣宗大中四年庚午	郑思远著《真元妙道要略》，创一种类似火药成分的“伏硝石法”，可以伤人及房屋
907	五代初年（后梁开平）	轩辕述著《宝藏论》，载“胆水浸铜法”，以胆水浸熬而成的铜名“胆铜”，是当时流行十种铜中的一种。
973	宋太祖开宝六年癸酉	《开宝本草》记载铁化合物“铁华粉制法”：“取钢锻作汁如笏或团、平面磨错令光净，以盐水洒之，于醋瓮中阴处埋之百日，铁上衣生即成粉矣”，这是醋酸铁的制法和药用的最早记载。
998～1022	宋真宗咸平元年戊戌至乾兴元年壬戌	王中正以药金献上以助国费，当时称王为“炼金王先生”（见王用之邑水燕谈）。

续表

公元纪年	中史纪年	大事
998～1022	宋真宗咸平元年戊戌至乾兴元年壬戌	以“鸭嘴金”令上坊铸金龟、金牌各数百赐近臣及州府军监［见沈括《梦溪笔谈》卷二十。沈括是北宋仁宗天圣九年至哲宗绍圣二年（1031～1095）时人］。
	宋	王四郎炼药金，专售西域胡商。
1058	宋嘉祐三年戊戌	苏颂《图经本草》开始记载“铅霜制法”：“以铅作钱成串，横悬醋盆密置，使生衣后刮下即得”，又载“密陀僧制法”：“置银铅于灰上，更加火煅，铅渗灰下银住灰上”，这与现代的铅冶银一致，除此以外又有各种铁的区别。
1094～1098	北宋哲宗绍圣元年甲戌至元符元年戊寅	张潜（江西德兴人）著《浸铜要略》，是浸铜技术专书。
1116	宋徽宗政和六年丙申	重修《政和证类本草》，记载有“齿科充填料”，是引用公元659年《唐新本草》的银膏说：“其法以锡和银箔及水银、合炼有法”，并补引了“水银粉”作药用的记录。

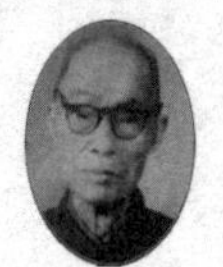

续表

公元纪年	中史纪年	大事
1130～1195	南宋高宗建炎四年庚戌至宁宗庆元元年乙卯	朱熹撰《参同契考异》，引用了五代时彭晓的话。
1125	宋宣和七年乙巳	徽宗以方士刘知常所炼金轮颁之天下神霄宫，名曰“神霄宝轮”。
1144	南宋绍兴十四年甲子	蒙轩居士辑《庚道集成》，记载各家最详丹法。
1163	南宋孝宗隆兴元年癸未	吴越著《丹房须知》，详记炼丹场所。
1231	南宋绍定四年辛卯	张三丰诞生，善炼金术。
1281	元世祖至元十八年辛巳	世祖下诏焚毁天下道书。
1467	明成化三年丁亥	陈自得撰《黄白直指》
1470	明成化六年庚寅	陈自得撰《铅汞奥旨》
1501	明弘治十四年辛酉	陈自得撰《琴火重光》
1637	明怀宗崇祯十年丁亥	宋应星著《天工开物》，记载“银朱制法、提水银、烧皂矾、烧砒、炼银、炼铅、炼锡、炼倭铅、炼铜”等方法。
1552～1578	明嘉靖三十一年壬子至万历六年戊寅	李时珍《本草纲目》载“轻粉能中毒”。

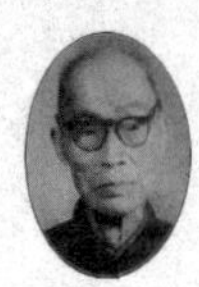

续表

公元纪年	中史纪年	大事
1552～1578	明嘉靖三十一年壬子至万历六年戊寅	李时珍《本草纲目》载“粉锡法”。
1505	明弘治十八年乙丑	刘文泰等《本草品汇精要》编成，有“水银粉”及“灵砂”的较详记载。
1697	明万历二十五年丁未	续刻《道藏》
1632	明崇祯五年壬申	陈司成著《霉疮秘录》，初载“五色粉霜”及“生生乳”制炼法，开始用汞剂治梅毒。
1718	清康熙五十七年戊戌	师成子著《灵药秘方》，共收丹药方剂约30个，并标出“灵药十例”为有清以来一本丹药专书。
1799	清嘉庆四年己未	悟元子刘一明注解《参同契直指》，将炉鼎、药物、阴阳、五行、先天、后天、火候、烹炼、内外、始终等条分缕析，直切指陈、并纤正诸家错解。
1700	清康熙三十九年庚辰	陶素耜著《周易参同契脉望》。
1729	清雍正七年己酉	朱云阳注著《参同契阐幽》。

①太康二年（281）葛洪生，东晋咸康七年葛洪卒（341）

②宋庆历七年（1047）张济方初刊，首载金液丹炼制法

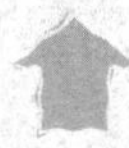

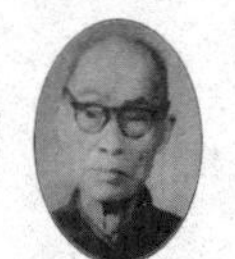

三、主要参考文献

正统道藏	徐世昌倡印	商务印书馆
抱朴子内篇	葛洪	四川刻本
经史证类本草	唐慎微	人民卫生出版社
唐新本草	苏敬等	同上
本草品汇精要	刘文泰	商务印书馆
天工开物	宋应星	世界书局
疡医大全	顾世澄	浙江刻本
灵药秘方	师成子	三三医社
方外奇方	凌晓五	同上
外金丹	济一子	善成堂刻本
化学史论文选集	袁翰青	三联书店
丹药集锦	重庆中医会	内部资料
炼丹秘诀	佚名	竞智书局
云籍七签	张君房	中华书局
千金翼方	孙思邈	鸿宝书局
扁鹊心书	窦材	四川刻本
外台秘要	王焘	同上
青囊秘授	佚名	同上
金火大成	文芳芝	同上
霉疮秘录	陈司成	会文堂
外科十三方考	张觉人	上海科技

中国外丹黄白术史略

陈国符　化学通报　1954、2

中国古代金丹家的设备和方法

曹元宇　科学　17 卷 1 期

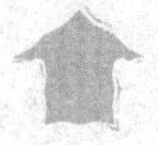